法治建设与法学理论研究部级科研项目成果

人身损害残疾标准研究进展

主编 邓振华 张 奎

科学出版社

北 京

内 容 简 介

　　残疾及残疾程度评定是法医临床学中的重要课题,本书系统研究了中枢及外周神经系统损害、精神及行为障碍、视觉系统损害、听觉系统损害、口腔颌面部损害、心血管系统损害、呼吸系统损害、消化系统损害、泌尿生殖系统损害、内分泌系统损害、脊柱及骨盆损害、上肢损害、下肢损害、手部损害、足部损害、体表皮肤损害等残损评定指标与方法,并从残疾评定的基本问题出发,详细比较国内残疾标准和美国医学会(AMA)指南、韩国医学科学院(KAMS)指南、欧洲指南等国外主流残疾标准的异同,以帮助推动我国人体残疾评定标准的完善与发展,为我国残疾评定标准的制修订乃至统一提供基础研究资料。

　　本书可供法医学和康复评定人员参考,也可供法医临床学专业研究生参考。

图书在版编目(CIP)数据

人身损害残疾标准研究进展 / 邓振华,张奎主编. —北京:科学出版社,
2022.5
　ISBN 978-7-03-072156-3

　Ⅰ.①人… Ⅱ.①邓… ②张… Ⅲ.①人体-损伤-残疾分类-国家标准-中国 Ⅳ.①R366-65

　中国版本图书馆 CIP 数据核字(2022)第 070915 号

责任编辑:丁慧颖 / 责任校对:张小霞
责任印制:李 彤 / 封面设计:吴朝洪

科 学 出 版 社 出版
北京东黄城根北街 16 号
邮政编码:100717
http://www.sciencep.com

北京建宏印刷有限公司 印刷
科学出版社发行　各地新华书店经销
*

2022 年 5 月第 一 版　开本:787×1092 1/16
2023 年 1 月第二次印刷　印张:16 1/4
字数:390 000
定价:108.00 元
(如有印装质量问题,我社负责调换)

《人身损害残疾标准研究进展》
编写人员

主　编　邓振华　张　奎
副主编　罗宇鹏　占梦军　施　蕾　鲁　婷
编　者　（以姓氏笔画为序）

王　亮　四川鼎诚司法鉴定中心
王玉卓　四川求实司法鉴定所
邓振华　四川大学华西基础医学与法医学院
占梦军　四川大学华西基础医学与法医学院
刘　猛　四川大学华西基础医学与法医学院
刘　渊　四川大学华西基础医学与法医学院
刘文勇　南充市第二社会福利院
李　洋　杭州医学院基础医学与法医学院/
　　　　病毒病研究所、寄生虫病研究所
吴　畏　四川大学华西基础医学与法医学院
吴雪梅　福建医科大学基础医学院
邱丽蓉　四川华西法医学鉴定中心
张　旭　四川省人民医院/四川省精神医学中心
张　奎　四川大学华西基础医学与法医学院
范　飞　四川大学华西基础医学与法医学院
罗宇鹏　四川西南司法鉴定中心
郑　娇　四川西南司法鉴定中心
施　蕾　四川大学华西基础医学与法医学院
黄　云　四川大学
鲁　婷　四川大学华西基础医学与法医学院
裴诗文　四川大学华西基础医学与法医学院

前　言

　　残疾及残疾程度的司法评定是近三十余年来,我国法医临床学研究与实践的最重要的内容和任务之一。从 20 世纪 80 年代早期逐渐形成了有鲜明中国特色的法医临床学,与此同时,中国特色社会主义法治建设在同步推进,涉及人身损害赔偿的民事案件逐渐增多,到目前为止,在我国民事审判案例中,人身损害赔偿是其重要组成部分。残疾等级的确定是人身损害赔偿的关键依据,亦是社会治理和人文关怀、赔偿调解和司法裁判等诸多方面的重要依据。目前我国残疾程度或等级标准的制修订是由不同职能部门颁布的,其适用范围各有不同。目前我国的残疾标准体系框架或残疾评定的依据与国外主流的标准,如美国医学会或世界卫生组织发布的《国际功能、残疾和健康分类》(ICF)仍然存在较大的差距。

　　为此我们团队基于既往关注的内容与研究的基础,并获得司法部的资助,开展了名为"基于 ICF 残疾理论与方法重构人身损害残疾标准体系"(编号:18SFB2028)的科研项目。该科研项目对残疾等级相关的基本问题及国外主流残疾标准进行了系统全面的比较研究。

　　目前的残疾评定司法鉴定实践,可能因适用标准不同,出现同伤不同残的局面,引发社会公众和法律界人士的关注,甚至影响司法鉴定的公信力和司法裁判的形象。本书从人身损害赔偿涉及的现行残疾鉴定标准中存在的一些问题和不足入手,以人身损害后残疾标准使用最多的《人体损伤致残程度分级》为对标,进行多视角、多维度的研究。

　　目前我国正处于建设具有中国特色社会主义的新时期,着力于中国特色社会主义法治建设,包括相关的司法鉴定标准的建设,特别是关系民生的残疾标准体系。本书在充分吸收当代国外主流残疾标准设置整体架构的前提下,对人体各器官或系统的残疾标准的条款评定方法或原则进行详细的梳理,并重点深入阐述残疾评定中的部分基本原则问题,如涉及残疾标准的术语体系、残疾等级的划分依据、各器官或系统的条款设计、残损值转换、鉴定时限及多项伤残复合评定等。此外,基于现行残疾标准在司法实践中的不足,结合 ICF 的基本理论与方法,提出建设性的增修意见,完善残疾标准体系的理论框架,推进残疾评定的理论和实践创新，为我国残疾评定标准的制修订乃至统一提供了基础研究资料。

全书共十七章，第一章为绪论，第二至十七章，介绍了中枢及外周神经系统损害、精神及行为障碍、视觉系统损害、听觉系统损害、口腔颌面部损害、心血管系统损害、呼吸系统损害、消化系统损害、泌尿生殖系统损害、内分泌系统损害、脊柱及骨盆损害、上肢损害、下肢损害、手部损害、足部损害、体表皮肤损害等残损评定指标与方法。

最后要感谢我们的团队，高质量地完成本书的编写工作，更要感谢我们的家人的支持和帮助。

邓振华　张　奎

2022 年 2 月 2 日

目 录

第一章　绪论 ·· 1

   第一节　《国际功能、残疾和健康分类》理论与残疾评定 ··········· 1

   第二节　残疾等级划分原则与分级依据 ························· 3

   第三节　残疾概念与评定原则 ································· 7

   第四节　鉴定时机 ··· 10

   第五节　日常生活活动能力 ································· 16

   第六节　多处伤残复合评定 ································· 26

   第七节　各国残疾标准制定规则与特征 ······················· 32

第二章　中枢及外周神经系统损害 ······························ 35

   第一节　解剖生理概述 ····································· 35

   第二节　AMA 指南中枢及外周神经系统残损评定 ················ 36

   第三节　KAMS 指南中枢及外周神经系统残损评定 ·············· 41

   第四节　欧洲指南中枢及外周神经系统残损评定 ··············· 44

   第五节　国内外残疾标准比较 ······························· 46

第三章　精神及行为障碍 ····································· 48

   第一节　解剖生理概述 ····································· 48

   第二节　AMA 指南精神及行为障碍永久性残损评定 ············· 49

   第三节　KAMS 指南精神及行为障碍残损评定 ················· 53

   第四节　欧洲指南精神及行为障碍残损评定 ··················· 54

   第五节　国内外残疾标准比较 ······························· 54

第四章　视觉系统损害 ······································· 57

   第一节　解剖生理概述 ····································· 57

   第二节　AMA 指南视觉系统残损评定 ······················· 58

   第三节　KAMS 指南视觉系统残损评定 ······················ 64

   第四节　欧洲指南视觉系统残损评定 ······················· 66

   第五节　国内外残疾标准比较 ······························· 67

第五章　听觉系统损害 ······································· 72

   第一节　解剖生理概述 ····································· 72

第二节　AMA 指南听觉系统残损评定 ……………………………………74

第三节　KAMS 指南听觉系统残损评定 …………………………………78

第四节　欧洲指南听觉系统残损评定 ……………………………………80

第五节　国内外残疾标准比较 ……………………………………………81

第六章　口腔颌面部损害 ……………………………………………………86

第一节　解剖生理概述 ……………………………………………………86

第二节　AMA 指南口腔颌面部残损评定 …………………………………87

第三节　欧洲地区残疾标准口腔颌面部残损评定 ………………………89

第四节　国内外残疾标准比较 ……………………………………………90

第七章　心血管系统损害 ……………………………………………………92

第一节　解剖生理概述 ……………………………………………………92

第二节　AMA 指南心血管系统残损评定 …………………………………92

第三节　KAMS 指南周围血管残损评定 …………………………………97

第四节　欧洲指南心血管系统残损评定 …………………………………98

第五节　国内外残疾标准比较 ……………………………………………100

第八章　呼吸系统损害 ………………………………………………………103

第一节　解剖生理概述 ……………………………………………………103

第二节　AMA 指南呼吸系统残损评定 ……………………………………103

第三节　KAMS 指南呼吸系统残损评定 …………………………………106

第四节　欧洲指南呼吸系统残损评定 ……………………………………108

第五节　国内外残疾标准比较 ……………………………………………109

第九章　消化系统损害 ………………………………………………………112

第一节　解剖生理概述 ……………………………………………………112

第二节　AMA 指南消化系统残损评定 ……………………………………114

第三节　KAMS 指南消化系统残损评定 …………………………………119

第四节　欧洲指南消化系统残损评定 ……………………………………121

第五节　国内外残疾标准比较 ……………………………………………122

第十章　泌尿生殖系统损害 …………………………………………………127

第一节　解剖生理概述 ……………………………………………………127

第二节　AMA 指南泌尿生殖系统残损评定 ………………………………128

第三节　KAMS 指南泌尿生殖系统残损评定 ……………………………133

第四节　欧洲指南泌尿生殖系统残损评定 ………………………………138

第五节　国内外残疾标准比较 ……………………………………………139

第十一章　内分泌系统损害 ……………………………………………… 144

　　第一节　解剖生理概述 ………………………………………………… 144

　　第二节　AMA 指南内分泌系统残损评定 …………………………… 146

　　第三节　欧洲指南内分泌系统残损评定 ……………………………… 151

　　第四节　国内外残疾标准比较 ………………………………………… 152

第十二章　脊柱及骨盆损害 …………………………………………… 156

　　第一节　解剖生理概述 ………………………………………………… 156

　　第二节　AMA 指南脊柱及骨盆残损评定 …………………………… 156

　　第三节　KAMS 指南脊柱及骨盆残损评定 ………………………… 159

　　第四节　欧洲指南脊柱及骨盆残损评定 ……………………………… 162

　　第五节　国内外残疾标准比较 ………………………………………… 163

第十三章　上肢损害 …………………………………………………… 167

　　第一节　解剖生理概述 ………………………………………………… 167

　　第二节　AMA 指南上肢残损评定 …………………………………… 167

　　第三节　KAMS 指南上肢残损评定 ………………………………… 172

　　第四节　欧洲指南上肢残损评定 ……………………………………… 173

　　第五节　国内外标准比较分析 ………………………………………… 174

第十四章　下肢损害 …………………………………………………… 182

　　第一节　解剖生理概述 ………………………………………………… 182

　　第二节　AMA 指南下肢残损评定 …………………………………… 182

　　第三节　KAMS 指南下肢残损评定 ………………………………… 188

　　第四节　欧洲指南下肢残损评定 ……………………………………… 193

　　第五节　国内外残疾标准比较 ………………………………………… 195

第十五章　手部损害 …………………………………………………… 200

　　第一节　解剖生理概述 ………………………………………………… 200

　　第二节　AMA 指南手部残损评定 …………………………………… 201

　　第三节　KAMS 指南手部残损评定 ………………………………… 211

　　第四节　欧洲指南手部残损评定 ……………………………………… 216

　　第五节　国内外残疾标准比较 ………………………………………… 218

第十六章　足部损害 …………………………………………………… 225

　　第一节　解剖生理概述 ………………………………………………… 225

　　第二节　我国标准足功能条款比较 …………………………………… 229

　　第三节　AMA 指南足部残损评定 …………………………………… 232

　　第四节　KAMS 指南足部残损评定 ………………………………… 233

　　第五节　欧洲指南足部残损评定 ·· 236

　　第六节　国内外残疾标准比较分析 ··· 237

第十七章　体表皮肤损害 ·· 241

　　第一节　解剖生理概述 ··· 241

　　第二节　AMA 指南体表皮肤残损评定 ·· 241

　　第三节　KAMS 指南体表皮肤残损评定 ·· 243

　　第四节　欧洲指南体表皮肤残损评定 ·· 245

　　第五节　国内外残疾标准比较 ·· 245

参考文献 ·· 248

第一章 绪 论

第一节 《国际功能、残疾和健康分类》理论与残疾评定

2001年世界卫生组织（World Health Organization，WHO）发布《国际功能、残疾和健康分类》（*International Classification of Functioning，Disability and Health*）（ICF），其是为不同健康领域的应用而建立的国际分类系统。ICF旨在建立统一的标准化的术语体系，以对健康状态的结果进行分类提供参考性的理论框架，如对有关健康的信息包括诊断、功能和残疾信息进行编码，并运用标准化的通用语言使全世界不同学科和领域的人员能够进行有效交流。

一、ICF 的产生

根据疾病的病因、病理、临床表现和解剖部位等特征，可将疾病分门别类，将同类疾病划分在一起使其成为有序组合。《国际疾病分类》（*International Classification of Disease，*ICD）是对疾病、功能障碍和损伤的分类，以满足临床研究和管理等需求，迄今已修订至第11版（ICD-11）。

1980年，WHO制定并公布了第1版《国际残损、残疾和残障分类》（*International Classification of Impairment，Disability and Handicap，*ICIDH），其是对疾病后果的分类。随着卫生保健事业的发展和社会的进步，人们对残疾的认识出现了转变，同时医疗卫生服务的重点已开始从治疗转变为提高患者生活质量等，需建立新的分类方法。1996年WHO据此制定了《国际残损、活动和参与分类》（*International Classification of Impairment，Activity and Participation，*ICIAP），为保持与ICIDH的连续性，称其为ICIDH-2。与此同时，WHO根据当前残疾分类的需要，于1996年建立新的残疾分类体系，即ICF，ICF于2001年第54届世界卫生大会上被审议通过。

二、ICF 的特点

ICF的总目标是提供全新的运用统一标准的语言和框架来描述健康状况和与健康有关的状况，用身体功能与结构、活动与参与两个基本列表加以说明，如说明某个患有疾病或障碍的人真正在做什么或能够做什么。ICF还列出了与这些概念有相互作用的环境因素。ICF依据在身体、个体和社会水平所发生的功能变化及出现的异常，试图把握与卫生状态

有关的事物，把影响日常生活，并与卫生服务密切相关的个体健康状态、非健康状态（患病、损伤、身体失调）和相关信息（妊娠、老龄化、应激、先天畸形和遗传变异）结合起来，全面反映人的健康状态。因此，ICF 对健康问题和健康相关问题进行分类，能更全面地反映人们的健康状态及与之相应的卫生保健和社会医学问题。ICF 具有广泛性、平等性、准确性，关乎所有处于不健康状态人群的功能和残疾问题，拒绝将残疾个体抽离于群体，即关乎每个人的功能或残疾问题。ICF 适用于身体或心理健康状态不佳的个体。

ICF 是从身体功能、身体结构、活动与参与、环境因素四个方面来评价具有健康问题者的健康状态，并在评价过程中采用中性语言，用参与（participation）代替残疾（handicaps），用活动受限（activity limitation）代替残障。ICF 将身体结构与功能缺损分开，以便反映身体所有的缺损状态。ICF 已从"疾病的结局"分类（ICIDH）转变为一种"健康的成分"分类。"疾病的结局"着重于疾病的影响或由此可能产生的其他健康状况，而"健康的成分"确定了健康的构成，采取中立的立场研究健康的"决定因素"或"危险因素"，也包含了对个体生活背景的环境因素的研究。背景因素中外在的环境因素和内在的个人因素，对所有的功能和残疾成分均有影响，是影响残疾的主要成分。

三、ICF 与 ICD 两者的关系

ICD 和 ICF 是两个不同的分类体系，ICD 是基于生物医学模式的产物，对临床医学所面对的疾病和损伤进行了较好且全面的分类。ICF 是基于生物–心理–社会医学模式的产物，能比较全面地反映现代临床医学和社会医学所涉及的健康问题。在实际使用时，将 ICD 和 ICF 两种分类方法结合起来，既能满足临床医疗工作的需要，又能满足现代社会管理对医学的要求。ICF 与 ICIDH、ICIDH-2 相比，能更好地反映功能和残疾的特征。

在 WHO 国际分类中，ICD-10 主要对疾病、障碍、损伤等健康状况进行了分类，ICF 主要对与健康状况有关的功能和残疾进行了分类，因此 ICD-10 和 ICF 是互补的。ICD-10 提供了对于疾病、障碍、损伤或其他健康状况的"诊断"，而这个"诊断"被 ICF 在功能上给出的补充信息所完善，因此将诊断和功能这两种信息结合起来为描述人群或人口的健康状况提供了更广泛和更有价值的框架。

ICD 视残疾为个人问题，并将它作为疾病、创伤和不健康状态所导致的结果，并要求为患者提供以个人治疗为形式的医疗保健，残疾管理的目标是让个体的行为发生改变，使个体能够更好地适应社会。在 ICF 中，残疾已经不再是个体的问题，也不再是作为疾病、损伤和不健康状态所导致的结果，更不再是个体的特征，而是一个社会性问题，也是一个与社会环境相关的问题。因此，ICF 要求有社会的参与，同时要求改造社会环境以使残疾人能充分参与社会生活的各个方面。

四、ICF 的应用与残疾评定

ICF 可用于各种目的，如作为统计工具、研究工具、临床工具、社会政策工具等。作

为统计工具，ICF 可用于收集和记录数据，如用于人口的研究和调查或用于管理信息系统。作为研究工具，ICF 可用于测量结果、生活质量或环境因素。作为临床工具，ICF 可用于需求评定、对特定情况选择治疗方法、职业评定、康复及其结果评估。作为社会政策工具，ICF 可用于社会保障计划、赔偿系统和政策的制定与实施。将 ICF 应用于残疾分类和残疾评定，首先需运用 WHO 所倡导的并为国际社会所接纳的残疾定义，对人体功能和残疾障碍的概念进行重新定义。ICF 通过重新定义残疾，并加入功能、活动、参与、协助及环境因素等核心要素，为 ICF 的临床应用打下了广泛的基础。在残疾领域中以往评定功能的工具主要是从生物医学模式出发，主要评估的是身体结构和功能障碍，大多数评定工具都是基于不同的学科知识去理解身体结构和功能障碍，仅有少部分扩大到日常生活能力，同时考虑活动和参与因素的则更少，没有强调活动能力和表现；未能将功能、活动、个人和环境因素等作为一个整体来考虑，测量的有关功能和残疾的数据并不完整。ICF 建立了基于功能和健康的残疾模式，这种交互作用模式从功能及环境的角度分析残疾问题，提出了分析功能和残疾的综合的概念架构。通过采用国际标准化的术语系统等手段，描述功能和残疾状况，建立功能与残疾的评定体系，以及根据 ICF 系统建立测量或评定的项目，因此 ICF 是开发标准化功能与残疾评定工具的基础。随着研究的不断深入与分类体系的完善，ICF 可以在功能和残疾评定等方面得到更广泛的应用，它为残疾与康复数据库的建立与标准化提供了新的工具。

第二节　残疾等级划分原则与分级依据

一、国内相关残疾标准

在刑事、民事和行政审判工作中，存在大量需要对人体损伤致残疾程度进行鉴定的损害赔偿案件。残疾程度的评定直接影响法官对事件性质与后果、损害赔偿范围与程度的确定。目前人民法院审理的人身损害赔偿案件数量逐年增多，要求进行残疾程度评定的案件呈明显上升趋势。在我国关于人身损害残疾程度鉴定存在适用范围不一的多部标准，这些标准共存致使人身损害残疾评定的标准不统一。在司法鉴定实践中，同一残疾情形由于采用的评定标准不同，导致残疾等级也存在差异，这种"同伤不同残"的后果造成了司法上的不公平，影响了司法的严肃性，甚至已经对司法的权威性产生了一定负面影响。

表 1-1 列出了国内目前颁布的残疾标准，主要包括《人体损伤致残程度分级》（简称《致残分级》）、《道路交通事故受伤人员伤残评定》（GB 18667—2002）（简称《交通伤残》，2017 年 3 月 23 日已废止）、《人身保险伤残评定标准及代码》（JR/T 0083—2013）（简称《保险伤残》）、《劳动能力鉴定　职工工伤与职业病致残等级》（GB/T 16180—2014）（简称《工伤伤残》）、《医疗事故分级标准（试行）》、《第二次全国残疾人抽样调查残疾标准》。前述标准由最高人民法院、最高人民检察院、公安部、国家安全部、司法部、人力资源和

社会保障部等部门依据其业务或职能的要求和需要制定，在发布单位、适用领域、适用对象等方面均有不同，且标准的体例、格式、标准内容、条款的表述方式，甚至制定标准的基本准则、残疾等级划分的依据等亦有差异。不过总的来看，后期制定的标准或多或少都会参照之前的标准，因此在某些方面有相似的地方。

表 1-1　人体损伤致残程度鉴定相关标准

名称	实施日期	提出部门	效力等级	适用范围	分级依据	残疾情形
《人体损伤致残程度分级》	2017年1月1日	最高人民法院、最高人民检察院、公安部、国家安全部和司法部	司法解释/也有学者认为是技术法规	适用于人身损害致残程度等级鉴定	人体组织器官结构破坏、功能障碍及其对医疗、护理的依赖程度，适当考虑由于残疾引起的社会交往和心理因素影响	457条
《道路交通事故受伤人员伤残评定》	2002年12月1日	公安部	强制性标准	道路交通事故受伤人员的伤残评定	日常生活自理能力、意识状况、各种活动能力、工作能力、学习能力及社会交往能力	342条
《人身保险伤残评定标准及代码》	2013年6月8日	全国金融标准化技术委员会保险分技术委员会	行业标准	意外伤害因素引起的伤残程度	未有明确规定	281条
《劳动能力鉴定职工工伤与职业病致残等级》	2015年1月1日	人力资源和社会保障部	推荐性的国家标准	职工在职业活动中因工负伤和因职业病致残程度的鉴定	器官损伤、功能障碍及其对医疗与日常生活护理的依赖程度，适当考虑由于伤残引起的社会心理因素影响	530条
《医疗事故分级标准(试行)》	2002年9月1日	卫生部	部门规章	医疗事故鉴定	器官缺失、功能丧失、畸形；医疗依赖；生活自理能力	237条
《第二次全国残疾人抽样调查残疾标准》	2008年5月28日	中国残疾人联合会	部门规章	残疾人调查，社会残障人员认定	六类残疾各有定义，影响其日常生活和社会参与均为定残的依据之一	33条

（一）各残疾标准的共通点

1. 以器官缺失、功能丧失为主要分级依据　既往的残疾标准的分级考量主要包括人体组织器官缺失、破坏、功能障碍程度，对医疗、护理的依赖程度，对日常生活能力、社会交往能力、心理因素的影响情况等。分级的主要依据仍然是人体组织器官的缺失和功能的障碍程度，对于残疾导致的社会交往能力和心理因素影响等考量较少。

2. 残疾情形分级方式　各残疾标准将某类伤残情形依据一定标准与指标特征划分为若干等级，可能是连续 10 个等级，或者是跳跃的等级划分，但《第二次全国残疾人抽样调查残疾标准》对不同身体部位的残疾划分等级不同，另外《医疗事故分级标准（试行）》的表述也有所不同，共分为 4 级 12 个等级，除死亡为一级甲等、其后的一过性功能障碍、后遗无残疾的四级医疗事故外，其他主要的医疗事故情形正好对应 10 个伤残等级。

3. 残疾情形表述形式　大多数残疾标准在规定残疾情形时都采用了具体罗列残疾情形的方式，并且罗列的具体残疾情形的数量和内容多有不同，如《第二次全国残疾人抽样调查残疾标准》则采用具体列举和特征表述两种方式进行残疾情形规定。

（二）各残疾标准差异

1. 种类繁多、性质不一　目前我国不同的职能部门根据不同的残疾适用范围和性质划分了不同的人体损伤后残疾标准，这些标准的法律性质与地位各不相同，有的是国家标准，有的则是行业标准；有的是强制性标准，有的则是推荐性标准。

2. 适用范围不同　我国的残疾标准通常是各部门依据自身的职能制定的，所以通常仅适用于某一特定领域。例如，在工作中受伤致残，符合工伤保险条例的，一般适用《工伤伤残》；被保险人因意外事故受伤致残，需要向保险机构申请人身损害赔偿的，适用《保险伤残》；而因医疗事故造成的后果，则适用《医疗事故分级标准（试行）》。在 2017 年《致残分级》施行前，除道路交通、工伤、人身保险、医疗事故领域以外的人身损害致残案件没有统一明确的适用标准。

3. 确定伤残等级的规则和尺度不尽相同　各类伤残评定标准，鉴于标准的功能定位，以及制定标准的主体身份不同，确定残疾等级的尺度差别比较大。根据身体结构和功能损伤的程度、身体活动受限或参与局限性的程度，以及其他方面的不同要求，都有相应的残疾标准，这些标准之间的内容通常是不同的，也存在即使是相同的损伤，但伤残评定的结果也存在较大差异的情况。例如，"四肢长骨中段骨折内固定术后"在《工伤伤残》中属于九级伤残，但是在《致残分级》和《保险伤残》中甚至不构成伤残。再如，"皮肤瘢痕形成达体表面积 90% 以上"在《致残分级》中属于二级伤残，在《工伤伤残》《保险伤残》《交通伤残》中则均属于一级伤残；"皮肤瘢痕形成达体表面积 70% 以上"在《致残分级》中属于四级伤残，在《工伤伤残》和《保险伤残》中则属于三级伤残。

（三）残疾标准制定的现状

最高人民法院、最高人民检察院、公安部、国家安全部、司法部颁布的《致残分级》于 2017 年正式实施。此标准也是法医临床实践中应用最为广泛的残疾等级评定标准。

《致残分级》的实施有助于统一和规范人体损伤致残程度鉴定，在残疾等级划分上，不仅将人体组织器官的结构破坏、功能障碍及其对医疗、护理的依赖程度作为残疾等级的划分依据，还适当考虑由于残疾引起的社会交往和心理因素影响。此种残疾等级划分的理念符合 ICF 倡导的生物-心理-社会残疾评定模式。

《致残分级》仍然延续我国残疾情形的条款罗列与具体条款法定原则，共有 457 条相应规定和附则及附录同类残疾比照原则，同时残疾条款涉及的内容覆盖面相对更广，在残疾等级的划分上相对较合理；具体的残疾条款也具有较强的适用性及可操作性，同时该标准的适用范围也更广泛。《致残分级》在总体上较既往伤残等级评定标准及现行同类标准有较大进步，部分器官系统的条款设计已接近国际通用惯例，但在实践中仍暴露出了一些不足。与此同时，部分省份也为此出台了相应的实施细则。目前，关于残疾标准制定与实施中的基本问题与标准架构尚未厘清，仅一味地以标准制定、修改、废除为循环，并不能很好地解决目前我国残疾评定工作中的困境。因此，有必要对伤残评定实践中遇到的一些基本问题进行研究，如国内外主流标准的比较研究、标准制修订，以及涉及各系统残疾的划分依据、鉴定时限、多处残疾的复合计算等。

二、国外相关残疾标准

国外具有代表性的残疾标准主要包括美国医学会（American Medical Association，AMA）制定的《永久性残损评定指南》（第 6 版）（*Guides to the Evaluation of Permanent Impairment*），简称 AMA 指南；韩国医学科学院（Korean Academy of Medical Sciences，KAMS）制定的《人身损害评定指南》（*Guideline Rating the Physical Impairment*），简称 KAMS 指南，以及欧洲议会法律事务和内部市场委员会（European Parliament Committee on Legal Affairs and the Internal Market）发布的《欧洲生理和心理残疾医学评估指南》，简称欧洲指南。

表 1-2 列举了国外残疾标准的提出部门、效力等级、适用范围、残疾等级划分依据及涉及的残疾情形。从表 1-2 可以看出，国外残疾标准多由相关的专业医学机构提出，并且一个国家或地区大多采用一项统一的残疾标准，且适用于所有损伤或疾病导致的永久性残损评定。在残疾等级划分依据或原则方面，几乎均按照各系统器官组织的损伤程度、功能障碍及自理能力的情况进行划分，同时还兼顾由于损伤或疾病导致的永久性残损对患者心理、社会交往及职业上的影响。这与我国《致残分级》和《工伤伤残》划分原则有相似之处，但我国残疾标准在残疾等级划分原则上还较少考虑到残疾对患者职业的影响。此外，AMA 指南及 KAMS 指南还将患者达到最大医疗改善（maximal medical improvement，MMI）后遗留的症状与体征发生的频率、后续仍需治疗的情况考虑在残疾等级划分中，相对于我国相关残疾标准，国外的残疾标准在残疾等级划分依据上考虑得更全面。

国外残疾标准在残疾情形的设置方面与我国有很大的不同，从表 1-2 可以看出，国外残疾情形的设置均是按人体的各个系统进行设置，AMA 指南和 KAMS 指南中残疾情形均涉及人体的 15 个系统或相关残损，包括心血管系统、呼吸系统、消化系统、泌尿生殖系统、皮肤系统、造血系统、内分泌系统、耳鼻喉、视觉系统、中枢及周围神经系统、精神及行为障碍、运动系统（上肢、下肢、脊柱与骨盆）、疼痛相关残损等。欧洲指南中残疾情形则按照人体的 10 个系统进行设置，包括神经系统、感觉系统与口腔、骨关节系统、心肺系统、血管系统、消化系统、泌尿系统、生殖系统、内分泌系统、皮肤系统。而我国残疾标准在残疾情形的设置上，基本上按照具体残疾情形罗列的方式进行，只有符合标准中所罗列的残疾情形才可构成伤残等级。《致残分级》虽在附录中明确如遇有未列入的致残情形可进行比照评定，但在实践中此类案例较少，且易引起争议。例如，《医疗事故分级标准（试行）》共设置有 237 种残疾情形，《交通伤残》共设置有 342 种残疾情形，《保险伤残》共设置有 281 种残疾情形，而《致残分级》和《工伤伤残》中设置的残疾情形更是分别多达 457 种和 530 种。总之，各器官系统残疾情形的缺乏连续性与部分器官系统残疾情形的缺位，是目前国内残疾标准的共性。

国外残疾标准在残疾等级划分与表述方面，也与我国采用的十等级划分存在较大差异，有些器官系统完全不一。国外通常以全身残损（whole person impairment，WPI）值的百分比（%）量化残损，WPI 为 0～100%，残损值是连续无间断的数值。我国残疾标准将人体损伤致残程度划分为 10 个等级，致残率之间存在间断，每级致残率相差 10%。国外以连续性残损值量化个体残损，有利于全面考虑所有残情，即使致残率小于 10% 的个体也能够获得与其残情相应的赔偿。因此，在今后我国残疾标准的修订方面，可以考虑借鉴和转化国外相关残疾标准中用连续性残损值量化致残率，细化并完善残疾等级划分方法，使我国相关残疾标准更加全面、客观和均衡。

表 1-2　国外人体损伤致残程度鉴定相关标准

名称	出版日期	提出部门	效力等级	适用范围	分级依据	残疾情形
AMA 指南（第 6 版）	2007 年 11 月	AMA	通用于美国 19 个州或司法辖区及联邦案件	所有损伤或疾病导致的永久性损害	器官损伤、功能障碍，自理能力，心理、社会、职业影响；适当考虑症状与体征发生的频率、后续仍需治疗的情况	涉及人体 15 个系统或相关残损
KAMS 指南	2009 年 5 月	KAMS	全国通用	同 AMA 指南	同 AMA 指南	同 AMA 指南
欧洲指南	2004 年 9 月	欧洲议会法律事务和内部市场委员会	欧盟通用	所有损伤或疾病导致的永久性损害	器官损伤、功能障碍，自理能力，心理、社会、职业影响	涉及人体 10 个系统

第三节　残疾概念与评定原则

一、残疾的概念

关于残疾的定义有着不同的表述（表 1-3）。学者们也尝试从多维度对其进行阐释，如医学定义、社会学定义和生物心理学定义等。医学对"残疾"的定义则注重人体机能状态，认为这种状态是可被评估、测量的或可被诊断的，并且人们希望从医学干预的角度寻求改善或消除这种状态的方法。但是随着人们对于残疾的认识不断加深，医学对残疾的定义越来越受到社会学的质疑。社会科学认为，个体与其生活环境适应与否是评定功能状态的决定性因素，残疾应是一种社会架构下的概念，是在社会背景下个体生活能力的表现。社会科学进一步认为，残疾并不仅仅是一种生理上的功能缺失，更是一种社会生活状态或生活障碍的表现。

目前，普遍认为构成残疾的要素主要有 3 个：①由疾病或外伤导致的一种在现代医学条件下尚无法使之完全"复原"的器官或组织的"终局状态"。这种终局状态的存在，是残疾的病理要素，又称病理损害。这是残疾的必备要素。②病理损害导致的躯体生理功能或精神心理功能低下或丧失。这是残疾的生理功能障碍要素。③由于生理功能障碍或病理损害，在完成与其年龄、性别、文化相适应的社会角色方面存在困难。这是残疾的社会角色障碍，又称社会功能障碍、社会环境障碍。仅以身体结构破坏、生理功能障碍作为残疾的评定标准应属于狭义的残疾，在我国既往的残疾标准制定中，更多的是考虑患者这两方面的损害情况，而在今后的残疾评定中适当地考虑个体的社会角色障碍，能够更加体现个体的社会属性。

正如《残疾人权利公约》确认的，残疾是一个不断发展的观念。残疾概念的变化在WHO 先后发布的 ICIDH 和 ICF 两个标准中也有所体现。前者对于残疾的定义受到医学定义的深刻影响，主要关注的是损伤造成的人体器官缺失或功能丧失。而后者主要采用生物-心理-社会模式，开始关注个体因素和环境因素的影响。笔者也认同 ICF 对于残疾的定义，个体的损伤情况即人体由于疾病或受伤导致的器官缺失、畸形，或功能丧失、下降，仅是残疾的一个组成部分，残疾也受到个体主观因素和所处环境等的影响。因此，笔者认为残疾是人体因疾病或受伤等原因，使人体器官或组织缺失、畸形或功能丧失，进而在个体心理因素、环境因素、社会因素的综合影响下表现出对其生活、工作、社会交往等方面的消极状态。

表 1-3　残疾概念的不同表述

名称	具体表述
《辞海》	肢体、器官等因伤病而缺损或严重变形
《残疾人权利公约》	序言（五）确认残疾是一个演变中的概念，残疾是伤残者和阻碍他们在与其他人平等的基础上充分和切实地参与社会活动的各种态度及环境障碍相互作用产生的结果
ICIDH	残疾是指由于明显损害造成的机体结构和功能的缺失
ICF	由于损伤引起的活动受限和参与活动能力受限。机体功能丧失或受限则是个体因素（疾病状态）和个人所处环境因素的综合反映
《道路交通事故受伤人员伤残评定》	因道路交通事故损伤所致的人体残废，包括精神上的、生理功能上的和解剖结构上的异常，以及其导致的生活、工作和社会活动能力不同程度的丧失
《人体损伤致残程度分级》	人体组织器官结构破坏或功能障碍，以及个体在现代临床医疗条件下难以恢复的生活、工作、社会活动能力不同程度的降低或丧失
AMA 指南	个人的健康状况发生改变（功能障碍或疾病），导致个人活动和（或）参与受限
KAMS 指南	经 6 个月以上适当的治疗后症状仍然存在，该症状永久性固定存在，没有恢复或改善的可能，或症状在不断加重

二、残疾评定的影响因素及评定原则

（一）ICF 的残疾评定模式

WHO 于 2001 年正式颁布了 ICF，希望它能在有关社会政策制定、统计、卫生管理、临床及教育等领域得到广泛的应用，成为一种国际性的有关功能和残疾的分类体系。ICF 作为功能与残疾评定的理论基础，现已在世界各地与健康和残疾相关的领域得到了较广泛的运用。

ICF 关于残疾的评定模式主要包括 3 个要素，分别是身体结构或功能、活动、参与。当人的身体结构或功能发生异常时，即存在残损；活动代表的是功能的个体方面，活动受限是个体在进行活动时可能遇到的困难；参与代表的则是功能的社会方面，参与局限性是个体在进行活动时可能遇到的局限性。上述 3 个要素，再加上环境因素、个体因素和个体的健康状态、障碍和疾病，共同形成 ICF 的残疾评定模式，上述因素可以相互影响，形成交互式的评定。该理论的核心概念是个体在特定领域的功能为健康状况和背景性因素（即环境因素和个人因素）交互作用和复杂联系的结果，干预一个方面可能导致另一个或多个方面的改变。这种交互作用是独特的，不是一一对应的关系。同时它也是双向的，残疾的存在可能会改变健康状况本身，而其他因素的参与也会使个体最终的残疾情况有所不同。因此，不能简单地从一种损伤或多种损伤来判断个人活动能力或功能受限的程度。

在残疾领域以往评定功能的工具主要是从生物医学模式出发，主要评估的是身体结构和功能障碍，大多数评定工具都是基于不同的学科知识去理解结构和功能，仅有很少一部分扩大到日常生活能力，同时考虑活动和参与因素的更少，没有强调活动能力和表现，没有把功能、活动、个人和环境因素等作为一个整体来考虑。ICF 建立了基于功能和健康的残疾模式，这种交互作用模式从功能及其环境的角度分析残疾问题，提出了分析功能和残疾的综合概念架构。其残疾评定模式已从简单的生物医学模式转变为生物-心理-社会模式，将个体的身体结构和功能障碍与社会活动参与、个人因素等相结合，显得更加全面、科学及合理。

《保险伤残》标准采用生物医学模式的残疾评定模式编制其标准体系，实际上仍主要依据身体结构和功能障碍的情况进行残疾评定。虽然《工伤伤残》和《致残分级》提出，除了依据身体结构和功能障碍的情况进行残疾评定，还应适当考虑由于残疾引起的社会交往和心理因素的影响，这似乎与 ICF 的残疾评定理念契合。但从具体的残疾条款来看，仍然是主要依据身体结构和功能障碍的情况进行分类与评定，在具体条款中未见残疾对社会交往和心理因素带来的影响的表述。今后若要将 ICF 残疾评定模式应用于涉及人身损害的残疾评定，首先要重新对残疾等概念进行梳理，运用 WHO 所倡导的 ICF 残疾评定模式，尽可能考虑 ICF 涉及的相关功能、活动、参与及环境因素等核心要素，为制定科学、全面且与国际接轨的残疾评定标准奠定基础。

（二）损伤后果的相对性

所谓损伤后果的相对性是指由于受个体职业、生活环境、心理因素等各方面的影响，同样的损伤后果对于不同的个体产生的影响不尽相同。评定人进行鉴定时必须考虑这种损伤后果的相对性。如一个钢琴家和一个教师都遭受了"一手小指完全缺失并第5掌骨部分缺损"的损伤后果，若按照《致残分级》的规定，则应直接评定为十级伤残。但是这种损伤对钢琴家的职业发展和收入有严重影响，但是对普通教师几乎没有明显的影响，同种损伤后果对于两人的结局截然不同。损伤后果的相对性提醒我们相同的残疾情形对不同的职业、年龄可能存在不同的影响，残疾并不仅仅是人体器官缺失或功能的丧失，残疾状况也受其他因素的影响。目前，残疾标准在损伤后果相对性方面的体现还较少，未来有必要设置一些原则性的或附则条款进行相应调整，切实反映残疾对不同职业人群的真实影响。

（三）残疾评定需考虑多因素综合影响

通过综合分析 ICF 的残疾评定模式和损伤后果的相对性可知残疾受到多种因素的影响，评定人进行鉴定时至少应该考量以下因素。①残损，即人体器官或组织缺失、畸形或功能丧失导致的损伤后果。残损是影响残疾的主要因素，表现在以往的残疾评定中，主要就残损后果对日常生活能力、工作能力、学习能力和社会交往能力等方面的影响进行伤残评定。②职业背景，即不同的职业对于人体某器官或组织的依赖不同，因此考量受检者的职业背景对于正确评定至关重要。③生活环境，即个体所处的生活环境，也会对残疾产生影响。④原有伤病，即原有伤病和本次损伤一起导致受检者的实际损伤后果，原有伤病是残疾的影响因素之一。⑤个体的主观因素等。

第四节　鉴定时机

一、背　景

2020 年 5 月 28 日，第十三届全国人民代表大会第三次会议表决通过了《中华人民共和国民法典》（以下简称《民法典》），自 2021 年 1 月 1 日起开始施行。该法典第七编 第二章 第一千一百七十九条"侵害他人造成人身损害的，应当赔偿医疗费、护理费、交通费、营养费、住院伙食补助费等为治疗和康复支出的合理费用，以及因误工减少的收入。造成残疾的，还应当赔偿辅助器具费和残疾赔偿金；造成死亡的，还应当赔偿丧葬费和死亡赔偿金"，再次明确了在人身损害案件赔偿中造成相应残疾的赔偿项目与类别。在实际的案件审判及调解中，对于纠纷双方或多方争论的焦点也主要集中在该法条所涉及的内容，即残疾赔偿金，护理依赖程度，医疗费及医疗费合理性、必要性的评估，护理费，营养费，住院伙食补助费，以及护理期、误工期及营养期评估费用，医疗终结后必要治疗（医疗依赖）和康复支出的合理费用及因误工减少的收入和购买辅助器具的费用。而前述费用的认定与计算本身，均需在医学及法医临床学的专业判断的基础上，对具体的时间成本（即按"天数"）进行计算。当然，这里也包括法医临床学鉴定对此时间成本的再次认定。这里就提出了实际操作层面的现实问题，如医疗终结的时机（即不需要医疗依赖达到最大程度的医疗改善，医疗费、护理费、营养费、康复费用终结）；达到鉴定时机的时间（即残疾情况稳定，可以依据条款进行鉴定）；治疗终结与鉴定时机是否相同，对于同一种损伤经康复治疗后是否会改变原有功能状况；现行司法鉴定实践对于上述时机的把握是否相同；如何进行差异之间的平衡；以及各省市司法鉴定主管部门或鉴定协会出台的专门性的地方规定（或专家共识）之间的差异性及矛盾性。

二、关于"鉴定时机"的概念及类比

（一）《致残分级》中的"鉴定时机"

《致残分级》目前已成为司法鉴定实践，特别是涉及人身损害侵权责任案件最常用的鉴定技术标准，部分地区还以"专家共识"、行业协会鉴定指南等形式出台了适用标准的建议与意见，包括对鉴定时机的要求。

《致残分级》总则 4.2 鉴定时机中明确规定："应在原发性损伤及其与之确有关联的并发症治疗终结或者临床效果稳定后进行鉴定。"

鉴定时机的总体要求：原发性损伤及其与之确有关联的并发症已经完成临床一般医疗原则的治疗与必要的康复，症状已经消失或稳定，体征达到相对固定，经评估其组织器官结构破坏或功能障碍符合难以继续恢复的情形。治疗及康复期原则上不超过 2 年。

在判定是否符合鉴定时机时，应以临床治愈和（或）好转标准作为是否符合医疗终结的判断依据。以下为几种常见损伤的临床治愈和（或）好转标准。①体表损伤的治愈标准：创口愈合，缝线拆除，局部肿胀及皮下血肿消退，症状基本消失，无感染。②头颅损伤的治愈和（或）好转标准：局部肿胀消退，伴随的皮肤损伤已经愈合，无感染；合并骨折的碎骨片去除或局部已经整复；出血被吸收；神经系统症状、体征好转或消失，遗留的后遗症趋于稳定。③眼、耳、口腔损伤治愈和（或）好转标准：局部肿胀和出血消失，刺激症状好转或消失，视、听及其他相应功能得到有效恢复或趋于稳定。④骨折的治愈和（或）好转标准：骨折复位良好，骨折线消失，基本达到骨性愈合，功能得到有效恢复，局部症状消失。骨折的好转标准：骨折线消失或不再出现动态变化，功能部分恢复，症状和体征趋于稳定。⑤血、气胸及肺挫伤的治愈和（或）好转标准：局部出血消失，胸部症状好转或消失，X 线或 CT 等检查显示胸腔无异常或趋于稳定。⑥腹腔、盆部器官损伤的治愈和（或）好转标准：局部症状好转或消失，部分难以恢复的后遗症趋于稳定。⑦脊髓损伤的治愈和（或）好转标准：相关肢体功能恢复，或者症状、体征趋于稳定。⑧肌腱损伤、周围神经损伤的治愈和（或）好转标准：肢体功能恢复，或者症状、体征趋于稳定。⑨肢体离断伤的治愈和（或）好转标准：损伤痊愈，残肢功能趋于稳定。

应根据个案情况判定是否符合鉴定时机的要求，一般为自满足医疗终结起，直至做出终审判决以前，均可以进行致残程度等级的鉴定。对于个别难以达到治疗终结标准者，可视具体情况在伤情基本稳定时进行鉴定。

此处，治疗终结也称医疗终结，是指损伤后临床医学一般原则上所承认的临床效果稳定，即损伤症状消失或稳定，体征相对固定。在临床医学上，医疗终结通常可以根据临床表现的转归结局，表述为治愈或好转。在实际的鉴定工作中，通常以原发性损伤及与之确有关联的并发症的"治疗终结"或"临床效果稳定"的时间点或超过该时间点作为"鉴定时机"的首选。由司法部司法鉴定管理局、最高人民法院司法行政装备管理局组织编写的《〈人体损伤致残程度分级〉适用指南》对此进一步给出了总体要求及明确的时间上限，即"符合临床一般医疗原则的治疗与必要的康复，症状已经消失或者稳定，体征达到相对固定，经评估其组织器官结构破坏或功能障碍符合难以继续恢复的情形。治疗及康复期原则上不超过 2 年"。

但是，在实际司法鉴定实践中，由于案件赔偿金额计算的需要、案件诉讼需要，通常根据《人身损害误工期、护理期、营养期评定规范》（GA/T 1193—2014）对具体的"鉴定时机"进行泛化，使其的选择不再是一个纯粹的医学或法医学概念。

（二）《人身保险伤残评定标准》中的"鉴定（评定）时机"

《人身保险伤残评定标准》自 2013 年 6 月 8 日由中国保险行业协会、中国法医学会联合发布，并于 2014 年 1 月 1 日起正式实施。该标准适用于意外险产品或包括意外责任的保险产品中的伤残保障，用于评定由于意外伤害因素引起的伤残程度，规定了伤残程度的评定等级，以及保险金给付比例的原则和方法。同年 9 月，中国保险行业协会和中国法医学会按照该标准的体系架构联合制定了《人身保险伤残评定标准操作细则》，对该标准中各伤残条目的合理应用进行了解析。

在鉴定实践中，涉及该标准的案件所占比例不断增加。该操作细则在"总则"中明确对"评定时机"进行规定与阐述，即"评定时机应以外伤/事故直接所致的损伤或确因损伤所致的并发症经过诊断、治疗达到临床医学一般原则所承认的症状及体征稳定为准。一般损伤为伤后 3～6 个月；颅脑及神经系统损伤为伤后 6 个月以上；颅脑损伤存在智力缺损者为伤后 1 年；伤后伤口不愈合或延期愈合可根据临床治疗情况适当延长评定时机。"

同时，该操作细则进一步阐述了治疗终结与评定时机的关系，即"一般理解治疗终结点就是评定时机，但对功能障碍的损害，如肢体或精神损伤等，评定时机应晚于治疗终结。"该操作细则仅给出了 3 个明确的时间点，即 3～6 个月、6 个月以上及伤后 1 年，并规定了可以适当延长评定时机的情况，但未对延长评定时机的上限进行相关规定与说明。

值得一提的是，该操作细则在总则中对二次伤残评定进行了讨论。受害者在首次治疗终结后，因伤情加重需行进一步临床治疗，遇此情况，应中止赔偿给付，待再次治疗终结后，受害者可通过调解或诉讼追加赔偿数额。

（三）国外相关条款中"鉴定时机"的类比

1. AMA 指南（第 6 版）　该指南在使用指导篇章对"鉴定时机"的定义为当达到最大医疗改善（MMI）状态时，意味着损伤结局或后果稳定，在未来 1 年无论是否有医疗干预（medical treatment），损伤结局或后果均不会再发生变化时，即达到鉴定时机。

MMI 是指损伤后康复达到进一步的医学或手术干预无法改善潜在残损的状态。受检者的主诉或症状的减轻不是判断康复是否达到 MMI 的要点，损伤的病理基础特性不同，恢复时间也不尽相同。损伤经过一定时间的愈合或修复后，方可对损伤造成的永久性残损进行认定，同时结合临床发现，明确患者的病情是处于非动态变化，即稳定状态，才可确定已达到 MMI 状态。残损一旦被认定为是永久性的，即使患者拒绝对永久性残损进行治疗，也不影响该残损的评定结果，但评估医师应在评估报告中注明治疗方法的适用性，并提供患者拒绝接受治疗的依据。

残损的永久性是指在无或有药物治疗的情况下，残损稳定，无动态改变，即使经过药物治疗，或随着医学技术的发展，残损缓解的可能性低。残损的永久性状态通常与 MMI 同义。残损评定应于残损达到永久性状态后进行，然而许多系统性或器官疾病具有动态变化的特点，并且在某种程度上无法达到稳定状态，这种情况应根据疾病的发展特点，结合既往研究，估计功能下降趋势。

2. 美国地方性指南 2012 年美国纽约州发布的《纽约州永久性残损和谋生能力丧失评定指南》（*New York State Guidelines for Determining Permanent Impairment and Loss of Wage Earning Capacity*）是用于永久性残损索赔中评估永久性残损和谋生能力降低的标准，包括局部功能障碍赔偿（schedule loss of use award）和全身永久性残损赔偿（non-schedule permanent disability）。律师、专业人士等可应用该指南评估和解决索赔问题。该指南规定，应基于临床判断患者是否达到 MMI 状态，即损伤愈合或修复是否稳定，后续治疗无法改善损伤结局或后果。未接受手术治疗或损伤为骨折时，MMI 通常为伤后 6 个月，或者双方约定的时间。

美国犹他州工人委员会制定的《犹他州劳工委员会残损评定指南 2006 年补充说明》（*Utah Labor Commission's Supplemental 2006 Impairment Rating Guides*）第 1.2d.ii.条"稳定性"明确说明了 MMI，即医疗稳定性，是指"永久和静止或固定的恢复状态"，医疗终结后受伤职工的身体状态实质改善或恶化不超过 3%。需要注意的是，医疗稳定不得用于终止必要的医疗护理。医疗稳定性的日期和工人有资格接受损害评级的日期可以是 2 个不同的日期。保守治疗期限不应计入残损评定鉴定时限中。该标准第 1.2e 条对鉴定时限做出了进一步的阐述与说明，并对常见损伤的残损评定鉴定时限提出建议。

（1）脊柱软组织疾病：大多数脊柱软组织疾病患者康复后无后遗症。因此，对残余软组织、脊柱发育和退行性疾病的患者进行残损评定前，其症状应持续 6 个月以上。

（2）关节功能障碍：关节功能损伤通常在伤后 1 年活动功能达最大恢复限度。在认定永久性关节活动障碍时，首先应确定伤者已达到伤后或术后 6 个月以上（或适用的法定期限），并且当前伤情稳定。

（3）上肢和下肢疼痛性器质性综合征：因软组织（如关节囊、韧带、肌腱、筋膜、肌肉）病变导致的肢体疼痛与无力，症状和体征持续 6 个月以上时方可进行鉴定。

3. KAMS 指南 应待临床治疗终结且损伤结局或后果稳定时进行伤残评定。即使目前患者病情稳定，如果预估未来可能存在病情变化，则应每 2 年重新评定 1 次。如果预估伤残未来可能存在症状变化，则未来 2~3 年应重新评定。例如，在疼痛相关残损评定中，患者的病情可能随着时间而改变，因此疼痛相关残损应每 2 年重新评定 1 次。如果在随后的 2 次重新评定中给出了与首次评定相同或更高的评定分数，则可以免除患者的强制性重新评定，并评为永久性残损。

4. 昆士兰指南　澳大利亚昆士兰工伤赔偿机构（Workers' Compensation Regulator）基于美国 AMA（第 5 版）于 2013 年出版了《永久性残损评定指南》（*Guidelines for Evaluation of Permanent Impairment*）（简称昆士兰指南）。该指南规定个体永久性残损的残损程度由受过培训的医疗评估员（medical assessor）评估，以确保残损程度评估的客观性、公平性及方法的一致性。仅在评估员认定伤者的残损情况稳定时，方可进行残损程度评估。当伤情在过去 3 个月无改善或恶化，并且在未来一年内，无论是否接受临床治疗，伤情波动累及全身残损值不超过 3% 时，认为伤者的残损情况均达到稳定。当评定人认为受检者仍需接受恰当的临床治疗以改善残损情况，但受检者拒绝接受相关临床治疗时，应根据目前的残损状态评定伤残等级，不应根据其在接受临床治疗后可能的残损情况推断伤残等级，但应在报告中提及在接受恰当的临床治疗后患者残损程度可有改善，并记录受检者拒绝临床治疗的原因。类似的，若目前受检者的病情稳定，但在未来受检者的病情有恶化的可能，也只能以目前的状态评定，但应在报告中提及其残损程度有恶化的可能性。

5. 加拿大三省（新不伦瑞克省、阿尔伯塔省、纽芬兰与拉布拉多省）**现行的残损评定表**（impairment rating schedule）　该评定表规定了永久性残损评定时限（timing of permanent impairment assessment），损伤明确无须进一步检查或评估的，评定时限无特殊规定，如严重的脑损伤无望康复、四肢瘫痪、截瘫、偏瘫，以及眼睛损伤导致眼球摘除或明显的完全永久性丧失视力。面部皮肤软组织撕裂伤或轻微烧伤经手术治疗后需至少 1 年后进行残损评定，若是严重烧伤或多处烧伤，伤后至少 2 年后进行残损评定。该评定表对常见损伤的残损评定最小时间间隔进行了规定：头部损伤和严重神经损伤为伤后 2 年，背部损伤、腹腔内损伤和多指损伤为伤后 1 年，盆部骨折为伤后 18 个月，单指损伤为伤后 6 个月。

在法国，索赔人（claimant）需接受治疗且需经过 120 日。在德国和挪威，在评估前需进行康复治疗。在荷兰，需在 270 日后检查职业康复情况，得到承认后才可进行评定。在丹麦，市政当局关注康复（rehabilitation）和重组（reintegration），只有康复失败后才认定为是残疾。

三、关于"鉴定时机"

在鉴定实践中，除相关条款规定的鉴定时机掌握原则外，损伤后导致的残损与残疾不一定是永久性的。在适当的康复措施、医疗技术和辅助设备的干预下，导致客观评价损伤的严重程度与个体参与社会生活、发挥社会功能（如工作）之间的关系难度增加。毕竟，残疾程度在生理、心理及社会环境因素的影响下，可能会随时间而发生变化。因此，"残损"及"鉴定时机"的概念复杂，难以完全诠释。

在参考国外评定标准体系的基础上，根据潜在原发性损伤及并发症的病理性质，最佳的恢复时间在几日至几个月。因此，尝试按照 AMA 指南（第 6 版）及 ICF 残损等级评定模板，对"鉴定时机"进行如下阐述。

（1）临床病史（history of clinical presentation）：是与残损等级相对应的、足以支持临

床诊断、符合残疾本质的临床诊疗数据。临床病史应如实反映治疗过程和临床检查数据，并且可以反映在 MMI 后的损伤和功能现状。评定者应评估现有的临床症状是否是永久的、不可改善的，以及是否可以利用功能评定工具进行确认，如果是，那么可明显缩短鉴定时机的等待时间。

（2）阳性体征（physical finding）：是与残损等级相对应的阳性检查结果。临床阳性检查结果可以支持或排除临床诊断，可以在某种程度上反映临床症状的严重程度，直接反映疾病特征。这就需要评定者合理判断患者是否达到 MMI，通常建议阳性体征持续 3 个月以上者可考虑进行残损评定。

（3）临床检查或客观检查结果（clinical study or objective test result）：是支持相应残损等级的临床检查或辅助的客观检查结果，包括 X 线、CT、磁共振、实验室检查，以及心电图、肌电图和超声检查等，客观检查结果可以支持或排除临床诊断，可以在某种程度上反映临床症状的严重程度。检查结果可被视为最具客观性的数据，因此在残损等级评定过程中具有重要地位。虽然客观检查结果最重要的作用在于指导临床诊断和治疗，但仍不可忽视其反映机体功能状态的作用，尤其是一些动态的、连续的检查，更能准确反映功能状态。

（4）既往功能评定史（functional history or assessment）：为本次残损等级评定提供功能障碍症状和功能障碍的既往证据。在进行残损等级评定时，尤其是涉及多器官、多系统综合评定时，还应额外考虑"治疗依从性"（treatment compliance）的必要因素。利用此因素调整残损等级时，必须全面考虑用药、治疗或疼痛反应的副作用，同时保证这些资料切实可靠。通常建议 2 次残损等级评定间隔不超过 2 年。

在某些社会因素、心理因素介入下，经济困难或"治疗依从性"妨碍了最佳的损伤康复，仍然可能给 MMI 的评估带来困难。如果患者因为身体损伤而拒绝治疗，残损评定的伤残等级不受影响。作为评定者应该在其鉴定书中做出书面分析，说明治疗方法的适宜性和个人拒绝治疗而导致残疾的病理基础，并对现有鉴定时机进行必要说明。

此外，如果患者配合治疗，且鉴定的评估与检查时确定的评估不同，评定者还应评估残损等级可能出现的变化。然而，对于一位目前处于 MMI 的患者，无法避免未来发展会存在一些可能导致原发性损伤及其并发症变化的可能，进而导致伤残等级的变化。

MMI 表示受伤后恢复过程中的一个时间点，此时进一步的医疗手段（如正规的康复治疗）或手术干预不能改善潜在的损害，且不随患者主观意愿而消除或变化。此外，还可以确定 MMI 是否已经达到康复阶段，即随着时间的推移，症状有望保持稳定，或者是否可以在医疗可能的范围内采用姑息性措施来控制症状发展，而不明显改变潜在的损害。

然而，许多系统或基于器官的功能在本质上是动态的而不是静态的，而且在某种程度上，从来都不是永久的、稳定的。评定者根据损伤过程的病史、治疗经过及医疗依赖的情况，分析病程变化的客观过程，告知疾病转归的可能或必然结果。在给予伤者额外的进一步的治疗后，复查其残疾等级，若残疾等级加重可另行起诉，以追加其赔付金额。因此，这里所讨论的"鉴定时机"是与 MMI 过程相对的时间点。

第五节　日常生活活动能力

日常生活活动（activity of daily living，ADL）能力是指个体独立生活所具有的最基本的动作和技巧，即进行衣、食、住、行、个人卫生等的基本动作和技巧。日常生活能力主要包括日常生活活动能力和日常生活自理能力，是反映个体作为正常健康成年人能够在离开他人帮助的情形下维持生命、独立生存的最基本能力。对于一般人来说，ADL是极为普通的，而对于残疾者来说，通常会造成不同程度的 ADL 障碍。残损的程度越大，对进行正常日常活动的影响越严重，对应的护理依赖程度也越严重。ADL 能力的评定就是用科学的方法，尽可能准确地了解并概括残疾者日常生活的各项基本功能状况及功能障碍的程度等。

一、ADL 能力评定的内容

ADL 能力评定内容较多，主要有以下几个方面。

1. 床上活动　包括在床上的体位变换、身体移动和坐姿平衡。

（1）体位变换：躺卧←→坐起；向左、右翻身；仰卧←→俯卧。

（2）身体移动：向上、下移动；向左、右移动。

（3）坐姿平衡：躯干向前、后、左、右各方向活动及转身时的平衡—保持坐稳；手臂伸向任何一方时的坐姿平衡—保持坐稳。

2. 轮椅活动　包括乘坐轮椅及对轮椅的掌握。

（1）轮椅←→床。

（2）轮椅←→厕所。

（3）轮椅←→浴室（包括淋浴和盆浴）。

（4）对轮椅的掌握：对轮椅的各部件的掌握；推动或驾驶轮椅的方法。

3. 自理活动　包括盥洗、修饰、穿衣、进食。

（1）盥洗：个人卫生，如开关水龙头；洗漱，如洗脸、洗手、洗头和刷牙；洗澡、淋浴或盆浴；对大、小便的处理，包括对尿壶、便盆及厕所的使用。

（2）修饰：个人仪表，如梳头、刮脸、对化妆品的使用；修剪指甲。

（3）穿衣：穿、脱内衣、内裤；穿、脱套头衫；穿、脱对襟衫；扣纽扣、用拉链；结腰带、系领带；穿鞋、袜，系鞋带。

（4）进食：包括对餐具的使用及进食能力，如持筷夹取食物；用调羹舀取食物；用刀切开食物，用叉子叉取食物；用吸管、杯或碗饮水、喝汤；对碗、碟的把持，如端碗、扶盘。

4. 阅读和书写

（1）阅读书、报。

（2）书写姓名、住址。

5. 使用电灯、电话

（1）开、关电灯。

（2）打电话：投硬币、拨电话、接电话。

6. 使用钱币

（1）对钱包（钱夹）的使用。

（2）对硬币、纸币的使用。

7. 行走　包括辅助器的使用及室内、室外行走。

（1）辅助器的使用：使用手杖；利用拐杖；穿戴支架、支具或义肢。

（2）室内行走：在水泥或泥土路面上行走；在地毯上行走。

（3）室外行走：在水泥或泥土路面上行走；在碎石路面上行走；上、下路边石阶。

8. 上、下楼梯

（1）上楼梯（有扶手或无扶手）。

（2）下楼梯（有扶手或无扶手）。

9. 乘公共汽车或小汽车

（1）上汽车。

（2）下汽车。

二、ADL 能力评定常用量表及评定标准

　　Barthel 指数（the Barthel index of ADL）分级产生于 20 世纪 50 年代中期，是由美国 Florence Mahoney 和 Dorothy Barthel 设计并应用于临床，是国际康复医学界常用的方法。Barthel 指数分级是通过对进食、洗澡、修饰、穿衣、控制大便、控制小便、如厕、床椅转移、平地行走 45m 及上下楼梯 10 项日常活动的独立程度进行打分来区分等级的，总分为 100 分。得分越高，患者独立性越强，依赖性越小。若达到 100 分，也不意味着患者能完全独立生活，也许患者不能烹饪、料理家务和与他人接触，但不需要他人照顾，可以自理。Barthel 指数评定简单，可信度高，灵敏性也高，是临床应用最广、研究最多的一种 ADL 能力评定方法。

　　评分标准：20 分以下，极严重功能缺陷，生活完全依赖他人；20～39 分，严重功能缺陷，生活需要很大帮助，依赖明显；40～60 分，中度功能缺陷，生活需要帮助；60 分以上，轻度功能缺陷，生活基本自理；100 分，正常。

　　Barthel 指数是进行日常生活能力测定的有效方法，其内容比较全面，记分简便、明确，可以敏感地反映出病情的变化或功能的进展，可作为疗效观察及预后判断的手段。Barthel 指数记分见表 1-4。

表 1-4　Barthel 指数记分

日常活动项目	自主完成	需他人帮助	主要依靠他人帮助	完全依靠他人帮助
进食	10 分	5 分	0 分	
洗澡	5 分	0 分		
修饰（洗脸、刷牙、刮脸、梳头）	5 分	0 分		
穿衣（包括系鞋带等）	10 分	5 分	0 分	
控制大便	10 分	5 分，有时出现失禁	0 分，大便失禁	
控制小便	10 分	5 分，有时出现失禁	0 分，小便失禁	
如厕（包括拭净、整理衣裤、冲水）	10 分	5 分	0 分	
床椅转移	15 分	10 分	5 分	0 分
平地行走 45m	15 分	10 分	5 分（需轮椅）	0 分
上下楼梯	10 分	5 分	0 分	

三、国外残疾标准涉及日常生活活动能力的评定

（一）AMA 指南

1. 总体评定　AMA 指南（第 6 版）规定，自理能力包括日常生活活动（activities of daily living，ADL）能力和日常高级活动（instrumental activities of daily living，IADL）能力（表 1-5）。ADL 能力评估包括 6 项必备的基本内容，分别是独立完成进食、穿衣、功能性移动（如行走或体位变动）、洗浴、如厕，以及大小便的自控能力。独立的成年个体不需要他人的帮助便可以生活自理。残疾则可能损害必需的自理能力，造成对个人的危害或生活质量的降低。IADL 能力评定是评价个体独立性的另一方面，是评价个体独立生活能力和生活质量的评价体系。IADL 包括陪伴和精神支持、交通和购物、饮食计划和准备、家务管理、服药能力、交际能力和理财能力。AMA 指南评定残损值时，依据损伤或后遗功能障碍对受评者日常生活活动能力的影响进行评估。

表 1-5　自理能力

ADL 能力	IADL 能力
洗浴	照顾他人（包括挑选和监督护理者）
大小便的自控能力	照顾宠物
穿衣	养育儿童
进食	使用通信工具
喂养	社区活动
功能性移动	理财管理
个人用具护理	健康管理和维持
个人卫生和洗漱	建立并维持家庭
性行为	食物准备和餐具清洁
睡眠/休息	遵守安全规程和应急反应
如厕	购物

2. 各系统器官对应的 ADL 能力评定 在 AMA 指南中，不同章节对不同系统损伤所涉及的日常生活能力的评定有详尽的规定。根据残损部位和程度的不同，日常生活能力评定方式的侧重点有所不同。基于 ADL 能力的器官功能评估广泛应用于多个系统的残损评定过程。

（1）心血管系统：该系统残损评定沿用纽约心脏协会推出的根据日常活动体现的身体总机能和伴随症状建立的心脏功能分类（NYHA），描述为：Ⅰ级，患者活动无限制，日常活动无表现症状；Ⅱ级，患者活动轻度受限，静息时无明显不适，一般活动时可出现症状；Ⅲ级，患者活动明显受限，静息时无明显不适，轻微体力活动时可出现症状；Ⅳ级，患者应保持坐卧休息，任何体力活动均可出现不适，静息时可出现症状。NYHA 将心功能与进行日常活动时出现的相关症状进行结合，贯穿心血管系统的各个损害网格，并作为非关键因素起调整最终残损比例的作用，侧重于强调心血管系统受损患者在体力活动方面的限制与障碍。

（2）呼吸系统：患者发生呼吸系统损伤后常伴随呼吸困难，其严重程度分级为：轻度呼吸困难，在平路上行走的速度因气短而慢于同龄人；中度呼吸困难，于平地正常步速行走时因气短需停下；重度呼吸困难，在平路上行走几分钟或 90 米因气短需停下；极重度呼吸困难，因气短外出困难，或穿衣、脱衣时感到气短。呼吸系统残损评定与心血管系统损害类似，以个体最低限度体力活动与耗能时出现气短来反映呼吸困难的严重程度。

此外，对于肺肿瘤患者而言，ADL 能力在残损评定中起重要作用。确诊 1 年后需对肺肿瘤患者进行重新评定，若出现肿瘤复发，则认定患者符合 4 级（WPI 在 45%～65%），进而根据日常活动表现作为非关键因素予以调整最终残损比例。肺肿瘤患者的 ADL 能力量表具体内容如下。

0 级（A）：活动能力好，可进行患病前的所有活动。

1 级（B）：体力活动受限，但行动自由，可完成低强度家务或工作。

2 级（C）：日常生活偶尔或较多时候需要他人帮助，医护需求频繁。

3 级（D）：自理能力受限，超过半数清醒时间卧床或坐轮椅。

4 级（E）：日常生活能力基本完全丧失；完全失去自理能力，仅能卧床或坐轮椅。

（3）消化系统和泌尿生殖系统：消化系统涉及进食与排便行为，泌尿生殖系统涉及排尿反射和性行为。上述系统残损评定中涉及 ADL 能力受损的内容主要体现为患者伤后出现的病理症状和体征所对应的严重程度分级，通过对患者 ADL 的影响程度归类为"最低限度""轻度""中度""重度""极度"五个等级，纳入病史这一关键因素的分析范畴，作为查表确定残损等级的关键因素，着重考察病理状态对个体 ADL 能力的影响程度。

值得强调的是，消化系统中关于腹壁疝的残损评定，体格检查为关键因素，病史为非关键因素。在病史的评定内容中，纳入"扛举重物"，即腹壁疝引发的不适感是否会妨碍被评定人扛举重物这一日常行为，同时根据性别给予重物不同的重量范围（评定男性，重物指重量超过 23kg；评定女性，重物指重量超过 16kg），个性化订制腹壁疝对应受损的日常生活行为类型。此外，部分消化道疾病，如不明原因的慢性腹痛等可出现十分明显的症状，但通过药物可得到缓解。这类指南中未被明确评定的病理状态严重影响人们进行日常生活活动时，一旦被认定，则需在整体残损比值的基础上酌情增加 3% WPI，以真实反映残损水平。

（4）内分泌系统：受损患者往往依赖长期性药物补充治疗。该系统残损评定时按照治疗依从性（burden of treatment compliance，BOTC）的计分原则，对药物使用途径与频率、饮食调整、日常血糖检测频率分别赋分，以 3 项分数之和为最终 BOTC 分数，贯穿于该系统损害网格，对内分泌系统起调整作用。由于其他系统损害患者可能也存在药物治疗或其他检测等情形，该指南同时也以附录的形式明确 BOTC 的评分规则（表 1-6），WPI 一般不超过 3%。BOTC 可对患者，特别是内分泌系统受损患者执行 ADL 产生影响，故需要单独评定 BOTC 对应的残损比例。

表 1-6　AMA 指南附录 BOTC 的评分规则

治疗依从性负担			累计得分（分）	WPI（%）
使用方式	使用说明	得分（分）		
口服	<1 次/日	0	0~1	0
鼻内给药	1~2 次/日	0.5		
眼及皮肤给药	3~4 次/日	1.0	2~5	1
	5~6 次/日	2.0		
	>6 次/日	3.0	6~10	2
雾化给药	<1 次/日	0		
	1 次/日	1.0	11~15	3
	2 次/日	2.0		
	3 次/日	3.0	16~20	4
	≥4 次/日	4.0		
直肠给药	1 次/日	1.0	21~25	5
	2 次/日	2.0		
	3 次/日	4.0	26~30	6
	≥4 次/日	8.0		
注射给药	3 次/周	1.0	31~35	7
	4~7 次/周	2.0		
	2 次/日	3.0	36~40	8
	3 次/日	4.0		
	4 次/日	5.0	41~45	9
	5 次/日	6.0		
饮食调整	轻度饮食调整	2.0	≥46	10
	中度饮食调整	5.0		
	重度饮食调整	10.0		
日常检查或治疗	血糖检查：1 次/日	1.0		
	血糖检查：2 次/日	2.0		
	血糖检查：3 次/日	3.0		
	血糖检查：≥4 次/日	4.0		
	输血	2.0/次（每月）		
	开腹探查术	2.0（仅 1 次）		
	放射治疗	2.0/某部位		

（5）皮肤：AMA 指南考虑到个人容貌在社会交往中的独特作用，认为与身体的其他部分相比，除了面部结构有助于进行个人识别，面部表情在日常交流中还具有参与思想和情感表达的功能，是日常生活中的一个重要组成部分。面部在个体社会交往中具有独特的作用，以至于它在个体的身体、心理和情感中都扮演着重要的角色。面部损害可明显影响上述功能的正常发挥，并可能导致社会、职业，甚至是精神上的损害。故 AMA 指南关于皮肤损害或疾病的评定，以日常活动能力受限为依据进行残损值划分，具体描述为：轻度受限是指存在必备的日常生活活动能力受限，如创造能力的损害；中度受限是指部分必备的日常生活活动能力受限，如洗浴或家务劳动受限；重度受限是指大部分必备的日常生活活动能力受限，并且受雇佣的受限或难以维持（表 1-7）。

表 1-7　面部皮肤残损 [a]

	残损等级				
	0 级	1 级	2 级	3 级	4 级
WPI（%）	0	1~5	6~10	11~23	25~45
严重程度(%)		1/3/5	6/7/8/9/10	11/14/17/20/23	25/30/35/40/45
病史 [b]	没有直接生理影响的少量皮肤瘢痕	面部异常仅涉及皮肤结构，具有明显可见的瘢痕和（或）异常的色素沉着 对包括呼吸和进食在内的日常生活活动无影响	面部异常伴有一些支持结构缺失 鼻道轻微阻塞，但除了社会交往之外，没有呼吸短促或其他明显的损害	面部异常涉及面部正常的解剖部位或区域缺失，如眼睛缺失或部分鼻缺失而导致容貌畸形 患者可能担心自己的外表影响社会活动	正常面部解剖结构大部分或完全变形伴有严重的毁容 由于失去社会的认可，社会活动明显中断
体格检查	瘢痕很小或稍大，宽度很细小，可能位置明显，但无生理缺陷	明显可见的瘢痕和（或）异常色素沉着 轻度单侧完全性面瘫 鼻部变形影响容貌	部分面部支撑结构缺失，伴或不伴面部皮肤功能障碍，如脸颊、鼻部或额骨凹陷	检查与上述一致或重度单侧完全性面瘫或轻度双侧完全性面瘫 支持组织结构缺失影响多个面部区域	与上述发现一致或重度双侧面瘫伴鼻大部分或完全缺失 根据面容毁损的严重程度向上增加残损值
诊断或其他客观发现	无	没有任何骨性结构或软骨受累的证据	X 线检查与病史记载的变化一致	与上述发现一致	检查结果与注意到的毁容一致

注：a. 任何单侧或双侧视力损害都应该在视力评估章节进行评估。呼吸和进食障碍应在各自章节先分别单独评价，然后再根据组合值图进行复合计算。b. 关键因素。

（6）神经系统：进行神经系统损害评定时，AMA 指南是以损害对伤者日常生活活动能力为前提，包括 ADL 能力和 IADL 能力（表 1-8）。评定时，一方面对日常生活活动能力丧失情况及程度进行评定，另一方面对日常生活活动能力丧失程度及原发性损伤基础是否相符或一致予以判定。

此外，涉及局灶性神经损害评定时，评价指标应包括病史和症状、主观临床体征和神经功能检查、神经电生理检测结果。其中病史涵盖对患者日常生活活动能力的评定，主要

表 1-8 神经系统涉及日常生活活动能力评价体系

ADL 能力	IADL 能力
肠道功能	驾驶能力
排尿功能	性功能
洗漱	服药：能正确使用药物
如厕	理财管理
进食	人际交流：正常通讯往来
床椅转移	旅行能力：正常乘坐公共交通工具
室内活动	购物能力：自行购物
穿衣	准备食物
爬楼梯	家务劳动
洗澡	不依赖机动辅助器具的社区活动
	中度活动：高尔夫、保龄球、搬动桌椅等运动
	剧烈活动：跑步、举重等运动

内容包括个体生活中基本的自理能力，如洗浴、大小便护理、穿衣、进食、喂养、功能性移动、个人用具护理、个人卫生和洗漱、性功能、睡眠/休息、如厕等活动，不包括复杂的个人活动能力和工作能力。

日常生活活动能力损害程度分为轻度损害、中度损害和重度损害，对应的描述为：①轻度损害是存在 IADL 能力部分受损，但 ADL 能力均能自理；②中度损害是存在部分 ADL 能力受损，但不需要全日程的护理依赖；③重度损害是仅存在极少的或完全丧失 ADL 能力，需要全日程的护理依赖。

（7）视觉与听力系统：视觉系统残损患者在进行视力相关活动时会受到一定程度的影响，如阅读和行走困难，严重时需要盲文阅读或使用导盲杖等辅助器。AMA 指南将此类残损对 ADL 的影响程度分为视觉活动能力正常、视觉活动能力部分丧失、视觉辅助、视觉辅助伴视觉活动速度减慢、视觉活动能力几乎丧失、无视觉相关活动六类，前三者归类于（接近）正常活动，后三者归类于活动受限。

听力减退或丧失患者会出现妨碍学习、职业活动困难、社会交往障碍及儿童语言发育困难等问题。AMA 指南对听力障碍的评估主要是基于听力损失程度及对 ADL 能力的影响。耳鸣若伴有单侧或双侧的听力障碍可能会影响言语识别，因此当耳鸣影响到 ADL，且伴有明显的听力减退时，双耳听力障碍值需增加 5%，以真实反映听力障碍患者的 ADL 受损程度。

（8）上肢：进行上肢残损评定时，上肢功能障碍程度需结合简版上肢功能受损程度问卷（disabilities of the arm，shoulder，and hand）和日常活动问卷（activities of daily living questionnaire）结果。评定者通过观察和记录上肢残损患者存在的日常活动缺陷，也可通过嘱咐患者完成某些动作（如穿衣、进食、刷牙、梳头、写字和抓握等），进一步明确上肢功能障碍程度。日常活动问卷评估包括七大类型活动，分别为个人卫生相关自理活动（小便、大便、刷牙、梳头、洗浴、穿衣、进食），人际交流活动（写字、打字、探望、倾听、言语表达），体力活动（站立、就座、仰卧、行走、爬楼梯），感官功能（听觉、视觉、触觉、味觉、嗅觉），非特异性手部活动（抓握、提物、触觉判断），性功能（高潮、射精、润滑程度、勃起）和睡眠规律，每一项活动均可分为无障碍、部分障碍和无法完成三类。

（二）KAMS 指南

2009 年，韩国医学科学院（Korean academy of medical science，KAMS）组织 3 名整形外科专家和 3 名皮肤科专家在参照韩国现有法律法规的基础上，参考 AMA 指南（第 5

版）的相关章节，同时权衡有关残疾人外表和皮肤缺陷规定的差异，建立了适合韩国国情的残疾评估新指南，即 KAMS 指南。该指南认为，体表皮肤损伤的残疾率不考虑患者的社会职业、性别或年龄，而是根据体表损伤后对 ADL 及社会适应性的影响程度予以评估。

该指南根据体表损害后妨碍日常生活活动的程度，将各种因素导致的皮肤损害分为三型，分别对应先天性或遗传性皮肤病（1 型），获得性、顽固性或进行性皮肤病（2 型），以及创伤或治疗过程造成的皮肤损害（3 型）。前两型皮肤损害患者通常都伴有相当大的 ADL 受限，故 1 型和 2 型皮肤损害评定结果的主要根据是 ADL 的限制程度（表 1-9）。

表 1-9 KAMS 指南 ADL 能力评价

活动	举例
自身护理、个人卫生	排尿/排便，刷牙，洗脸，洗澡，穿衣，进食
沟通交流	书写、打字、看、听、说
身体活动	站、坐、靠、走、爬楼梯
感觉功能	视觉、听觉、触觉、味觉、嗅觉
非特异性手功能	抓、举、触
旅行	登船、驾驶、飞行
性功能	高潮、射精、润滑、勃起
睡觉	平静的夜间睡眠模式

（三）澳大利亚指南

2014 年，澳大利亚颁布了《永久性损害程度评估指南》（2.1 版）（*Guide to the assessment of the degree of permanent impairment*，edition 2.1），简称澳大利亚指南。该指南关于日常生活活动的评定内容主要体现在面部损伤的残疾评定（表 1-10）。

表 1-10 澳大利亚指南日常生活活动能力评价

序号	活动	示例
1	个人卫生	洗澡，梳洗，穿衣，吃饭，清理
2	交流	听，说，读，写，使用键盘
3	躯体活动	站，坐，躺，行走，弯腰，蹲，跪，伸，弯曲，扭曲，倾斜，拿，举，拉，推，爬，锻炼
4	感觉功能	触觉
5	手功能	抓，握，捏，敲击动作，感觉辨别
6	出行	驾驶或乘坐交通工具
7	性功能	性生活良好
8	睡眠	健康的睡眠模式
9	社交和娱乐	参加个人或团体活动、体育活动；兴趣爱好

四、国内外残疾标准涉及日常生活能力的比较

我国现行残疾标准中对于日常生活能力或护理依赖程度予以明确评定的有《劳动能力鉴定　职工工伤与职业病致残等级》（GB/T 16180—2014）（简称 2014《工伤伤残》）和《人身损害护理依赖程度评定》（GB/T 31147—2014）。

（一）日常生活能力的概念界定

2014《工伤伤残》和《人身损害护理依赖程度评定》分别以"生活自理障碍"和"日常生活活动能力、日常生活自理能力"作为残疾个体对应日常生活活动受损的概念表述。《致残分级》应用指南中认为，生活能力代表一名正常健康成年人能够在离开他人帮助的情况下维持生命、独立生存的最基本的能力，体现自然人的生物属性。同时，《致残分级》也明确说明其生活自理能力应参照《人身损害护理依赖程度评定》予以评定，将生活能力分为日常生活活动能力与日常生活自理能力，分别对应躯体健康和精神健康。AMA 指南将自理能力分为日常生活活动能力（ADL）和日常高级活动能力（IADL），这与康复医学中的基本日常生活活动能力和工具性日常生活活动能力理念相符。在评定内容上，与 IADL 相比，AMA 指南中 ADL 包括独立完成进食、穿衣、行走或体位变动、洗浴、如厕和大小便等，这更符合我国残疾标准涉及的日常生活能力。

（二）日常生活能力评定

1. 总体评定　2014《工伤伤残》制定了 5 项生活自理障碍评定内容，分别为进食、翻身、大小便、穿衣洗漱、自主行为，对应三等级生活自理障碍程度：①完全自理障碍，为 5 项均需护理；②大部分自理障碍，为 3 项或 4 项需护理；③部分自理障碍，为 1 项或 2 项需护理。该评定内容涉及日常生活能力的操作较为简单，但难以涵盖所有残疾情形。《人身损害护理依赖程度评定》是目前我国使用最为广泛的评定日常生活能力的标准。该残疾标准将残疾情形划分为躯体伤残护理依赖程度和精神障碍护理依赖程度，评分项目前者为 10 项，后者为 12 项，细化规定每项对应分值为 0 分、5 分或 10 分，累计求和为最终总分值，再转换成完全、大部分、部分和无护理依赖的评定结论。

相较而言，以 AMA 指南为代表的国外残疾标准均是以日常生活活动能力为致残基准，贯穿于整体评残过程，服务于评定最终的残损比例。为明确评定人在评残过程中需要考虑的日常生活活动，AMA 指南仅通过表格形式列出总体日常生活活动的相应内容，不进行分值和等级划分，而是将其作为关键因素或非关键因素规定在各类损害网格里。从评定操作上看，AMA 指南对日常生活活动能力的评定流程不如我国残疾标准清晰明了；从规范制定的侧重上看，我国《人身损害护理依赖程度评定》细化了规范躯体伤残和精神障碍日常生活自理能力的总体评定，而国外残疾标准（如 AMA 指南）则更强调人体各系统对应的特定日常生活活动能力受损情况（表 1-11）。

表 1-11 国内外残疾标准涉及日常生活活动能力的评定内容

评定内容	国内残疾标准		国外残疾指南		
	《劳动能力鉴定 职工工伤与职业病致残等级》	《人身损害护理 依赖程度评定》	AMA 指南	KAMS 指南	澳大利亚指南
进食	√	√	√		
床上活动		√			
翻身	√	√	√		
平移与起坐		√			
穿衣	√	√			
修饰（洗漱）	√	√	√	√	√
洗澡		√	√	√	
床椅转移		√			
行走	√	√			√
小便	√	√			
大便	√	√			
如厕		√			
功能性移动		√	√		
个人用具护理		√	√		
性行为			√	√	√
睡眠/休息	√		√	√	√
旅行				√	√
非特异性手功能				√	√
感觉功能				√	√

2. 分系统评定 不同系统的残损部位和程度，对应的日常生活活动受损不同，有时存在差异。我国残疾标准就日常生活能力的总体评定内容相对全面统一，体现在《人身损害护理依赖程度评定》具有很强的操作性。而 AMA 指南的部分系统残损对应的日常生活评定内容较为人性化，值得借鉴。例如，肺肿瘤患者的评定结果需考虑患者完成正常活动的程度及护理需求；以内分泌系统为主的系统受损患者应用药物治疗或定期检查，通过纳入 BOTC 这一评定项目可全面有效反映患者的日常生活质量受损情况。上述 AMA 指南相关内容均可选择性参考与借鉴，特别是在《人身损害护理依赖程度评定》修订时。

此外，AMA 指南将消化系统关于腹壁疝的残损评定纳入"扛举重物"这一特定行为，可适当作为《致残分级》的补充性条款；而神经系统评残主要依据日常生活能力的受损程度，将神经系统残疾分为轻度、中度和重度，与《致残分级》中非肢体瘫的受损程度分级一致。因此，可以考虑将此部分内容作为《致残分级》的附录内容；AMA 指南认为面部瘢痕为会影响社会交往的躯体伤残，其主要评定依据仍是个体的日常生活受损程度，分为轻度、中度及重度，《致残分级》仅通过量化面部瘢痕畸形分为轻度和重度，忽略其功能性评定，可予以相应考虑。

国外残疾标准（以 AMA 指南为主）以系统划分进行残损比例评定，故在对应系统受损的日常活动内容评定方面制定更为细致、个性化的标准，国外部分评定内容值得国内残疾标准借鉴。国内残疾标准鉴于《人身损害护理依赖程度评定》的出台，在总体评定方面较为实用，在此基础上深入细化各系统的日常活动受损内容，全面反映残损对应的功能障碍程度，体现功能性评估的评残倾向，更符合个体的真实残疾水平状况。

第六节　多处伤残复合评定

多处伤残的复合评定是法医临床学鉴定理论与实践中的难点之一，其本质是多项伤残向人体整体功能丧失转化的过程。

一、国外标准中对多处残损评定的相关规定

（一）美国医学会《永久性残损评定指南》

在国外标准中，针对不同部位、不同性质的多项残损的综合评定和计算，基本上以AMA指南使用的计算原则和公式为蓝本。该计算原则和公式在美国、加拿大（如《永久性损害评估/PPI评估》，2017）、澳大利亚[如《永久性损害程度评估指南》（2.1版），2014]等国广泛应用。下面就AMA指南中多处残损的计算进行阐述。

1. 多处残损复合计算的原则　AMA指南规定，全身各系统、部位的伤残等级均应转换为全身残损（whole person impairment，WPI），再通过复合计算确定全身残损值。人体不同区域（region）对应不同的全身残损比例，如上肢残损（upper extremities impairment，UEI）占WPI的60%，下肢残损（lower extremities impairment，LEI）占WPI的40%。依据该原则，包括手和足在内的多处伤残都可进行复合评定。具体细节要求可参见AMA指南相关章节。

AMA指南针对多处伤残的评定是多种原则的综合应用，包括AB复合原则、综合评定原则、四舍五入原则、多伤残值综合计算原则。AMA指南规定：①同一肢体不同部位存在2处以上损伤时，需复合评定该部位不同残损后的残损等级，将结果转换为WPI，再与处于同肢体的其他残损进行复合评定。例如，肩部的2处残损，如肩关节不稳定和肩关节活动度受限，需在上肢水平上先对这2处残损进行复合评定，将评定结果转换为WPI，经过调整后，再与同一肢体其他部位的残损进行复合评定。②肢体残损经调整后，与同一肢体其他残损进行复合评定后，才能与其他身体部位的伤残进行复合评定。例如，左膝、左踝关节残损的个体，如同时存在对侧肢体或背部损伤，在进行复合评定前需先复合评定左膝和左踝关节的伤残情况，然后才能与对侧肢体或背部残损进行复合评定。③将3处及3处以上残损合并为最终残损时，应先将2个最大残损值合并，并将结果四舍五入为最接近的整数百分比。然后将该结果与下一个较大残损值合并，以此类推，直到完成所有残损值的复合计算。④复合评定的残损值需以统一单位表达，如不可将15%UEI和20%WPI进行复合。同样，将残损值（impairment rating）与残疾值

（disability rating）进行复合计算也是错误的。单位不一致时，需要根据 AMA 指南相关规定进行相应的换算后才能复合评定。

2. 多处残损的综合计算

（1）计算公式：针对不同区域、不同性质的多处残损时，AMA 指南采用 AB 复合计算法进行计算：$A\%+B\%(1-A\%)=AB\%$。其中，A 和 B 分别代表同单位残损值。虽然在 AMA 指南中并未对前述计算法的原理进行阐述，但由于使用加权求和公式，经 AMA 指南所采用的 AB 复合计算法获得的多个残损复合结果不仅不会超过 100% WPI，且能较为客观地反映多个残损导致的整体功能丧失。

（2）组合值表（combined values chart）：可用于将多处伤残直接合并为一个复合残损值。该表格也是根据前述 AB 复合计算公式得来，以方便通过查表的方式使用。表格中所有值均为残损百分比。不同器官系统的损伤应转化为 WPI 后再使用该表格进行复合计算。比较两种残损值时，表中左侧为较大的残损值，下方为较小的残损值，两者交界处即为复合值。当存在多处伤残时，可先综合计算任意 2 个残损值然后再与第 3 个残损值综合计算[具体见 AMA 指南（第 6 版）"附录"组合值表]。

3. 上肢多处残损的计算 AMA 指南针对上肢同时存在多处损伤的残损评定和计算进行了规定。当达到 MMI 后，如同一解剖区域存在多处损伤，以对应的最高残损程度的最高诊断损伤进行评级。如以最高残损程度作为评级依据，无法反映伤者残损程度时，评定人应使用不同方法计算损害，并选择临床上最准确的损害评定方法或方法组合。如上肢存在多个损伤，则采用 AB 复合计算法确定最终的残损值，但手指的损伤计算例外。上肢不同部位对应 WPI 的比例也不同。上肢占 WPI 的 60%，手占上肢 WPI 的 90%，拇指占手 WPI 的 40%，示指和中指分别占手 WPI 的 20%，环指和小指分别占手 WPI 的 10%。

（二）美国加利福尼亚州《永久性残疾评定表》

美国加利福尼亚州政府劳动力发展局劳资关系部工伤赔偿司制定的《永久性残疾评定表》（*Schedule for rating permanent disabilities*）要求根据标准评定各项残疾，经过调整后获得最终的残疾等级。不同的是，2005 年之前的版本使用"标准评级"（standard rating）评定各项残疾，2005 年以后的版本以 AMA 指南（第 5 版）为准，即按 AB 复合计算公式进行计算，同时依据劳动能力丧失度、未来收入能力（future earning capacity，FEC）的下降情况、职业和年龄对伤残等级进行调整。

该评定表规定，个体肢体伤残合并其他部位伤残时，需首先复合同一肢体多处伤残，再与其他身体部位的伤残进行复合评定。例如，左膝和左踝关节伤残在复合评定前，需先进行复合评定后，再与对侧肢体或背部伤残进行复合评定。一肢体的复合伤残等级（经调整后）不能超过经劳动能力、职业和年龄调整后截肢伤残的等级值。用于评定整个肢体的职业调整应当是所有伤残调整幅度中最大的。

（三）澳大利亚昆士兰标准

昆士兰标准（*Guidelines for Evaluation of Permanent Impairment*）（2013）指出，同一

损伤造成的多处残疾应同时评定，但精神损伤和心理损伤应单独评定。当存在多处伤残时，需由多个评定人针对不同系统的伤残等级进行评定，并由一人汇总计算最终的全身残损值。针对多处伤残的复合评定，应首先选择 2 个伤残等级进行两两比较，选择最高的等级；再与下一个伤残等级进行比较，选择最高的等级，以此类推，从而获得最终的伤残等级。

（四）加拿大曼尼托巴省永久性损害评级

加拿大曼尼托巴省劳工赔偿委员会（the Workers Compensation Board of Manitoba, WCB）2015 年制定了永久性损害评级（permanent impairment rating）。该评级方法在针对多处损伤的综合评定和计算时基本遵循 AMA 指南的原则，即基于同一量表完成损伤的残损评级后，查询组合值表以获得最终的残损值（具体详见 AMA 标准）。但是，针对某些特殊部位，可考虑增强因素，从而反映损伤后果累积的效能，如同一结构双侧损伤、双侧视力或听力损伤。其中，针对上肢或下肢多发性损伤（肢体缺失或功能受损）的评级，对于同一结构双侧损伤（如双侧脚踝），查询组合值表的复合残损值后，可考虑将较轻损害对应残损值增加 50%，但不能超过肢体缺失的残损值。

加拿大曼尼托巴省劳工赔偿委员会 2018 年又一次制定了永久性损害评级。该评级方法在针对多处损伤的综合评定和计算时仍然基本遵循 AMA 指南的原则，要求基于同一量表完成损伤的残损评定后，查询组合值表以获得最终的残损值。但与 AMA 指南稍有区别的是，该标准在查询组合值表前，需要将多个损伤的残损值由大到小排列，并将小于 5% 的残损值依次相加，直至达到 5%。随后将计算所得残损值与剩余残损值四舍五入后由小到大排列，依次组合查阅组合值表，以获得最终的残损值。具体计算方法和查阅原则与 AMA 指南一致。

同样的，加拿大曼尼托巴省永久性损害评级（2018）亦对人体器官系统双侧对称结构损伤的评级做出规定，但较加拿大曼尼托巴省永久性损害评级（2015）有更为细致的要求。加拿大曼尼托巴省永久性损害评级提出，在双眼（视力）、双耳（听力）和多指损伤的评分中可考虑按比例增加残损值，即残损增加系数，拇指和其余手指损伤不增加残损值。考虑残损增加系数时，需满足以下标准：①损伤导致了关节的损害，且该损伤在 WCB 评残范围内；②伴对称关节损伤；③对称关节损伤符合或满足 WCB 相关规定。

（五）KAMS 指南

KAMS 指南将人体分为多个系统，以系统为中心开展残损评定。如存在多种或多处损伤，同一系统选择最严重的损伤进行评定，不同系统则进行综合评定。当损伤较小的残疾与损伤较大的残疾相互独立时，综合计算残损程度；当损伤较小的残疾与损伤较大的残疾同时存在时，则应计算损伤较大的残疾。

其中，针对多个椎体损伤的残损值评定原则与 AMA 指南及我国相关标准有差异，具体为：若 2 个或 2 个以上压缩性骨折的椎体相距大于 4 个椎体，以损伤最严重的椎体所对应的全身伤残值加上其余损伤相对较轻的椎体所对应的全身伤残值的 1/2（最多可加 3 个椎体）作为最终伤残程度值。若 2 个或 2 个以上压缩性骨折的椎体相距不超过 4 个椎体，以损伤最严重的椎体所对应的全身伤残值进行计算，其余损伤相对较轻的椎体每个按 3%计算（最多可计算 2 个椎体，即最多可以增加 6%），然后将两者相加作为最终的伤残程度值。KAMS 指南还规定，对于同一节段脊柱的损伤等级，按照标准中相应的评定细则进行评定。而当损伤同时涉及颈椎、胸椎和腰椎多个脊柱节段时，应分别评定各个节段的全身伤残值，再将各个节段的全身伤残值相加进行综合评定。此外，KAMS 指南还指出椎体融合治疗的数量不同，对应的全身伤残值也不同。对于胸椎进行融合手术治疗的患者，进行伤残评定时还需按照相应的评定细则降低一个等级。

二、我国标准中对多处残损评定的相关规定

针对多处残损的综合评定，目前我国尚无统一的要求，不同的残疾标准对多处残损的综合评定的规定也有所差异。《致残分级》在鉴定原则中对多处残损的评定进行了规定，即受伤人员符合 2 处以上致残程度等级者，鉴定意见中应该分别写明各处的致残程度等级。该标准虽然对多处残损的综合评定没有规定具体的晋级原则和多等级伤残的计算方法，但在附录 C8 中对手足多处损伤的评定进行了规定。双手功能损伤，按双手分值加权累计定级。在涉及双手、双足缺失及功能障碍评定时，《致残分级》最终的计算公式是 AMA 指南的 AB 复合计算法。同时在具体的条款中也以列明的方式对多处损伤的伤残评定进行了规定，如肢体瘫痪加大小便功能障碍、左右眼耳的功能障碍、不同及同一肢体关节的功能障碍等，因此有必要在未来修订时考虑完善这部分内容。

2014《工伤伤残》通过晋级原则对多处伤残的评定进行了规定，即对于同一器官或系统多处损伤，或 1 个以上器官不同部位同时受到损伤者，应先对单项伤残程度进行鉴定。如果 2 项及 2 项以上等级相同，最多晋升一级。

《保险伤残》在伤残评定中对多处伤残评定的原则进行了规定，即当同一保险事故造成 2 处或 2 处以上伤残时，应首先对各处伤残程度分别进行评定，如果 2 处或 2 处以上伤残等级相同，伤残等级在原评定基础上最多晋升一级，最高晋升至第一级。

由中华人民共和国退役军人事务部于 2019 年 12 月 16 日公布的《伤残抚恤管理办法》（简称《管理办法》）于 2020 年 2 月 1 日施行。《管理办法》第十二条对多处伤残的评定进行了规定。即伤残人员以军人、人民警察或其他人员不同身份多次致残的，退役军人事务部门按上述顺序只发给一种证件，并在伤残证件变更栏上注明再次致残的时间和性质，以及合并评残后的等级和性质。致残部位不能合并评残的，可以先对各部位分别评定，2 项（含）以上等级相同的，只能晋升一级。《管理办法》实际上是采纳了 2014《工伤伤残》中对多处伤残的评定原则。

《交通伤残》（已于 2017 年废止）标准中对于多处损伤的评定是有别于现行多个评定标准的。受伤人员符合两处以上伤残等级者，评定结论中应当写明各处的伤残等级。两处以上伤残等级的综合计算方法可参见《交通伤残》附录 B。其中规定：多等级伤残的综合计算是按伤者的伤残赔偿计算方法加以计算，其计算公式根据伤残赔偿总额、赔偿责任系数、赔偿指数等，具体公式为

$$C=C_t\times C_1\times\left(I_h+\sum_{i=1}^{n}I_a,\ i\right)\left(\sum_{i=1}^{n}I_a,\ i\leqslant10\%,\ i=1,\ 2,\ 3\cdots n,\ 多处伤残\right)$$

式中：C，伤残者的伤残实际赔偿额（元）；C_t，伤残赔偿总额（元）；C_1，赔偿责任系数，即赔偿义务主体对造成事故负有责任的程度；I_h，伤残等级最高处的伤残赔偿指数，即多等级伤残者，最高伤残等级的赔偿比例，用百分比（%）表示；i，用百分比（%）表示，从第一级（100%）到第十级（10%），每级相差 10%；I_a，伤残赔偿附加指数，即增加一处伤残所增加的赔偿比例，用百分比（%）表示。但是，《交通伤残》中并未对 I_a 进行规定，而各地在实践中规定的数值也不尽相同，有研究者统计发现了至少 8 种计算方法。例如，每多出 1 处伤残增加 2%的赔偿比例，或根据 2 处伤残或 3 处以上伤残增加不同比例。因此也导致在实践中存在多处损伤的同一个体在不同地方所获结果不一致的情形。有研究者认为，I_a 应理解为：根据 $0\leqslant I_a\leqslant10\%$ 的规定，将其 10 等分，对应 I_h 分别对应 10 个伤残级别的赔偿附加指数（一级伤残除外）。例如，二级伤残的附加赔偿指数为 10%×90%=9%，以此类推。

虽然目前《交通伤残》已经废止，但上述多等级伤残的综合计算公式优点如下：①引入伤残附加指数，综合考虑伤者的多个伤残；②引入赔偿附加系数，针对不同伤残等级进行规定；③伤残等级和赔偿问题同时规定，有利于达到统一标准、统一赔偿的目的。因此，未来制定全国统一性的伤残类标准时可考虑借鉴这部分计算方法和思路。

三、多处伤残评定的问题

（一）关于目前我国多处伤残评定综合计算存在的问题

上述《工伤伤残》《保险伤残》《交通伤残》对多处损伤的评定可能导致一些弊端：①晋级原则，包括以重者为最终评级，2 处或 2 处以上伤残等级相同，伤残等级在原评定基础上最多晋升一级，其实质均是较重的损伤"吸收"较轻的损伤。这将导致较轻损伤对伤者的影响被忽视或削弱，从而影响对伤者的实际残疾评定及后续的赔偿。②对多处损伤分别进行评定，将可能导致损伤综合数值超过 100%。在实践中，各地法院在赔偿的认定中对结果的运用也不一致。这将无法达到统一标准、统一操作、统一赔偿的初衷。③对多处损伤分别进行评定，在实践中也会给赔偿金额和比例的计算带来困难；同时，不同地区针对多处损伤级别折合比例也不相同，这也会导致评定结果相同，但赔偿结果不同的情形。

（二）关于目前我国多处伤残评定综合计算的建议

多种或多处伤残的综合评定是十分重要和关键的环节之一，制定科学合理的多处伤残的复合计算方法就显得尤为重要。鉴于损伤的多样性和合并多处损伤的多样性，很难建立一个公式以囊括所有情况。因此，目前针对多处伤残的综合计算并未形成统一的公式，研究者提出的每种计算方法均有一定的优势。

1. 参照 AMA 指南的 AB 计算法　即[A%+B%（1−A%）=AB%]，针对不同区域、不同性质的多种伤残进行评估。此种计算方法需要针对不同部位功能在人体全部功能中所占比例进行规定，在同一量表下进行计算，以避免计算所得出的功能丧失超过人体全部功能丧失的情况。但有研究者认为，该种计算方法可能导致最终的伤残等级过高，如超过最高伤残等级，因此不推荐该计算法。

2. AB复合计算法　较AB计算法有所区别：多部位残疾的赔偿指数=$A+B(X-A)$。式中，A为最高等级残疾的赔偿指数，B为较低（或次高）等级残疾的赔偿指数，X为比最高等级残疾再高一级残疾的赔偿指数。若为3处或3处以上残疾，首先将最高及次高等级残疾进行计算，然后将前述获得的赔偿指数作为A，将第三高等级残疾的赔偿指数作为B，仍将比最高等级残疾再高一级残疾的赔偿指数作为X，再按该公式计算。更多残疾等级的，以此类推。若最高等级为一级的，其最终赔偿指数即为100%，无须再行复合计算，即赔偿指数不能超过100%。

此计算法源自AMA指南中的AB计算法，既符合法医学原理，也符合司法实践的基本原则，其意义在于：①真正涵盖每一处残疾，做到了全面且综合评定；②计算结果切合实际，最终赔偿指数均不会达到最高残级的上一等级，也不会超过一级残疾的赔偿指数（100%）；③与《致残分级》中的手、足功能评分标准协调一致；④简单易行，也可制作组合值表后直接查表使用。

3. 累计法　有学者提出，采用"累计法"综合计算多处损伤，即计算多处伤残的伤残指数时每一处伤残程度均在前面伤残程度的残存累计程度上计算。具体计算公式及算法如下：假设存在n处伤残，分别为X_1、X_2、$X_3\cdots X_n$，每一处伤残程度为P_1、P_2、$P_3\cdots P_n$，$0\leqslant P\leqslant 1$。最终损伤程度为$P=1-(1-P_1)(1-P_2)(1-P_3)\cdots(1-P_n)$。由计算公式可以看出，$X_2$的损伤程度是在$X_1$的残存基础上进行计算的，后面的损伤以此类推。该计算方法与AMA指南的AB计算法思路和方法类似，意在解决功能重合的问题。

4. 百分数递减相乘法　部分研究者在很早期就提出"百分数递减相乘法"的计算方法。该计算法实际是针对最终伤残给付比例的计算方法。首先完成不同损伤伤残程度的单一评定，等级由高至低分别为X_1、X_2、$X_3\cdots X_n$，然后分别确定其对应的伤残给付比例P_1、P_2、$P_3\cdots P_n$，最高的伤残给付比例为P_1，$P_{2z}=(1-P_1)\times P_2$，$P_{3z}=(1-P_1-P_{2z})\times P_3$，以此类推计算得到$P_1$、$P_{2z}$、$P_{3z}\cdots P_{nz}$，各处损伤对应比例相加，得出最终的伤残给付比例。

综上所述，多处伤残或复合伤残的评估是损伤评定或伤残等级评定中的难点和重点。国外多以AMA指南的AB复合计算法为基础进行评估，不同国家或地区依据实际情况对计算过程、伤残调整、增强因素等有细微的差别；韩国则针对多处损伤残损程度的不同情况，运用分别评定和晋级原则，对多个脊椎损伤有单独规定。我国则以晋级原则或多处伤残分别评定的原则进行评估，而《致残分级》在涉及双手、双足缺失及功能障碍评定时也以AMA指南的AB复合计算法为基础。

AB复合计算法以"加法公式"为数理基础，可去除相互重叠的功能，从而客观反映多项残损存在条件下的整体功能丧失，是目前较为先进和客观的多项残损存在时的计算方法，也是其他计算方法的基础或重要参考。研究者在此基础上也提出多种不同计算方法，期望能最大限度符合多处损伤所造成的实际残损，从而保证伤残赔偿的公平性和公正性。

第七节   各国残疾标准制定规则与特征

通过对国内外相关的标准进行比较研究可以发现，不同国家残疾标准的制定均是按照一定的特征和规则进行设置。通过分析各残疾标准体征和制定规则，对于标准条款的理解与应用均有帮助。

一、残疾标准的整体框架比较

比较国内外残疾标准制定的总体原则和条款的设定，可以发现各国残疾标准设置的原则有一定差异，既有相似之处，又有不同的区分。从整个残疾标准体系架构来说，国内外相关残疾标准存在较大差异。

《致残分级》在全身各部位损伤的残疾标准架构设置上，按照颅脑、脊髓与周围神经损伤，头面部损伤，颈部与胸部损伤，腹部损伤，盆部与会阴部损伤，脊柱、骨盆与四肢损伤，体表及其他损伤，分部位、分区进行标准条款的设置，类似于按照局部解剖结构对每个部分分别设置残疾标准条款，每个部分相互独立，类似于局部解剖学对人体结构的划分。局部解剖学是对人体按部位进行划分，重点研究人体各局部各器官间的毗邻关系，对各器官的功能情况研究则较少。因此，按照人体不同的部位划分残疾等级，主要强调了器官局部结构破坏，缺少了器官结构破坏与其系统功能障碍间的联系。

2014《工伤伤残》在全身各部位损伤的残疾标准架构设置上，按照临床医学分科和各学科间相互关联的原则，将伤残的判定划分为 5 个门类：①神经内科、神经外科、精神科门；②骨科、整形外科、烧伤科门；③眼科、耳鼻喉科、口腔科门；④普外科、胸外科、泌尿生殖科门；⑤职业病内科门。按照这 5 个门类，根据伤残的类别和伤残的程度划分设置伤残评定条款。这种划分方法较简单地按人体部位分区进行残疾条款设定似乎稍显合理，各门类之间存在一定的相互联系，但在该标准制定的实际内容和条款中，合理性体现得却不是很明显。

《保险伤残》在全身各部位损伤的残疾标准架构设置上与其他国内残疾标准不同，该标准将伤残按照以下 8 个系统进行划分：①神经系统的结构和精神功能；②眼、耳和有关的结构和功能；③发声和言语的结构和功能；④心血管、免疫和呼吸系统的结构和功能；⑤消化、代谢和内分泌系统有关的结构和功能；⑥泌尿和生殖系统有关的结构和功能；⑦神经、肌肉、骨骼和运动有关的结构和功能；⑧皮肤有关的结构和功能。以人体各系统的结构和功能障碍进行残疾标准划分，这种划分方法与国内其他标准相比，在解剖结构缺失与功能障碍之间的联系似乎更强。

AMA 指南、KAMS 指南等国外残疾标准，在全身各部位损伤的残疾标准架构设置上，将全身残损按照疼痛相关残损、心血管系统、呼吸系统、消化系统、泌尿生殖系统、皮肤、造血系统、内分泌系统、耳鼻喉相关结构、视觉系统、中枢及周围神经系统、精神及行为障碍、运动系统（上肢、下肢、脊柱与骨盆）进行分类，分别制定相关残疾标准。欧洲指南中残疾情形则按照 10 个系统进行设置，包括神经系统、感觉系统与口腔、骨关节系统、心肺系统、血管系统、消化系统、泌尿系统、生殖系统、内分泌系统、皮肤。从上述残疾标准框架的设置可以发现，国外在残疾标准整体框架设置方面则是按照人体各系统进行划分，而不是按照人体的局部解剖结构，以分部位的形式进行残疾标准设置，也不是按照临床医学分科的形式进行残疾标准框架设置，更类似于按照系统解剖学对人体结构的划分。按系统进行划分，强调的是按机体功能进行结构划分。因此，国外相关残疾标准体系架构按人体各系统进行残疾标准划分，更能体现出解剖结构与功能之间的密切联系。

二、残疾标准的条款设置比较

表 1-12 详细比较了国内外相关残疾标准的分级依据。从整体上来看，我国残疾标准条款的设置基本上是按照人体组织器官结构破坏、功能障碍，以及其对医疗、护理的依赖程度，部分残疾标准还适当考虑由于残疾引起的社会交往和心理因素影响，综合判定致残程度等级。国外残疾标准则在器官结构损伤和功能障碍的基础上，还进一步考虑残损对个体自理能力、心理、社会及工作方面的影响。除此之外，还考虑症状与体征发生的频率、后续仍需治疗的情况。

表 1-12 国内外相关残疾标准的分级依据

残疾标准	实施年份	提出部门	分级依据
《人体损伤致残程度》	2017 年	最高人民法院、最高人民检察院、公安部、国家安全部和司法部	人体组织器官结构破坏、功能障碍及其对医疗、护理的依赖程度，适当考虑由于残疾引起的社会交往和心理因素影响
《道路交通事故受伤人员伤残评定》	2002 年	公安部	日常生活自理能力、意识状况、各种活动能力、工作能力、学习能力及社会交往能力
《人身保险伤残评定标准及代码》	2013 年	中国保险监督管理委员会	无明确规定
《劳动能力鉴定 职工工伤与职业病致残等级》	2015 年	人力资源和社会保障部	器官损伤、功能障碍及其对医疗与日常生活护理的依赖程度，适当考虑由于伤残引起的社会心理因素影响
AMA 指南（第 6 版）	2007 年	AMA	器官损伤、功能障碍，自理能力，心理、社会、职业影响；适当考虑症状与体征发生的频率、后续仍需治疗的情况
KAMS 指南	2009 年	KAMS	器官损伤、功能障碍，自理能力，心理、社会、职业影响；适当考虑症状与体征发生的频率、后续仍需治疗的情况
欧洲指南	2004 年	欧洲议会法律事务和内部市场委员会	器官损伤、功能障碍，自理能力，心理、社会、职业影响

从细节上看，多年来我国残疾标准条款设置一直采用罗列式、多样化、具体化的术语描述相应残情，制定相应条款，尤其是关注组织器官结构的破坏程度、功能障碍的程度及手术治疗的方式。通过采用罗列式、具体式条款评定伤残，若有与伤残情形直接相对应的条款，能够直接快速找到与之相应的评定结果，评价方法较为简单。但这些方法也存在其自身的缺陷，单纯罗列残疾标准条款，一方面，很难穷尽鉴定实践中的各种情形，导致在法医临床司法鉴定实践中经常遇到很难用现行标准中的相应条款进行评定，目前的条款罗列方式没有完全反映实际存在的残疾类别、状况。另一方面，目前这种条款设置方式也未能全面考虑器官功能损害后出现的相关症状和体征，以及后续治疗的依赖程度，残疾评定纳入的评价指标及依据过于单一或简单，多以器官直接损害的最终结果为依据，大多未能全面考虑各组织器官的功能状况及治疗变化。

国外在残疾标准制定上则更强调各组织器官损害后的症状与体征、治疗的依赖程度、对日常生活活动影响的程度、达到最大医疗改善后的功能状况，以及相应客观检查的评定结果，从多个方面综合考虑，按不同程度进行分级评定，尽可能全面考虑残疾情形。但以这种方式制定的残疾标准，通常需要评定人经过非常专业的训练才能具备伤残评定的能力，在具体案件中也需要经过复杂的评估过程才能完成相应伤残情况的评定。但从可操作性上来说，我国残疾标准在此方面的优势明显好于国外相关标准。

总的来说，国外残疾标准纳入的指标比较全面，残疾的评定是按照多项指标进行全面综合考察，较国内残疾标准考虑的更加完善。特别是 AMA 指南（第 6 版），全面综合考虑各组织器官损害后的多项指标，根据损害后的主观症状，并结合需要治疗的依赖程度、对日常生活活动影响的程度、达到 MMI 后的功能状况及相应客观检查的评定结果，从多角度综合确定个体的残损程度，而不是单一的只注重各器官的直接损害后果。许多损害后果的症状及体征通常会有一定的变化，即相同的损害后果，由于不同人的体质及治疗处理的水平不一样，遗留的症状及体征的严重程度可能有所不同。

（邓振华　张　奎　占梦军　王玉卓　黄　云　邱丽蓉　张　旭）

第二章 中枢及外周神经系统损害

第一节 解剖生理概述

神经系统包括中枢神经系统和周围神经系统。中枢神经系统由脑和脊髓组成，分别位于颅腔和椎管内。周围神经系统由与脑、脊髓相连的神经和神经节组成，包括脑神经、脊神经及内脏神经系统周围部。

一、脑 和 脊 髓

脑分为端脑、间脑、中脑、脑桥、小脑和延髓六部分，端脑由左、右两个大脑半球组成，通常把中脑、脑桥、延髓合称为脑干。大脑皮质按照功能可以分为躯体运动、躯体感觉、视觉、听觉和语言区，不同部位的病损会出现相应的功能障碍。间脑位于中脑和大脑半球之间，连接大脑半球和中脑，既具有神经中枢的功能，也具有神经内分泌的功能。小脑最原始的功能是维持身体的平衡，当小脑受损伤后，会致平衡失调，站立时身体摇摆不稳，步履蹒跚。同时小脑还有调节肌张力、协调随意运动等功能。脑干连接脊髓和间脑，除发出脑神经外，同时还是人体的生命中枢。脑是人体生命活动的中枢，控制和调节人体的生理功能。同时，位于大脑两半球内的表面和侧脑室深部、丘脑和下丘脑，以及一系列其他皮质下结构的边缘系统，它们可能与本能的、遗传的反应有关，也可引起情绪和动机产生等。脑的功能区域包括：①调节紧张度或觉醒状态的联合区；②接受、加工和保存来自外部信息的联合区；③制定程序，调节和控制心理活动的联合区。脑损伤按照损伤机制和病理过程分为原发性脑损伤、继发性脑损伤、迟发性脑损伤。原发性脑损伤包括脑震荡、脑挫裂伤等，继发性脑损伤包括颅内出血、脑梗死、脑水肿、硬膜下积液等，迟发性脑损伤包括迟发性脑内血肿等。

脊髓位于椎管内，分为31个节段（颈节8个、胸节12个、腰节5个、骶节5个、尾节1个），上端平枕骨大孔处，延髓相连，下端在成年人中平第1腰椎椎体下缘。脊髓损伤的临床表现与脊髓损伤的性质、部位、程度和范围有关。脊髓损伤后可表现为感觉、运动、自主神经功能障碍及反射异常。脊髓损伤的部位越高，造成运动、感觉及自主神经功能障碍的范围就越广泛。脊髓整个横断面受到损伤，则表现为感觉、运动和自主神经功能完全障碍。如仅损伤脊髓横断面的部分结构，则表现为运动、感觉及自主神经功能不完全障碍。

二、周围神经系统

　　周围神经系统又称神经系统周围部，由与脑、脊髓相连的神经和神经节组成，包括脑神经、脊神经及自主神经系统周围部。神经由神经纤维集合而成，分布到全身各器官和组织。与脑相连的是脑神经，与脊髓相连的是脊神经，它们各有其分布区域。脑神经共有 12 对，即第 I 对脑神经，嗅神经；第 II 对脑神经，视神经；第 III 对脑神经，动眼神经；第 IV 对脑神经，滑车神经；第 V 对脑神经，三叉神经；第 VI 对脑神经，展神经；第 VII 对脑神经，面神经；第 VIII 对脑神经，听神经；第 IX 对脑神经，舌咽神经；第 X 对脑神经，迷走神经；第 XI 对脑神经，副神经；第 XII 对脑神经，舌下神经。脊神经共有 31 对，其中颈神经 8 对，胸神经 12 对，腰神经 5 对，骶神经 5 对，尾神经 1 对。脑神经和脊神经均含有躯体神经和内脏神经的成分，因此周围神经系统又根据所支配的区域和器官分为脑神经、脊神经和内脏神经三部分。周围神经的主要功能是传递感觉与运动神经冲动，以及局部组织营养的功能。

第二节　AMA 指南中枢及外周神经系统残损评定

　　AMA 指南关于神经系统残损的评定，是以残损对患者日常生活活动能力（ADL）的影响为前提。而日常生活活动能力包括日常基本生活活动能力（basic ADL）和日常高级生活活动能力（advanced ADL）。评估时，既要对活动能力丧失情况及程度进行评定，也要对活动能力丧失情况和程度与损伤基础是否一致做出评价。

　　通过评估个体是否能独立完成日常生活活动能力各项内容，以及损害的严重程度，日常生活活动能力损害程度分为轻度损害（minimal impairment）、中度损害（moderate impairment）和重度损害（severe impairment）。划分依据如下：①轻度损害，存在日常高级生活活动能力部分受损，但日常基本生活活动能力均能自理；②中度损害，存在部分的日常基本生活活动能力受损，但不需要全日程的护理依赖；③重度损害，仅存在极少的或完全丧失日常基本生活活动能力，需要全日程的护理依赖。

一、中枢神经系统功能障碍的评价

　　中枢神经系统功能障碍的评价包括四个方面的功能障碍：①意识状态和觉醒程度（永久性意识障碍或发作性意识障碍）；②精神状态评估和综合功能；③语言能力和语言理解能力；④行为和情感障碍。

　　永久性意识障碍的评估需综合考虑损伤方式、损伤后果、治疗方式、是否已经达到 MMI，以及对日常生活活动能力的影响等。永久性意识障碍和认知功能障碍评估见表 2-1，发作性意识障碍和认知功能障碍评估见表 2-2，睡眠和觉醒功能障碍评估见表 2-3。

表 2-1　永久性意识障碍和认知功能障碍评估

	残损等级				
	0 级	1 级	2 级	3 级	4 级
WPI（%）	0	1～10	11～30	31～50	51～100
评定要点	无意识障碍或永久性ADL受限	短暂重复或持续的意识障碍伴有或不伴有 ADL 轻度损害	短暂重复或持续的意识障碍伴有 ADL 中度损害	长期的意识障碍伴有 ADL 重度损害	处于完全护理依赖和医疗依赖下的半昏迷状态或处于完全医疗依赖下的不可逆转的昏迷状态

表 2-2　发作性意识障碍和认知功能障碍评估

	残损等级				
	0 级	1 级	2 级	3 级	4 级
WPI（%）	0	1～10	11～20	21～35	36～50
评定要点	无意识障碍或ADL受限	ADL 无受限，但可能出现可预测或难以预测的突然发作，或血压下降 15/10mmHg 且不伴有代偿性脉率增加，持续 2 分钟以上，出现 ADL 受限的轻度意识障碍	ADL 部分受限的突然发作，或血压下降 25/15mmHg（中度血压下降）且伴有持续 1～2 分钟的意识障碍，造成 ADL 部分受限	严重的突发意识障碍，因发作频繁，患者需监护，或反复的血压下降 30/20mmHg（严重血压下降）且伴有持续 1～2 分钟的意识障碍。同时伴有灶性或广泛的神经系统症状或体征	严重意识障碍频繁发作，ADL 严重损害，或反复的血压下降 30/20mmHg（严重血压下降）伴有难以控制的认知功能障碍，存在身体损害的风险

表 2-3　睡眠和觉醒功能障碍评估

	残损等级				
	0 级	1 级	2 级	3 级	4 级
WPI（%）	0	1～5	6～10	11～30	31～50
评定要点	日间觉醒程度无异常	日间觉醒程度损害；ADL 未受影响	日间觉醒程度损害；ADL 轻度损害	日间觉醒程度损害；ADL 中度损害	日间觉醒程度严重损害；ADL 重度损害

　　神经系统损伤后精神状态评估范围包括意识状态、注意力、记忆力、智力水平、语言能力、心理感知功能、精神运动功能、心理建构能力、高级认知功能、思维能力、行为观察能力、心理状态和情感反应等方面进行评估，详见表 2-4。语言功能障碍评价见表 2-5。

　　行为或情感功能的评定主要从四个方面进行整体评估：①日常生活活动能力；②社会功能；③注意力；④社会交往能力失代偿状况。详见行为或情感功能整体评估（Global Assessment Functioning，GAF）评分（表 2-6）。

表 2-4 精神状态评估和综合功能评估（MSCHIF）

	残损等级				
	0 级	1 级	2 级	3 级	4 级
WPI（%）	0	1～10	11～20	21～35	36～50
精神状态分级	正常	轻度异常	中度异常	重度异常	极重度异常
神经心理状态分级	正常	轻度异常	中度异常	重度异常	极重度异常
评定要点	正常 MSCHIF	MSCHIF 异常，但不影响 ADL	MSCHIF 异常，ADL 轻度受限	MSCHIF 异常，ADL 中度受限	MSCHIF 异常，ADL 重度受限

注：MSCHIF，精神状态和认知功能。

表 2-5 语言功能障碍评分表

	残损等级				
	0 级	1 级	2 级	3 级	4 级
WPI（%）	0	1～10	11～20	21～35	36～50
评定要点	正常状态	日常语言表达和理解能力轻度障碍	日常语言表达和理解能力中度障碍	日常语言表达和理解能力重度障碍	完全不能表达和理解语言

表 2-6 GAF 评分

GAF 评分（分）	评定要点	GAF 残损率（%）
91～100	在各种活动中发挥积极作用；生活中遇到问题可掌控；乐观、积极。没有症状	0
81～90	无症状或症状轻微（如考试前轻度焦虑），各方面表现良好，兴趣广泛，积极性高，对社会有益，对生活满意	0
71～80	出现短暂的、对社会心理压力可预期的症状（如在家庭争执后难以集中注意力）；社会交往能力，职业能力或学习能力轻微受损	0
61～70	轻微的症状（如情绪低落和轻度失眠）或存在社会交往、职业或学习方面的困难（如偶尔逃学或家庭内部的盗窃），但通常表现良好，具有积极的人际关系	5
51～60	中度症状（如情绪低落，说话不清朗，偶尔出现惊恐发作）或存在社会交往、职业或学习方面中度困难（如朋友很少，与同事发生冲突）	10
41～50	严重症状（如有自杀念头，严重的强迫性习惯，经常入店行窃）或存在社会交往、职业或学习方面严重困难（如没有朋友，无法维持工作）	15
31～40	社会交往障碍（如言语不合逻辑，含混或不切题）或存在工作、学校或家庭关系，判断力、思维或情绪等方面重大障碍（如因抑郁而回避朋友，忽视家庭，无法工作，叛逆或学业较差）	20
21～30	行为受到妄想或幻觉的影响，或严重的沟通或判断障碍（如语无伦次，行为严重不当，自杀倾向）或社交、工作或学习能力均存在障碍（如整日卧床，没有工作、家庭或朋友）	30
11～20	自残或暴力行为（如无目的的自杀倾向，频繁的暴力，极度亢奋）或间歇性出现个人卫生情况极差或严重的交流障碍（如语无伦次或沉默寡言）	40
1～10	持续的自残或暴力行为或持续地丧失保持最低限度的个人卫生的能力或有严重的自杀行为	50

二、脊髓损伤后功能障碍的评价

脊髓损伤后的功能评价包括对运动功能和脊髓其他功能障碍的评价。评定时结合损伤对日常生活活动能力的影响和其他的神经系统功能检查及测试进行综合评估。而运动功能障碍包括脑及脊髓损伤引起的上肢运动功能障碍（表2-7）和下肢运动功能障碍（表2-8）。脊髓的其他功能障碍包括神经源性肠功能障碍（表2-9）、神经源性膀胱（表2-10）、神经源性性功能障碍（表2-11）、神经源性呼吸系统功能障碍（表2-12）及其他神经源性感觉功能障碍（表2-13～表2-15）。

表 2-7 中枢神经系统损伤致上肢运动功能障碍评定标准

	残损等级				
	0级	1级	2级	3级	4级
WPI（%）	0	非利手：1～5 利手：1～10	非利手：6～15 利手：11～20	非利手：16～30 利手：21～40	非利手：31～50 利手：41～60
评定要点	上肢功能正常	障碍侧上肢，可完成ADL，可持握，但手指完成精细活动困难	障碍侧上肢，可完成ADL，抓握物品较困难，手指无法完成精细活动	障碍侧上肢，完成ADL困难，仅能粗略辅助	障碍侧上肢，无法进行ADL

中枢神经系统或外周神经功能障碍也可导致平衡和步态平稳维持障碍，患者常在查体中出现手臂或腿部活动不对称，身体向一侧倾倒，起步或止步控制困难和肢体无节律活动。站立和步态障碍的评定主要根据行走的障碍程度（表2-8）。

表 2-8 站立和步态障碍残损评定标准

	残损等级				
	0级	1级	2级	3级	4级
WPI（%）	0	1～10	11～20	21～35	36～50
评定要点	无站立或步态障碍	可起身站立、行走，但存在爬高、爬坡、上台阶和（或）长距离行走困难	可起身站立；无辅助长距离行走困难，且仅限于水平地面行走	起身站立并保持站姿困难；无辅助条件下无法独立行走	无他人帮助、机械支持或辅助设备时，无法独立站立

表 2-9 神经源性肠功能障碍残损评定标准

	残损等级				
	0级	1级	2级	3级	4级
WPI（%）	0	1～5	6～10	11～20	21～50
评定要点	肠道功能正常，无须辅助肠道护理	辅助肠道护理下，肠道功能正常	辅助肠道护理下，每周仍出现1次大便失禁	辅助肠道护理下，每日仍出现1次大便失禁	大便失禁无法控制

当脊髓损伤合并了泌尿生殖系统损伤时，评定应综合考虑中枢神经系统损伤和泌尿生殖系统损伤所共同导致的功能障碍，评定要点详见表 2-10。

表 2-10　神经源性膀胱残损评定标准

	残损等级				
	0 级	1 级	2 级	3 级	4 级
WPI（%）	0	1～5	6～15	16～20	21～30
评定要点	膀胱功能正常，无须导尿管或体外装置	膀胱自主控制能力下降，在膀胱护理项目下，无失禁	需要留置导尿管或体外导尿管控制排尿	在膀胱护理项目下，仍出现 1 次/日尿失禁	尿失禁无法控制

脊髓损伤所致的性功能障碍，评定时除考虑既往性功能外，还要考虑将年龄作为重要的修正因素，评定要点详见表 2-11。

表 2-11　神经源性性功能障碍残损评定标准

	残损等级			
	0 级	1 级	2 级	3 级
WPI（%）	0	1～5	6～10	11～15
评定要点	性功能无异常	部分性能力，男性勃起或射精困难，或性意识、性兴奋缺乏或润滑不足	可能存在反射性功能，但无性意识	无性功能

表 2-12　神经源性呼吸系统功能障碍残损评定标准

	残损等级					
	0 级	1 级	2 级	3 级	4 级	5 级
WPI（%）	0	1～5	6～20	21～35	36～50	51～65
评定要点	呼吸系统无神经性损害	自主呼吸，但完成跑步等高耗能 ADL 存在困难	自主呼吸，但无法完成任何耗能活动，如爬山或长时间的耗能活动	仅能完成久坐等活动	气管切开术后	无自主呼吸能力，依靠呼吸机

周围神经损伤所致的感觉障碍和疼痛包括感觉麻木、感觉减退、触痛、感觉异常、感觉过敏、畏寒、剧烈的灼痛等。评定时应考虑：①疼痛或感觉障碍对日常生活活动能力的影响；②疼痛或感觉障碍与神经根、神经丛或周围神经损伤的解剖位置是否一致；③疼痛或感觉障碍的程度与周围损伤是否一致；④疼痛或感觉障碍与对应周围神经损伤所引起的其他功能障碍一致。同时，周围神经损伤所致的感觉障碍和疼痛应是持续性和永久性的功能障碍。各种神经损伤后遗感觉功能障碍评定要点详见表 2-13～表 2-15。其他外周神经损伤的残损评定依据解剖分布区域感觉丧失或神经性疼痛程度评定残损程度。

表 2-13 继发于外周神经病变或脊髓损伤的感觉异常性疼痛*

	残损等级			
	0 级	1 级	2 级	3 级
WPI（%）	0	1～3	4～7	8～10
评定要点	无感觉异常性疼痛	轻度感觉异常性疼痛	中度感觉异常性疼痛	重度感觉异常性疼痛

* 记录与感觉异常性疼痛一致的外周神经病变或脊髓损伤。

表 2-14 偏头痛残损评定标准*

	残损等级				
	0 级	1 级	2 级	3 级	4 级
偏头痛残疾评估（MIDAS）	0	1～5	6～10	11～20	≥21
评定要点	无偏头痛	轻微症状或发作频率低	轻度症状或发作频率低	中度症状	重度症状
WPI（%）	0	2	3	4	5

* 有效治疗下偏头痛仍发作；残情已达最大医疗改善状态。

表 2-15 三叉神经或舌咽神经痛残损评定标准*

	残损等级			
	0 级	1 级	2 级	3 级
WPI（%）	0	1～2	3～5	6～10
评定要点	无神经痛	轻度面部神经痛不可控，可能影响 ADL 或导致运动障碍	中度面部神经痛不可控，影响 ADL 或导致中度运动障碍	重度单侧或双侧的面部神经痛不可控，影响 ADL 或导致重度运动障碍

* 有效治疗下三叉神经或舌咽神经痛仍发作；残情已达最大医疗改善状态。

第三节 KAMS 指南中枢及外周神经系统残损评定

一、颅脑损伤或疾病所致运动功能障碍

KAMS 指南的制定主要参考 AMA 指南，其中颅脑损伤或疾病所致运动功能障碍的评定原则包括：①存在确证的颅脑损伤或疾病所导致的运动功能障碍；②肢体主动活动范围及肌力的测量；③肢体整体功能的评价，包括 ADL、手的协调能力、平衡功能和步态。

上肢残损的评估包括肌力的评估和功能障碍的评估（表 2-16）。肌力的评估包括肩关节的前屈、后伸、外展和内收，肘关节的屈曲和伸直，前臂的旋内和旋外，腕关节的背伸、腕屈、桡偏和尺偏，第 2～5 指的屈曲、伸直、内收和外展，拇指的伸直和屈曲，肌力分为 0～5 级，分别评为 0～5 分，总分 90 分。功能障碍的评分细则参照表 2-17，总分为 90 分。上述评价累计总分为 180 分，所得评分累加，按照积分将残损分为四个等级，详见表 2-17。

表 2-16 颅脑损伤或疾病所致上肢运动功能障碍的评估

日常基本活动能力	评分（分）	手的协调能力	评分（分）
进食		抽取报纸并抓住	
洗漱和刷牙		将杂志卷成圆形并握住	
如厕		扣扣子	
穿脱上衣		抓取硬币	
穿脱下装		洗漱餐具	
穿脱鞋		开关拉链	
端满杯水（平衡功能障碍除外）		数现金	
举重物（平衡功能障碍除外）		系皮带	
洗澡		拧毛巾	
总分		总分	

注：评分 1～5 分。5 分，完全自主完成，不存在障碍；4 分，能完成，但偶尔需要辅助或监护；3 分，偶尔需要帮助；2 分，通常需要帮助；1 分，不能自主完成，存在完全依赖。

表 2-17 中枢神经系统损伤致上肢残损评定标准

分级	上肢残损评分（正常功能占比）	WPI		
		单手		双手
		利手	非利手	
1 级	18～73 分（0～34%）	40%～60%	30%～45%	80%以上
2 级	74～114 分（35%～59%）	25%～39%	15%～29%	40%～79%
3 级	115～154 分（60%～84%）	10%～24%	5%～14%	20%～39%
4 级	155～178 分（85%～99%）	1%～9%	1%～4%	1%～19%

　　下肢残损的评估包括肌力的评估和功能障碍的评估两部分。肌力的评估包括髋关节的前屈、后伸、外展、内收、内旋和外旋，膝关节的屈曲和伸直，踝关节的背伸、跖屈、内翻和外翻，足趾的伸直和屈曲，肌力分为 0～5 级，分别评为 0～5 分，总分 70 分。下肢运动功能共对 10 项（端坐、起立、平地起立、移动、室内平地行走、室外平地行走、单腿站立、爬楼梯或斜坡、下楼梯或斜坡和使用交通工具）进行评分，每项 0～5 分，总分为 50 分。上述评价累计总分为 120 分，所得评分累加，按照积分将残损分为 4 个等级（表 2-18）。

表 2-18 中枢神经系统损伤致下肢残损评定标准

分级	下肢残损评分（正常功能占比）	WPI	
		KAMS 指南	AMA 指南
1 级	2～52 分（0～29%）	50%～70%	40%～60%
2 级	43～73 分（30%～57%）	30%～49%	25%～39%
3 级	74～97 分（58%～79%）	15%～29%	10%～24%
4 级	98～109 分（80%～99%）	1%～14%	1%～9%

二、脊柱损伤的残损评定

脊柱损伤的残损评定包括脊髓损伤或疾病所致的残损评定、脊柱创伤的评定、脊髓病症的评定等。脊柱损伤区域分为三部分，分别是颈段（自第 1 颈椎至第 1 胸椎节段）、胸段（自第 2 胸椎至第 10 胸椎节段）及腰骶段（自第 11 胸椎至骶椎节段）。脊髓损伤或疾病所致的残损评定应综合考虑患者的步态、站立功能、上肢功能、排便和排尿功能、性功能等。脊髓病症通常并不是由损伤直接造成的，而是由疲劳性应力、免疫原性或退行性改变及其他不明原因造成的，包括组成脊柱的肌肉、韧带、关节、椎间盘、神经等的病症。

（一）脊髓损伤或疾病所致的残损评定

1. 步态及站立能力的评估　主要包括对神经根损伤所致肌肉萎缩及失神经支配所致瘫痪对步态和站立能力影响的评估，评定要点见表 2-19。

表 2-19　步态和站立能力的评估

分级	WPI（%）	评定要点
1 级	1～14	能平地行走，但爬楼梯困难
		能平地行走，但长距离（50 米）行走困难
		不能跑步
		走路姿势明显异常，跛行步态
2 级	15～29	不能爬坡
		不能爬楼梯
		能从椅子上起立并保持站姿，不能从平地上起立
3 级	30～49	能在辅助下起立并保持站姿
		无辅助下不能行走
		在辅助下能从椅子上起立并保持站姿
4 级	50～70	没有任何帮助下完全不能站立
		无机械支撑或辅助器具下完全不能站立
		没有轮椅完全不能移动

2. 上肢功能的评估　包括上肢精细活动能力和对 ADL 影响的评估两个方面。上肢精细活动能力包括书写、使用筷子、扣纽扣及转移水杯等能力是否受限。ADL 主要评估对日常基本活动能力，如进食、洗漱、穿衣、洗浴等能力的影响。评定要点见表 2-20。

表 2-20　上肢功能的评估

分级	WPI（%）	评定要点
1 级	1～9	上肢能活动，但存在手的精细活动功能障碍
2 级	10～24	不能使用上肢完成手的精细活动
3 级	25～39	上肢能活动，但完成日常基本活动存在困难
4 级	40～55	不能使用上肢完成日常基本活动

3. 排尿功能障碍的评估　常见于脊髓神经根损伤，尤其是马尾神经或骶神经根损伤。若存在2级以上的排尿功能障碍，应进行尿动力学检查客观评价排尿情况。评定要点见表2-21。

表 2-21　排尿功能评估

分级	WPI（%）	评定要点
1级	1～10	能在一定程度上控制排尿，但存在尿急或间歇性尿失禁
2级	11～24	加压排尿
		尿失禁使用尿垫
3级	25～40	保留膀胱造瘘或留置导尿管
		间歇性导尿

4. 性功能障碍的评估　由于性功能障碍的评估主观性比较强，评估一般作为泌尿系统功能障碍以外的补充。性功能障碍分为1和2级，分别对应残损值为1%～10%和11%～20%。1级性功能障碍为缺乏性意识，性反射存在；2级为性功能完全丧失。

（二）脊髓病症

脊柱损伤区域分为三部分：①颈段脊柱，自第1颈椎至第1胸椎节段；②胸段脊柱，自第2胸椎至第10胸椎节段；③腰骶段脊柱，自第11胸椎至骶椎节段。评定时各部分分别评定（表2-22）。

表 2-22　脊髓病症评估

分级	WPI（%）	评定要点
0级	0	无残留症状和客观体征
1级	1～7	手术或保守治疗后，存在残留症状，电生理检测无异常
		单一椎体水平融合术后无残留症状或体征
2级	8～15	手术或保守治疗后，存在残留症状，电生理检测异常
		单一椎体水平融合术后存在残留症状或体征
		2个或3个椎体水平融合术后存在活动受限，无残留症状或体征
3级	16～25	2个或3个椎体水平融合术后存在残留症状、体征或移行综合征
		4个或4个以上椎体水平融合术后存在活动受限，无残留症状或体征
4级	26～35	4个或4个以上椎体水平融合术后存在残留症状或体征

第四节　欧洲指南中枢及外周神经系统残损评定

中枢神经系统损伤后遗症的残损值评估以指南相应条款所规定的进行计算，若标准中未明确规定的，可以参照类似条款进行评估。同时，条款中的后遗症部分所描述的功能障碍是指完全性功能障碍，若后遗症为部分性的功能障碍，可与完全性的功能障碍进行比较，酌情评估残损值。评估细则详见表2-23。

表 2-23 中枢神经系统损伤后遗的运动和感觉运动功能障碍

损伤类型和部位	WPI（%）	损伤类型和部位	WPI（%）
完全性偏瘫		完全性四肢瘫	
合并失语	90	C_2～C_6 平面	95
不合并失语	75	C_6 平面以下	85
完全性截瘫	70～75		
完全性马尾神经损伤	25～50		

　　周围神经损伤可引起不同程度的瘫痪，评估时需结合临床表现和电生理检测等技术手段客观评估。评估细则详见表 2-24～表 2-26。

表 2-24 头面部周围神经损伤后遗的运动和感觉运动功能障碍

损伤类型和部位	WPI（%）	损伤类型和部位	WPI（%）
面神经麻痹		三叉神经麻痹	
单侧	20	单侧	15
双侧	45	双侧	30
单侧舌咽神经麻痹	8		
单侧舌下神经麻痹	10		

表 2-25 上肢周围神经损伤后遗的运动和感觉运动功能障碍

损伤类型和部位	WPI（%）	
	优势侧	非优势侧
全肢瘫（臂丛神经完全损伤）	65	60
正中神经和尺神经完全麻痹	45	40
桡神经麻痹		
三角肌平面以上	40	35
三角肌平面以下	30	25
正中神经麻痹		
手臂	35	30
腕部	25	20
尺神经麻痹	20	15
腋神经麻痹	15	12
肌皮神经麻痹	10	8
胸长神经麻痹	12	10
胸背神经麻痹	5	4

表 2-26 下肢周围神经损伤后遗的运动和感觉运动功能障碍

损伤类型和部位	WPI（%）
完全性坐骨神经麻痹	
高位麻痹（包括臀神经）	45
膝关节以下麻痹	35

续表

损伤类型和部位	WPI（%）
股神经麻痹	35
腓总神经麻痹	22
胫神经麻痹	22
闭孔神经麻痹	5

第五节 国内外残疾标准比较

一、评价依据

AMA 指南关于神经系统损伤的评定，是以损伤对患者 ADL 的影响为前提。评估时，既要对活动能力丧失情况及程度进行评定，也要对活动能力丧失情况和程度与损伤基础是否一致做出评价。国内标准中，《致残分级》对致残程度等级的划分依据为：①组织器官结构破坏，功能障碍；②特殊医疗依赖，一般医疗依赖；③日常生活能力，护理依赖；④日常生活有关的活动能力；⑤社会交往。2014《工伤伤残》的划分依据为器官损伤、功能障碍及其对医疗与日常生活护理的依赖程度，适当考虑由于伤残引起的社会心理因素影响，对伤残程度进行综合判定分级。比较发现，国内标准在制定时，划分依据越来越全面和客观，基本能与国外标准有接轨趋势。但是在划分依据的细节上还不够完善，AMA 指南所依据的 ADL，包括日常基本生活活动能力和日常高级生活活动能力，其中日常基本生活活动能力包括肠道功能、排尿功能、洗漱、如厕、进食、床椅转移、室内活动、穿衣、爬楼梯和洗澡等；日常高级生活活动能力包括驾驶能力、性功能、服药、理财管理、人际交流、出行能力、购物能力、准备食物、家务劳动、不依赖机动辅助器具的社区活动及各种具体活动能力，如打高尔夫、打保龄球、搬动桌椅、跑步、举重等。

二、残情范围

KAMS 指南的制定基本借鉴 AMA 指南，只是在内容和具体细节的设置上更符合韩国实际状况。AMA 指南关于神经系统损伤的评定，是以损伤对伤者日常生活活动能力的影响为前提。中枢神经系统功能障碍的评估包括 4 个方面：①意识状态和觉醒程度（永久性障碍或发作性障碍）；②精神状态评估和综合功能；③语言能力和语言理解能力；④行为和情感障碍。脊髓损伤后的功能评价包括对运动功能和脊髓其他功能障碍的评价。评定时结合损伤对 ADL 的影响及其他神经系统功能检查和测试进行综合评估。而运动功能障碍包括脑及脊髓损伤引起的上肢和下肢运动功能障碍。脊髓的其他功能障碍包括神经源性肠功能障碍、神经源性膀胱、神经源性性功能障碍、神经源性呼吸系统功能障碍及各种神经源性感觉功能障碍。欧洲指南则是对中枢神经系统损伤后遗的运动和感觉功能障碍、面部及上下肢周围神经损伤后遗的神经麻痹进行评定。

2014《工伤伤残》的评价内容包括：①运动功能障碍（包括肢体瘫痪和非肢体瘫运动功能障碍）；②特殊皮质功能障碍（包括失语、失用、失写、失读、失认等）；③意识障碍（癫痫）；④神经源性感觉功能障碍（中毒性周围神经病致浅感觉障碍）等。《致残分级》的评价内容包括：①运动功能障碍（包括肢体瘫痪和非肢体瘫运动功能障碍）；②特殊皮质功能障碍（失语）；③意识障碍（癫痫和持续性自主生存状态）；④神经源性功能障碍（神经源性肠功能障碍、神经源性膀胱、神经源性性功能障碍、尿崩症）等。

比较发现，国内标准的涵盖范围不够全面，缺乏对以下内容的评估：①睡眠和觉醒功能障碍；②神经系统损伤后综合功能（包括对意识状态、注意力、记忆力、智力水平、语言能力、心理感知功能、精神运动功能、建构能力、高级认知功能、思维能力、行为观察能力、心理状态和情感反应等方面）；③行为和情感相关整体功能等方面。同时，国内标准对发作性意识障碍和认知功能障碍、站立和步态障碍，以及神经源性功能障碍等方面的评价体系很粗略，甚至缺乏对其中的神经源性呼吸系统功能障碍和神经损伤后感觉异常等方面的评价。

三、残疾评价方法

国内外残疾标准的评价方式存在较大的差异。例如，KAMS 指南评价颅脑损伤或疾病所致的运动功能障碍，通过赋分量化肌力减退和功能障碍程度。上肢三大关节和手关节各活动肌群的肌力分为 0～5 级，分别赋予 0～5 分，总分 90 分；上肢功能测试中，对 9 项日常生活活动和 9 项手部精细活动进行评价，每一项活动为 0～5 分，总分 90 分，累计总分为 180 分。下肢残损的评价相同，肌力的评估包括下肢三大关节和足趾活动主要肌群，肌力分为 0～5 级，分别对应评分 0～5 分，总分 70 分；下肢功能测试中，对 10 项下肢活动进行评价，每一项活动为 0～5 分，总分 50 分，累计总分为 120 分。所得评分累加，分为 4 个分数段，对应 4 个残损等级及 WPI。

AMA 指南以整体观评定残损值，残损值是个体整体功能丧失的比例。中枢神经系统功能障碍的评估主要从 4 个方面进行：①意识状态和觉醒程度；②精神状态评估和综合功能；③语言能力和语言理解能力；④行为和情感障碍。评估时，可先分别评定不同功能障碍的 WPI，然后再进行复合计算。

我国现行的残疾标准均是以分级的方式，按照分级细则进行评定。等级的划分一般以系统或不同的性质进行划分，尽管具体条款在标准的更新和修订过程中应尽量全面覆盖残损的各种类型和性质，但还是不能实现不同损伤类型和性质的完全覆盖，更没有人体整体功能丧失的评价体系和有效计算方法。

（张 奎 刘 渊）

第三章 精神及行为障碍

第一节 解剖生理概述

脑是精神活动的基础，其损伤或病变将可能导致精神和行为障碍。脑作为中枢神经系统的核心部分，是由约百亿个脑细胞构成的。脑中的神经元及其突触相互联系，形成诸多环路与网络，成为产生各种精神活动的基础。

一、脑的解剖结构

脑可分为前脑、中脑和后脑三大部分。

前脑是脑最复杂和最重要的部分，通过胼胝体连接左右部分，主要结构如下。①大脑皮质：中枢神经系统中最重要的部分，包括额叶、顶叶、颞叶、枕叶和边缘叶。大脑皮质是意识的解剖基础，与认知、情绪、记忆、语言、运动、感知觉等均密切相关。②边缘系统：位于胼胝体之下的复杂神经系统，包括颞叶前内侧的海马旁回、海马结构、杏仁核、扣带回、隔区、下丘脑、丘脑前核和背内侧核，缰核和中脑的中央灰质，脚间核、被盖背侧核、腹侧被盖区等，又称中央脑系统。该系统与保持个体和种系生存的防御反应、获食行为、进食、生殖等关联的动机、情绪、记忆、内脏及运动功能有关。③丘脑：位于胼胝体下方，将脊髓传来的冲动传送至大脑皮质相关区域，与记忆密切相关。④下丘脑：位于丘脑之下。它直接与大脑皮质的各区相连，又与主控内分泌系统的脑垂体连接，是自主神经系统的主要控制中心。⑤脑垂体：位于下丘脑之下，是内分泌系统中最主要的分泌腺之一。

中脑位于脑桥之上，是视觉和听觉的反射中枢。位于中心的网状结构的主要功能是控制觉醒、注意、睡眠等状态。网状结构位于脑干中轴，散在分布于经典的传导通路和各神经核之间，是交织成网状的灰质结构。网状结构与睡眠和觉醒直接有关。由中脑、后脑的脑桥和延脑组成的脑干是生命中枢。

后脑位居脑的后下部，包括三部分。①延脑：位于脊髓的上端，与脊髓相连。延脑的主要功能在于控制呼吸、心跳、吞咽及消化。②脑桥：位于延脑之上，连接延脑与中脑。③小脑：位于脑桥之后，控制身体的运动与平衡。

二、损 害 后 果

精神活动通常与脑的特殊部位有关，某些部位受损将出现特征性的精神症状。特殊脑区的损害如下。①额叶通常与运动、判断、预见性和情绪、心境等密切相关，损害后将影响随意运动、语言表达和精神活动等，可能导致以定向障碍、人格异常、自控能力受损等为主要表现的额叶综合征。顶叶受损可能出现视觉、空间障碍或失语、失用、失写等，广泛受损可能出现痴呆的表现。颞叶受损可能出现记忆、注意、感知觉、情感等相关症状。枕叶受损可能出现视幻觉、认知障碍等。②边缘系统通常与情绪调节、情绪体验、情绪记忆及功能调节有关，损伤后可能出现涉及情绪和功能的症状。③下丘脑通常与愤怒和攻击行为有关，损伤后常可能出现上述行为。

与神经递质相关的脑区损害如下。①黑质与腹侧被盖区：参与了 5-HT 和 DA 的投射，与运动和情绪调节相关。②中缝核：是 5-HT 的起源，投射至大脑多个部位，参与运动和情绪的调节。③蓝斑：去甲肾上腺素神经元集中于此，投射到中枢神经系统的大部分区域，参与情绪、注意、记忆、学习、睡眠-觉醒的调节。④伏隔核：由 DA 神经元组成，与愉快的感觉有关。⑤Meynert 基底神经核：胆碱能神经元的起源地，与学习和记忆功能密切相关。

第二节　AMA 指南精神及行为障碍永久性残损评定

AMA 指南对与精神和行为障碍有关的永久性残损评定进行了描述和规定。AMA 指南所指的残损是指由精神障碍引起的精神和行为损害，重点在于评估大脑的功能及其对行为造成的影响。在评定的过程中，需要重视以下三方面内容：①遵循并重视《精神疾病诊断与统计手册》（第 4 版）（DSM-Ⅳ-TR）的诊断标准；②进行的独立医学检查（independent medical examination，IME），并对具体特征进行描述；③心理评定量表的使用：简明精神病量表（brief psychiatric rating scale，BPRS）、大体功能评定量表（global assessment of functioning，GAF）、精神病残损评定量表（psychiatric impairment rating scale，PIRS）。

AMA 指南强调，确诊精神障碍并不意味着患者存在精神或行为残损。因此，进行精神和行为障碍永久性残损评定时，临床医师需接受过精神病学或心理学方面的培训；而其他使用者则应具备以下专业知识：①DSM-Ⅳ-TR；②精神或心理评估；③精神和行为障碍的诊断和治疗。同时，AMA 指南仅对某些经过充分验证的重大精神疾病所致的损害进行评定。

AMA 指南针对精神和行为障碍所致损害的评定原则进行了规定：①当无躯体残损或疼痛残损时，可使用该指南第十四节方法评定精神和行为障碍；②当所在司法管辖区对相关精神和行为障碍损害进行了法定赔偿规定，则精神和行为障碍残损与躯体残损相结合，进行综合评定；③工伤赔偿体系中有具体要求时；④在大多数伴随躯体残损的精神和行为障碍案例中，躯体残损评定通常包含了精神和行为障碍，则不适用于本章。下面将就评估具体步骤进行阐述。

一、明　确　诊　断

精神和行为障碍残损评定的首个步骤是基于 DSM-Ⅳ-TR 明确精神障碍诊断。诊断（包括预后和病程的相关因素）将成为评估病情严重程度和预估病程长短的基础。精神障碍的诊断标准包括症状、体征和损害后果。DSM-Ⅳ-TR 要求进行多轴评估，评估中 5 个轴指向不同的信息类别。前 3 个轴构成主要的诊断类别，包括主要临床症状和治疗重点（轴Ⅰ），人格和发育障碍（轴Ⅱ），以及影响认知和自理能力的身体疾病和状况（轴Ⅲ），轴Ⅳ是指社会心理应激，轴Ⅴ反映机体整体功能和精神障碍的影响。

虽然基于 DSM-Ⅳ-TR 明确诊断是首要步骤，但 AMA 指南的目的并非评估所有符合 DSM-Ⅳ-TR 诊断的个体残损。AMA 指南常用于残损评定（如工伤的赔偿），因此损害评级仅针对以下诊断。①心境障碍，包括重性抑郁障碍和双相情感障碍；②焦虑症，包括广泛性焦虑症、惊恐障碍、恐惧症、创伤后应激障碍和强迫症；③精神疾病，包括精神分裂症。不予以评定的疾病包括：①由疼痛引发的精神或心理层面反应；②躯体形式障碍；③分离性障碍；④人格障碍；⑤性心理障碍（性向和性别认同）；⑥做作性障碍；⑦药物使用障碍，但不评估由于药物滥用而导致的情感或其他精神障碍；⑧睡眠障碍，本书第二章讨论了原发性睡眠障碍的残损评定，本章仅将其作为精神和行为损害评定的一个特征；⑨痴呆和谵妄；⑩精神发育迟滞；⑪创伤性脑损伤的精神症状。

通用的精神/心理评估包括对患者进行访谈、回顾既往病史和精神状态检查。精神状态检查包括：①外貌；②活动；③情绪和情感；④语言和沟通；⑤思维内容和结构；⑥是否存在知觉障碍；⑦洞察力和判断力；⑧神经精神功能。

二、独立医学检查

当患者存在需进一步评估的症状或体征时，需要由精神科医生对其进行独立医学检查（IME），包括评估身体健康状态、药物滥用情况、既往法律记录、是否存在症状夸大或装病、重返工作岗位的积极性、诉讼程序对重返工作的影响，以及是否接受了充分的治疗等。执行 IME 的检查人员应该保持中立、公正的立场。精神病学家和心理学家不应为自己的患者提供具有法律目的诊疗服务，以避免出现偏倚，影响患者的法律诉求。

个体完成日常生活活动中的行为能力的情况，也是 IME 需要考察的重点内容。主要从以下几个方面进行评估：①自理能力和个人卫生；②社交和娱乐活动；③旅行；④人际关系；⑤专注力，持续性和效率；⑥适应能力和就业能力。

三、对精神和行为障碍进行损害评级

AMA 指南主要通过简明精神病评定量表（BPRS）、大体功能评定量表（GAF）和精神病残损评定量表（PIRS）对精神和行为障碍进行评估。综合使用这 3 个量表的目的是全面评估精神和行为障碍。BPRS 关注精神病重症患者的精神病性或非精神病性症状；PIRS 基于 6 个量表评估精神障碍致日常活动能力残损情况；DSM-Ⅳ-TR 的轴Ⅴ由 GAF 来评估（全面功能评估），GAF 为 100 分制，主要是评估总体症状、工作和社交能力。

在对患者精神和行为障碍进行评级时，应考虑以下问题。①根据轴Ⅰ对精神障碍进行病理分级。存在一个或多个轴Ⅰ诊断时,残损等级仅有一个。②潜在的人格弱点和边缘智力水平属于伤前疾病,不予以评定。除反社会人格障碍外,其他类型的人格障碍评估一致性较差,且法律上无相关规定。当评估者评估患者 6 个方面的日常生活活动的能力时(PIRS),需着重考虑由潜在的不可缓解疾病和伤前慢性易感性人格(personality vulnerability)、边缘智力水平分别导致的残损比例。③ADL 功能评估时不应考虑因经济条件限制或交通不便而受到影响的情况。④评估者不仅要评估受限制的活动的数量,还要评估受限的总体程度或对受限活动之间的影响。⑤通过单次访谈难以全面评估患者注意力的集中程度。总的来说,患者注意力的集中程度评估需依赖间接的信息来源及其工作经历。患者在精神状态检查或心理测试中能够表现出足够的专注力,但在其他情况下(如阅读、看电影)表现为专注力差。⑥不应包括前述列出的因躯体残损导致的 6 个方面的 ADL 的限制。例如,患者因脊髓损伤而不能进行 ADL,残损不可计入精神和行为障碍残损评定。⑦为评估工作相关损伤,评估人员必须确定是否存在可评估的伤前精神和行为损害。如存在,按照定义,总残损值是指原有损害及因工伤或意外所致的残损值之和。根据原有损害计算次级残损值(second impairment rating),因工伤或意外事故造成的残损值为总残损值和次级残损值之差。⑧残损值不是对患者工作能力的量化。

精神和行为障碍残损评定步骤如下。

(1)根据患者实际情况,依次获得 BPRS、GAF、PIRS 三个量表的评分。

1)BPRS 及评定:该量表由 24 个条目构成,每个条目按照症状的严重程度采用 7 分制评分,根据症状的严重程度评为 1～7 分,分别对应无症状、极轻微、轻微、中度、较重、重度、极重度。根据患者自述对条目 1～14 进行评分,这 14 个条目分别是关注身体健康、焦虑、抑郁、自杀倾向、罪恶观念、敌对性、情感高涨、夸大、猜疑、幻觉、异常的思维内容、怪异行为、自我忽视、定向障碍。评估者根据患者的行为和言语对条目 15～24 进行评分,这 10 个条目分别是概念混乱、情感平淡、情感退缩、运动迟缓、紧张、不合作、兴奋、随境转移、多动、装相和作态。将 24 个条目的得分相加,即 BPRS 总分。

2)GAF 及评定:根据表 2-6 确定 GAF 残损评分。GAF 仅基于心理、社交和工作功能,不包括由于身体或环境限制而造成的功能损害。可参考既往医疗记录记载的 GAF 残损分数。

3)PIRS 及评定:参照表 3-1～表 3-6 在 1～5 分间评估患者 6 个方面的 ADL 的能力,将 6 个分数由低到高排列,取位于 6 个分数中间的 2 个分数,并计算两者之和。

表 3-1　自理能力、个人卫生和日常生活活动能力

分值(分)	损害程度
1	无损害或略低于人群平均水平
2	轻微损害,尚能独立生活
3	中度损害,无法独立生活。需他人督促洗漱、穿衣。无法烹饪,饮食不规律。家人或社区护士来访(每周 2～3 次),以确保最低水平的卫生和营养情况
4	严重损害,需监督式家庭护理
5	完全丧失自理能力,进食和如厕等自理活动需他人协助

表 3-2 社会功能、社交和娱乐活动能力

分值（分）	损害程度
1	无损害或略低于人群平均水平，定期参加与年龄、性别和文化背景相符的社交活动
2	轻微损害，不需要他人督促，偶尔参与社交活动，但积极性不高
3	中度损害，很少参与社交活动，大多时候在家人或亲密朋友的鼓励下可参加活动。不主动参加活动，缺乏积极性或常保持沉默
4	严重损害，从不离开住所，可与家人或亲密朋友共处
5	完全丧失社会功能，社交和娱乐能力完全丧失，无法与他人共处

表 3-3 出行能力

分值（分）	损害程度
1	无损害或略低于人群平均水平，可独自出行至新环境
2	轻微损害，可独自去熟悉的地方，如当地商店等地
3	中度损害，可能由于过度焦虑或认知障碍无法独自出行
4	严重损害，即使和信赖的人共同出行也感到非常不适
5	完全丧失出行能力，出行时需要多人陪同

表 3-4 人际关系

分值（分）	损害程度
1	无损害或略低于人群平均水平，可正常建立和维持人际关系（如伴侣，持续多年的亲密友谊）
2	轻微损害，现有的人际关系恶化
3	中度损害，既往的人际关系严重恶化
4	严重损害，无法建立或维持长期的人际关系，既往关系断裂（如失去伴侣、亲密的朋友），无法照顾赡养人（如亲生子女、年迈的父母）
5	完全丧失建立和维持人际关系的能力

表 3-5 注意力、持续性和速度

分值（分）	损害程度
1	无损害或略低于人群平均水平
2	轻微损害，可接受基础课程或节奏较慢的基础教育或培训课程，可专注于智力要求高的任务长达30分钟，随后感到疲劳或头痛
3	中度损害，无法阅读报纸之外的读物，难以遵循复杂的指令
4	严重损害，阅读数行后分心，难以遵循简单的指令。即使在简短的谈话中，注意力也明显难以集中。无法独立生活，需要亲人或社区的定期援助
5	完全丧失注意力，需在医疗机构接受长期看护

表 3-6 适应能力和就业能力

分值（分）	损害程度
1	无损害或略低于人群平均水平，能够胜任全职工作，职责和表现与培训要求相一致，能够适应工作的正常要求
2	轻微损害，调整后可进行全职工作，但工作时间需减少
3	中度损害，无法返回原岗位，也许能从事压力较小的工作

续表

分值（分）	损害程度
4	严重损害，无法在任何岗位上长期任职
5	完全丧失工作能力，无法从事任何工作

（2）根据上述得分，获得 3 个量表得分对应的残损分数，具体见表 3-7 和表 3-8。

（3）上述 3 个残损值的中位数即精神和行为障碍的残损分数。

表 3-7　BPRS 残损分数

	BPRS 总分（分）						
	24~30	31~35	36~40	41~45	46~50	51~60	61~70	71~168
BPRS 残损分数（%）	0	5	10	15	20	30	40	50

表 3-8　PIRS 残损分数

	PIRS 中值之和（分）						
	2	3	4	5	6	7	8	9~10
PIRS 残损分数（%）	0	5	10	15	20	30	40	50

第三节　KAMS 指南精神及行为障碍残损评定

韩国医学科学院根据韩国神经精神病学协会（Korean Neuropsychiatric Association，KNPA）发布的新指南，制定了精神和行为障碍所致残损评定指南。该指南以《国际疾病与健康问题分类》（第 10 版）（ICD-10）为诊断依据，综合评估了除药物滥用相关障碍以外的所有精神疾病。该指南建议精神障碍的评估应由具有相关教育背景及接受过相关培训的精神病学专家或神经病学专家完成。

KNPA 新指南建议采用包括症状、社会功能和职业功能等的评估工具，以降低由于评估者主观性所带来的影响，但对评估者的资质并未做出明确要求。由于与 GAF 评分对应的残损分数存在争议，KNPA 新指南未应用 GAF 评分。在韩国使用 AMA 指南采用的 3 个量表（BPRS、PIRS 和 GAF 量表）评估各种精神和行为症状存在一定的局限性。KNPA 新指南提出，不仅要根据损伤区域和诊断系统来确定诊断，而且要提供客观合理的证据，包括：①患病时的医疗记录和检查结果；②病前的医疗记录和检查结果；③有助于判断发病前个体社会功能的证明材料，如学校记录、工作记录等；④有助于判断发病后个体社会功能的证明材料，如学校记录、工作记录；⑤保险公司或医疗保险数据；⑥家人或邻居的访问记录。若没有足够的客观证据，临床医生评估损害时应更加谨慎。AMA 指南将精神障碍所致损害累及全身比例限于 50%以下，而 KNPA 新指南中精神障碍所致损害累及全身比例最高可达 100%。

第四节　欧洲指南精神及行为障碍残损评定

欧洲指南第一部分神经系统对精神病学相关残疾包括持续性情绪障碍和创伤性神经症进行了规定，诊断标准为 ICD-10 和 DSM-Ⅳ。

欧洲指南第 9 条持续性情绪障碍中表明，创伤所致的身体损害需要复杂和持久的治疗，并有严重后遗症；在此情况下，可能会导致永久性的精神损害，表现为持续性情绪障碍（抑郁状态）。持续性情绪障碍，需专科医师的医疗监护，在住院或不住院的情况下接受持续性药物治疗对应残损值为 10%～20%（第 9 条-1）；由专科医师定期进行医疗监护，间歇性接受药物治疗对应残损值为 3%～10%（第 9 条-2）；需不定期医疗监护和间歇性治疗对应残损值最高为 3%（第 9 条-3）。

欧洲指南第 10 条创伤性神经症（创伤后应激障碍、恐惧神经症）中表明，此类症状由突然或意外发生的、个人无法应对的残酷创伤事件引发。精神症状包括恐惧焦虑、回避行为、强迫症状和人格改变。创伤性神经症所造成的精神损害需在事件发生两年后方可进行评估。完全性恐惧综合征残损值为 12%～20%（第 10 条-1）；恐惧焦虑伴随惊恐发作，回避行为和强迫症状残损值为 8%～12%（第 10 条-2）；恐惧焦虑症状伴随回避行为和强迫症状对应残损值为 3%～8%（第 10 条-3）；轻微的恐惧焦虑症状对应残损值最高为 3%（第 10 条-4）。

第五节　国内外残疾标准比较

（一）评定原则和流程

前述美国、韩国等国家残损指南对伤者精神和行为障碍损伤的评定基本遵循相似的准则，均基于损伤对伤者日常生活活动能力的影响并结合精神和行为障碍的严重程度（包括精神状况和认知功能损害程度）进行评定。其中，AMA 指南规定了最明确和严格的诊断和评定流程，并强调精神障碍诊断的存在，并不意味着伤者存在功能残损。严格的日常生活活动能力及精神状态的评估才是残损评估的核心。AMA 指南针对核心内容进行评估，从而保证了评估的准确性和一致性。与此同时，也针对同时存在的躯体残损或疼痛残损，以及伤前即存在的精神和行为障碍或异常的情况进行规定，建立了较为全面、客观的评价模式。

我国常用的 3 种评级标准是以等级分级的，评级原则包括：①明确是否存在脑外伤、一氧化碳中毒、食源性中毒等器质性损害；②精神异常的调查，损伤后是否出现精神异常表现、是否至精神专科医院就诊；③旁证调查及旁证材料审查，以便了解患者的智能损害或精神症状的表现和严重程度，但资料来源一般为相关知情人员，如家属、陪同人员或同事；④精神检查，重点注意患者是否存在智能、记忆及人格等方面的改变，或精神病性症状及情绪障碍等。国内标准也强调了精神科致残程度等级评估应由具有法医精神病学鉴定资质的司法鉴定人完成，且在使用智商测试或记忆测试时需结合精神检查综合评价智商测定结果的真实性。然而，我国标准的评定条款以精神障碍、智能损害及 ADL 为核心，但每一伤残等级评定标准的条款描述较为笼统，导致评定标准的可操作性较差。这也是导致国内精神残损评定差异性和争议性大的原因之一。

同时，在我国目前精神科致残的鉴定实践中，在前述评级原则②～④中尚存在以下问题。精神异常调查不充分、不全面或不客观：大部分患者及其家属对损伤后精神和行为障碍及其治疗的关注度不够，通常不能提供精神专科医院病历等相关材料；在缺乏客观病历的情况下，反映精神异常的材料往往因患者获益等原因存在明显夸大的成分。旁证调查材料的客观性和真实性有待商榷：上述材料通常由患方直接提供，即使经法院质证也无法保证材料完全客观真实。前述评级原则③智能检测结果的准确性值得注意：由于患者获益因素或心理测验人员欠缺或不具备法医精神病学知识，智能测试结果所反映的智能损害程度通常较实际情况严重。当然，结合损伤的严重程度和精神检查对智能检测结果进行综合评估能在一定程度上对上述偏差进行校正。因此，纳入多种客观评价方式、量表或制定更详细的评价模式以改善上述情况。

（二）评定范围

前述国外残损指南对伤者精神和行为障碍损伤评定的范围均明确要求损伤与精神和行为障碍之间存在因果关系，并做出了相关规定。内容与我国标准大致相同，细节稍有不同，前述残疾内容不但包括损伤的精神障碍后果，同时也包括病残，即各类疾病导致的残疾，而我国标准因残疾标准适用范围不同，尚缺少精神疾病残损评定的标准。以 AMA 指南为例，该指南明确要求损伤与精神和行为障碍之间存在因果关系，且对涉及损伤所致的精神和行为障碍范围进行了明确的规定，包括可评估的和不可评估的残情。以伤者日常生活活动水平为基础，综合访谈、检查记录和精神状态检查以评估和确定损害的最终等级。

相较而言，我国常用的 3 种评级标准对所涉及的精神科致残问题评估范围亦有明确规定，即存在所谓的脑"器质性"损伤，实验室检查与各种辅助检查可用于确证脑损伤并评估其严重程度，因损伤直接导致精神障碍的发生，损伤与精神障碍之间存在直接因果关系的主要包含三方面：①智能损害；②精神病性症状或精神障碍；③人格改变。其中，智能损害及由其所导致的 ADL 受损是国内标准最常见的评估部分。同时，国内标准明确指出，应激相关障碍、精神分裂症、情感性精神障碍、解离（转换）障碍、神经症等精神障碍即使对患者的日常生活、学习或工作等方面造成严重影响，也不宜进行致残程度等级的评定。

由此可见，在明确损害/损伤与残损之间因果关系的基础上，国外标准对精神与行为障碍所致的残损进行了单独规定。这部分残损的评定是独立于躯体损伤之外的，"器质性"损害的证据是非必需的。因"器质性"损害所致的智力、精神症状、睡眠等问题的残损评定在"中枢及外周神经系统损害"部分进行了规定。而国内标准针对精神科的残损评估必须基于"器质性"损害，将所有涉及精神、智力等相关问题的残损均纳入精神科残损。这在一定程度上缩窄了精神科致残的范围，致使部分确因损伤所致的较为长期或永久性的精神和行为损害，即使与损伤事件存在明确的因果关系，由于缺乏"器质性"损害基础而无法进行残损评估或获得相应赔偿。

（三）日常生活活动能力的评估

日常生活活动能力的评估是国内外标准中精神科残损评定的基础之一，国内外标准都对伤者日常生活活动能力评估做出了较为详细的规定。

在国外标准中，对日常生活活动能力的评估是精神和行为障碍的残损评定的基础和关键。AMA 指南规定个体的日常生活活动能力损害是残损的重要表现，并将其作为 IME 阶段重点评估内容之一。

在国内标准中 2014《工伤伤残》规定精神科致残程度评估中需要评估伤者生活自理能力，并对评估做出了限制性的解释。从 5 个方面对生活自理能力进行了评估，将生活自理能力分为 3 级。《致残分级》中，精神科致残程度评估时需评估伤者日常生活活动能力，原则上建议用《人身损害护理依赖程度评定》中的相应部分作为评估标准。与 2014《工伤伤残》相比，其评估内容更全面和细致，但评估结果基本一致。

总体来说，国内外标准中精神及行为障碍的评估内容基本一致。就评定内容而言，国内标准基本与国际标准接轨，但在评价方式上，国内标准对生活自理能力的评估已经形成较为客观的量化，但在日常生活活动方面，尚未推出较为客观的量化评价模式。

（张　旭　罗宇鹏）

第四章 视觉系统损害

第一节 解剖生理概述

视觉系统由眼球及其附属器、视路及视中枢组成。眼球主要包括屈光和感光两大系统，前者包括角膜、房水、晶状体和玻璃体。视网膜将感受的光线刺激转化为神经冲动，经视路传导至视中枢，产生视觉。

眼球近似球形，居于眼眶前部，周围有眶脂体及眼外肌等包绕，前有眼睑遮盖，后借视神经连于间脑的视交叉。眼球由眼球壁和内容物两部分构成。

眼球内容物包括房水、晶状体和玻璃体，均为透明状，与角膜合称为眼的屈光装置。房水的功能是为角膜和晶状体提供营养并维持正常的眼压。晶状体位于虹膜和玻璃体之间，是屈光介质中唯一可调节的部分。玻璃体位于晶状体后方，除屈光作用外，还有支撑、减震和营养周围组织的作用。

眼附属器包括眼睑、结膜、泪器、眼外肌和眼眶，具有支持、保护和运动眼球的作用。视路包括视神经、视交叉、视束、外侧膝状体、视放射和视中枢。不同部位视路受损时，可引起不同类型的视野缺损。

视力、视野和双眼视觉是评估视功能状态的主要指标。视力，又称视敏度或视锐度，指具有分辨二维物体形状和位置的能力，分为中心视力和周边视力。中心视力反映视网膜黄斑中央凹的视觉敏感度，神经纤维投射至大部分视中枢，分为远视力和近视力。中心远视力简称远视力或视力。

周边视力又称视野，指当眼球向正前方固视不动时所看到的空间范围，反映黄斑中央凹以外的视网膜功能，对应小部分视中枢。距注视点30°范围内为中心视野，30°范围外为周边视野。视野检查分为动态视野检查和静态视野检查。动态视野检查能够全面衡量视野范围，方便计算视野缺损状况。视野缺损是指受检眼视野周界缩小或视野范围内出现盲区。

在日常生活中，大多数人是使用双眼同时注视目标。当双眼同时注视某一物体时，在各自视网膜上形成一个完整的物象，来自物体同一部分的光线总能在双眼视网膜的对称点上成像，并在主观上产生单一物体的视觉，即双眼视觉。双眼视觉优于单眼视觉，它具有两眼相互协同与代偿，降低视觉阈值，补充单眼的生理盲点，扩大视野的作用，更重要的是形成三维立体视觉，使得主观视觉空间更准确地反映外在的实际空间。临床上，双眼视觉分为三级，即同时视、融合视和立体视。同时视是指两眼能同时感知物体，属于初级视功能；融合视是在同时视的基础上，大脑将各眼相同的物像融合成单一物象，包括知觉性融合和运动性融合；立体视是在前两级的基础上形成的三维空间深度觉，是最高级的双眼视功能。双眼视功能的检查是通过同视机来完成的。

第二节　AMA 指南视觉系统残损评定

一、评 定 原 则

AMA 指南视觉系统残损仅涉及视功能，不包括视觉系统结构破坏及相应容貌毁损部分。评估残损程度的要素包括视功能障碍相关病因、目前眼部症状和体征、眼部结构和功能、视觉康复需求及具体措施。AMA 指南主要依据视力、视野障碍对视觉相关 ADL，如阅读、视觉性指向和移动等活动的影响程度评估残损程度。对视力或视野残损无法解释的其他视功能障碍，适当调整残损值或功能评分。此外，AMA 指南强调双眼视功能的重要性，赋予双眼权重指数为 60%，左、右单眼各占 20%。

评估残损程度的主要步骤如下。首先，分别检查最好矫正视力和视野，将检查结果分别转化为视力评分（visual acuity score，VAS）和视野评分（visual field score，VFS）。然后，将上述评分分别代入公式计算功能视力评分（functional acuity score，FAS）和功能视野评分（functional field score，FFS）。再代入公式综合计算功能视觉评分（functional vision score，FVS）和视觉系统残损值（vision score impairment，VSI）。最后，将 VSI 转换成全身残损值（WPI），根据 WPI 的分布区间确定残损等级。

二、视力检查及残损评定

视力检查与记录采用 Snellen 视力表，或选择糖尿病视网膜病变早期治疗研究使用的视力表（ETDRS）。根据 2003 年 WHO 盲与视力损害分类等共识，将视力分为 5 个等级：正常、接近正常或轻度视力损害、低视力、接近盲目和无光感，低视力再细分为中度、重度和极重度视力损害。随着视力损害加重，阅读速度减慢、阅读距离缩短，严重者需视觉辅助甚至是视觉替代手段来改善或完成阅读。

计算 FAS 的具体步骤如下。

第一步，根据视力评分及残损表（表 4-1），将单、双眼最好矫正视力分别转换成 VAS。VAS 呈线性改变，取值越大，视力越佳。通常，双眼测量的最好矫正视力取决于较好眼。隐性眼球震颤时，双眼同时视时震颤不明显而有更好的视力。复视时遮挡较差眼，反而看得更清楚。

第二步，根据单、双眼权重指数，将单、双眼 VAS 代入公式 $20\%VAS_{OD}+20\%VAS_{OS}+60\%VAS_{OU}$ 或（$VAS_{OD}+VAS_{OS}+3VAS_{OU}$）/5，得出 FAS。FAS 反映个体完成视力相关 ADL（如阅读）的能力，结果可能大于 100，残损值最低为 0。视力残损值（visual acuity impairment rating，VA-IR）反映视力失能程度，为 100 和 FAS 之差。

表 4-1　AMA 指南视力评分及残损[①]

视力损害分级（基于 ICD-9-CM）		视力[②]		VAS[②]	IR（%）	对阅读活动的影响[③]
		英制	米制			
接近/正常视力	正常视力	20/12.5	1/0.63	110	–	正常阅读速度
		20/16	1/0.8	105	–	正常阅读距离
		20/20	1/1	100	0	视力储备能阅读小号字
		20/25	1/1.25	95	5	印刷物
	接近正常视力	20/32	1/1.6	90	10	正常阅读速度
	（轻度视力损害）	20/40	1/2	85	15	缩短阅读距离
		20/50	1/2.5	80	20	视力储备不能阅读小号字
		20/63	1/3.2	75	25	印刷物
低视力	中度视力损害	20/80	1/4	70	30	在阅读辅助工具下，接近正常阅读
		20/100	1/5	65	35	
		20/125	1/6.3	60	40	借助低倍放大镜或阅读大号字印刷物
		20/160	1/8	55	45	
	重度视力损害	20/200	1/10	50	50	在阅读辅助工具下，阅读速度减慢
		20/250	1/12.5	45	55	
		20/320	1/16	40	60	借助高倍放大镜阅读
		20/400	1/20	35	65	
	极重度视力损害	20/500	1/25	30	70	阅读辅助作用微小
		20/630	1/32	25	75	借助放大镜阅读，更适合使用有声书
		20/800	1/40	20	80	
		20/1000	1/50	15	85	
接近/盲目	接近盲目	20/1250	1/63	10	90	无可视阅读
		20/1600	1/80	5	95	必须依赖有声书、盲文或其他非可视化资源
		20/2000	1/100			
		<20/2000	<1/100			
	全盲	无光感		0	100	

注：①根据该表，将视力值转换为 VAS；②视力值呈对数级变化，VAS 呈线性变化，视力值 20/32、20/63 接近于 20/30、20/60；③根据人群统计出不同程度视力相应的平均阅读能力，部分个体阅读能力高于或低于平均水平。

第三步，选择性考虑近视力检查结果。通常，远视力和近视力结果一致。远视力是必检项目，近视力是选择检查项目。当远视力和近视力差异明显时，排除屈光不正或测量错误等因素后，此时 FAS 为远视力 FAS、近视力 FAS 平均值，同时注明差异原因。将检查记录的阅读距离和字体大小代入近视力表[见 AMA 指南（第 6 版）]，两者交汇点的上方为近视力残损值，下方为近视力。也可利用公式：视角（$1/V$）=M（印刷字大小）×D（屈光度或阅读距离的倒数）验证屈光状态和近视力值。当不能查验双眼阅读视力时，改用实际情况下阅读视力。

若无特殊说明，默认视野正常；无法检查双眼视力时，取较好眼视力为双眼视力。参照表 4-2 确定视力残损及分级。

表 4-2　AMA 指南视力残损及分级[1]

项目	残损分级					
FAS（分）	100～93	92～73	72～53	52～33	32～13	12～0
VA-IR（%）	0～7	8～27	28～47	48～67	68～87	88～100
AMA 分级	0 级	1 级	2 级	3a 级	3b 级	4 级
双眼视力（假设双眼视力相同）	20/12.5	20/32	20/80	20/200	20/500	20/1250
	20/16	20/40	20/100	20/250	20/630	无光感
	20/20	20/50	20/125	20/320	20/800	
	20/25	20/63	20/160	20/400	20/1000	
单眼视力（假设另一眼无光感）		20/12.5	20/32，20/40	20/100，20/125	20/320，20/400	20/1000
		20/16	20/50	20/160	20/500	无光感
		20/20	20/63	20/200	20/630	
		20/25	20/80	20/250	20/800	
视力损害分级[2]	正常	轻度	中度	重度	极重度	（接近）全盲
	无诊断代码		低视力		盲目	
阅读活动	（接近）正常活动			活动受限		
	阅读小号字印刷物	不能阅读小号字印刷物	借助低倍放大镜	借助高倍放大镜，阅读速度减慢	无娱乐性阅读	无可视化阅读
辅助手段	无须辅助	过渡到助视器辅助	助视器辅助，如放大镜等	助视器辅助，如放大镜等	过渡到视觉替代手段	视觉替代手段，如盲文

注：①先计算残损值后定分级，而且残损主要由双眼视力决定，视力较差眼同样影响残损值；②基于国际通用标准进行视力损害分级，同时估计视力损害对 ADL（阅读）的影响，以及视觉康复所需的辅助手段或替代手段。视力功能活动（阅读）基于人群统计平均水平，部分个体可能较表中结果更差或更优。

三、视野检查及残损评定

视野检查包括对照法、正切视野屏、Goldmann 视野计和自动视野计等方法。

计算 FFS 的具体步骤：第一步，确定单、双眼的视野范围。第二步，根据视野图确定 VFS，具体有 4 种方法。方法 1，根据 Goldmann 视野图在 10 个标准方位的视野半径，利用视野评分和残损表（表 4-3）（适用于向心性视野缺损）或视野评分表（表 4-4）得出各方位残留视野评分。若视野内有暗点，根据表 4-4 中视野内暗点位置、大小评分，得出暗点分值（为负值）。各方位残留视野评分和暗点分值之和，即 VFS。方法 2，根据 Goldmann 视野图覆盖网格法计算视野内检测点缺失数。此法亦可用来测量双眼视野。剩下两种方法分别为采用软件包或计算机自动计算。第三步，将测量的单眼和双眼 VFS 代入公式：$FFS=20\%VFS_{OD}+20\%VFS_{OS}+60\%VFS_{OU}$ 或（$VFS_{OD}+VFS_{OS}+3VFS_{OU}$）/5，计算 FFS。视野残损值（VF-IR）为 100 和 FFS 之差。根据 ICD-9-CM，视野缺损可分为正常、接近正常、中度视野缺损、重度视野缺损、极重度视野缺损、接近全盲和全盲（表 4-3）。不同范围视野缺损影响日常活动中视觉性指向和移动能力，严重者需借助视觉辅助甚至是视觉替代手段，也可由此确定残损等级（表 4-5）。

表 4-3　视野评分及残损

视野缺损分级 （基于ICD-9-CM）	特殊情况	视野半径	VFS	残损值（%）	对日常活动（视觉性定向和移动能力）的影响
正常/接近正常					
正常		60°	110	–	具备正常视觉性指向及移动能力
			105	–	
			100	0	
			95	5	
接近正常	单眼缺失	50°	90	10	具备正常视觉性指向及移动能力
			85	15	需要更频繁观测
		40°	80	20	
			75	25	偶尔被周围事物所惊吓
低视力					
中度视野缺损	上半视野缺损	30°	70	30	接近正常
			65	35	
		20°	60	40	需要观测避开障碍物
			55	45	
重度视野缺损	偏盲，下半视野缺损	10°	50	50	视觉性移动慢
			45	55	
		8°	40	60	需要持续性观测
			35	65	可能需要使用导盲手杖
极重度视野缺损		6°	30	70	必须使用导盲长手杖排除障碍物
			25	75	
		4°	20	80	
			15	85	
接近盲目/盲目					
接近盲目		2°	10	90	视觉指示性不可靠
			5	95	
		0°	0	100	需依赖声音或导盲帮助
全盲		无视野			

表 4-4　AMA 指南视野评分

视野周界缩小，各方位残留视野的分值

视野周界	分值（分）	视野周界	分值（分）
0°	0	20°	6
2°	1	30°	7
4°	2	40°	8
6°	3	50°	9
8°	4	60°	10
10°	5	≥70°	11

续表

位于中心 10°视野内暗点评分

暗点大小	减分（分）	暗点大小	减分（分）
1°	0	6°	3
2°	1	7°	3
3°	1	8°	4
4°	2	9°	4
5°	2		

位于中心 10°视野外暗点评分

暗点大小	减分（分）	暗点大小	减分（分）
1°～4°	0	25°～34°	3
5°～14°	1	35°～44°	4
15°～24°	2	45°～54°	5

表 4-5　AMA 指南视野残损及分级

项目	残损及分级					
FFS（分）	100～93	92～73	72～53	52～33	32～13	12～0
VF-IR（%）	0～7	8～27	28～47	48～67	68～87	88～100
AMA 分级	0 级	1 级	2 级	3a 级	3b 级	4 级
平均视野半径	>60°	50°	30°	10°	6°	
（假设双眼视野一致，	60°	45°	25°	9°	5°	2°
视力正常）	55°	40°	20°	8°	4°	无光感
		35°	15°	7°	3°	
平均视野半径		70°	50°，45°	25°，20°	8°，7°	
（假设单眼视野缺损		65°	40°	15°	6°	3°
伴视力正常，另一		60°	35°	10°	5°	无光感
眼无光感）		55°	30°	9°	4°	
视野缺损分级	正常	轻度	中度	重度	极重度	（接近）全盲
（ICD-9-CM/其他）	无诊断代码		低视力		盲目	
视野相关 ADL（如移动）	（接近）正常活动			活动受限		
视觉性指向及移动	正常	正常，有时需观测	需观测障碍物	视觉性移动慢，需使用导盲手杖	必须使用导盲手杖	无视觉性移动
辅助及康复手段	无须辅助	过渡到视觉增强辅助	需辅助，如增加对比度、亮度等	需辅助，如增加对比度、亮度等	过渡到视觉替代手段	视觉替代手段，如导盲手杖，导盲犬等

　　Goldmann 视野测试坐标格由 10 条子午线构成，每个上方象限有 2 条，每个下方象限有 3 条，具体的位置分布为右上 25°、65°，左上 115°、155°，左下 195°、225°、255°，右下 285°、315°、345°。沿这些子午线，在中心 10°内每隔 2°设置 1 个点，10°外每隔 10°设

置 1 个点，具体分布在 1°、3°、5°、7°、9°、15°、25°、35°、45°、55°、65°处。据此，每条子午线在 60°出现 10 个点，其中鼻侧和上方视野半径达不到 60°，颞侧视野将超过 60°。因此，平均正常视野基本上是 100 个点，赋分 100 分。表 4-4 视野半径和残损转化表同样符合韦伯-费西纳法则。重度、极重度视野缺损和接近盲目，对应视野半径 10°、5°、2.5°，与 VFS 评分结果吻合。

四、其他视功能残损评定

除了视力、视野，其他视功能障碍包括对比敏感度异常、眩光敏感、眩光后视觉恢复延迟、畏光（光敏感）、明暗适应减弱或延迟、色觉障碍、立体视觉、视觉抑制、双眼协调能力异常、复视等，持续显著影响 ADL，且未被计入视力或视野残损中，应适当降低 FVS 或增加 VSI，调整值不超过 15%。因一眼全盲残损值为 20%，其他视功能障碍不如一眼全盲残损情况严重。再者，双眼视觉有一定相互协同和代偿，减轻单眼损害对 ADL 的影响。有的视功能障碍缺乏标准化检查方法，或无法用数值衡量具体残损值。而有的视功能障碍常伴有视力、视野障碍，无须额外调整。需注意，复视常影响双眼视觉，结果对视觉相关 ADL 的影响较大。若为纠正复视而始终遮挡一眼，认定该眼残损值为 20%。若单一象限出现复视，对应残损值为 5%。至于其他视功能障碍增加的残损值，参考视力残损值为 5%、10% 和 20% 时对应的残损情况给予调整。

五、综合评定视觉系统残损

视力和视野功能对完成视觉相关 ADL 同等重要。通常，一侧好的视力可以弥补对侧视力损害，视野亦然，但视力不能弥补视野缺损，视野也不能弥补视力损害。视力和视野很大程度上是相互独立的。因此，借助一个特殊的公式，即 FVS=（FAS×FFS）/100，综合视力和视野评分为视觉系统评分。VSI 为视觉系统残损值，即 100 与 FVS 之差。也可根据附录组合值表分别代入视力、视野残损值，从而得出最终残损值。注意不要遗漏符合评残条件的其他视功能障碍。最后，将 VSI 转换为 WPI，根据表 4-6 中 WPI 区间分布进行残损定级。

视觉辅助或替代手段可减轻视功能障碍对视觉相关 ADL 影响。视觉康复需求及具体手段和损害程度有关。其中，重度以下视觉损害（对应 AMA 1、2、3a 级），常借助大号字、光学或电子放大镜、改善照明或对比度等助视手段。重度以上视觉损害（对应 AMA 3a、3b 和 4 级），常借助有声图书、盲文、导盲手杖等视觉替代手段。不过，视觉康复效果因人而异，不影响残损值计算，但影响 VSI 和 WPI 的对应关系。全盲者借助视觉替代手段，不会完全丧失 ADL。即当 VSI 为 100% 时，WPI 不等于 100%，取值为 85%。VSI 和 WPI 转化原则，根据 VSI<50%，WPI=VSI，VSI>50%，WPI=50+0.7×（VSI-50）。

表 4-6 AMA 指南视觉系统残损及分级

项目	残损及分级					
FVS（分）	100～93	92～73	72～53	52～33	32～13	12～0
VSI（%）	0～7	8～27	28～47	48～67	68～87	88～100
WPI（%）	0～7	8～27	28～47	48～60	61～72	73～85
AMA 分级	0 级	1 级	2 级	3a 级	3b 级	4 级
视觉损害分级	正常	轻度	中度	重度	极重度	（接近）全盲
WHO 分级			低视力		盲目	
对视觉相关 ADL 的影响		（接近）正常活动			活动受限	
	正常	部分丧失	视觉辅助	视觉辅助下阅读速度仍减慢	视觉相关活动几乎丧失	视觉相关活动完全丧失
视觉康复的需求和措施	无须辅助	过渡到视觉增强辅助	视觉增强辅助，如放大镜、增强对比度或亮度	视觉增强辅助，如放大镜、增强对比度或亮度	过渡到替代手段	替代手段，如导盲手杖等

第三节　KAMS 指南视觉系统残损评定

韩国医学科学院组织来自视网膜疾病、小儿眼病、角膜疾病和低视力学这四个领域的眼科专家，根据 AMA 指南（第 5 版、第 6 版）和 McBride 损伤评估系统制定视觉系统残损的标准化指南，即 KAMS 指南。基于韩国文化和社会环境的特点，视觉系统残损对个体日常生活或工作造成的困难比西方国家更明显，KAMS 指南部分规定的现实性和实践性更强。

一、评 定 原 则

KAMS 指南大部分评定理念和方法与 AMA 指南一致，但不同的是，KAMS 指南中双眼权重指数为 50%，单眼权重指数为 25%。由于双眼视觉主要取决于较好眼，调整权重后相同视力或视野评分对应 FAS 或 FFS 低于 AMA 指南。KAMS 指南还将个别眼部结构性损害遗留视功能障碍纳入评残，增加残损值不超过 5%，但也不涉及结构损害对容貌的影响。

二、视力检查和残损评定

视力检查除采用 ETDRS 视力表外，也可用 Yong Han Chin 视力表。比较同一视力减退的评分（表 4-1 和表 4-7），KAMS 指南大部分评分比 AMA 指南低。当 0.02≤视力≤0.4

时，KAMS 指南的视力减退评分比 AMA 指南低 5%～10%。代入调整单、双眼权重指数的公式，同一视力减退所得 FAS，在 KAMS 指南中低于 AMA 指南，而视力残损值正好相反。另外，KAMS 指南对近视力的规定和计算思路基本同 AMA 指南。

表 4-7 KAMS 指南视力评分和残损值

对数视力（ETDRS 或 Yong Han Chin 视力表）	小数视力（Cheon Suk Han 视力表）	VAS	IR（%）
20/20（1）	1	100	0
20/25（0.8）	0.8	95	5
20/32（0.63）	0.6	90	10
20/40（0.5）	0.5	85	15
20/50（0.4）	0.4	75	25
20/63（0.32）	0.3	65	35
20/80（0.25）		60	40
20/100（0.2）	0.2	55	45
20/125（0.16）		50	50
20/160（0.125）		45	55
20/200（0.1）	0.1	40	60
20/250（0.08）	0.08	35	65
20/320（0.063）	0.06	30	70
20/400（0.05）	0.05	25	75
20/500（0.04）	0.04	20	80
20/630（0.032）	0.03	15	85
20/800（0.025）			
20/1000（0.02）	0.02	10	90
20/1250（0.016）			
20/1600（0.0125）			
<20/2000（<0.01）	<0.01	5	95
无光感（无光感）	无光感	0	100

三、视野检查和残损评定

视野测量同 AMA 指南一样，建立 10 个方位子午线，具体方位和测试点分布与 AMA 指南不完全一致。其中，每个上方象限取 1 条子午线，每个下方象限取 2 条，均比 AMA 指南少 1 条，剩下 4 条为水平、垂直子午线。每条子午线上，中心 10°内设置 4 个点，比 AMA 指南少 1 个，10°～20°内设置 2 个点，比 AMA 指南多 1 个，20°～60°内设置 4 个点。10 条子午线上 60°内和平均正常视野内共有 100 个点，赋值 100 分。另外，当中心暗点同时影响视力和视野时，直接取视力或视野中较高损害者，忽略较低者，这一点亦不同于 AMA 指南。

四、其他视功能及结构性损害的评定

对视力、视野外其他视功能的处理原则基本同 AMA 指南。也就是，当视力、视野外的其他视功能明显影响 ADL，手术或其他医疗手段无法矫正，即 MMI，且未计入 FAS 或 FFS 内时，应增加残损值。另外，无标准化检查方法或难以用数值衡量的视功能，如对比敏感度、双眼协调（立体视觉、视觉抑制）等异常，不增加残损值。色觉障碍通常不会严重影响 ADL，严重色觉障碍常合并视力减退，也不需增加残损值。该指南还将眼部结构损害纳入评残调整范围。对满足上述条件的复视、调节误差、眼睑异常、泪器损害、屈光介质（角膜、晶状体、玻璃体）混浊、无晶状体和暗适应障碍，根据实际损害表现，按 5%、10% 和 15% 增加残损值（表 4-8）。例如，复视残损值与复视出现的方位和棱镜矫正有关，最高达 15%，最低为 5%。其他指标的残损值调整均不超过 5%。需要注意的是，该指南仅考虑结构损害对视功能的影响，如眼睑异常影响视力、视野，不包括对容貌的影响。

表 4-8   KAMS 指南视力、视野外其他视功能及眼部结构性损害残损

评残指标	具体表现	最高调整值（%）
复视	中心 20°内复视、棱镜度大于 5△	15
	中心 20°内复视、棱镜度小于 5△，棱镜矫正	10
	中心 20°外复视	5
调节误差	睫状肌麻痹、虹膜麻痹	5
眼睑异常	眼睑内翻，眼睑外翻，眼睑闭合不全等（此处不涉及眼睑异常对面容影响）	5
泪器损害	溢泪（手术无法纠正）	5
屈光介质混浊	如角膜严重混浊，肉眼可辨（不包括角膜刺青或佩戴美容隐形眼镜）	5
眩光	无虹膜症（无法手术或不能佩戴美容隐形眼镜）	5
	屈光手术后严重眩光（考虑明暗条件下瞳孔大小、手术消融、术前术后角膜测量结果等因素）	5
无晶状体	不能佩戴隐形眼镜或不能植入人工晶状体	5
暗适应	暗适应减弱或延迟，伴视力和视野正常	5

五、综合评定视觉系统残损

同 AMA 指南一样，根据公式（FAS×FFS）/100 计算 FVS，最高值为 100。视觉系统残损值为 100 与 FVS 差值，最低值为 0。另外，根据视力、视野外其他视功能和结构性损害调整残损值，最终实现一体化评价视觉系统残损。

第四节   欧洲指南视觉系统残损评定

欧洲指南规定了视力、视野、眼球运动、晶状体和眼附属器的具体损害表现及残损值

（表4-9）。对于欧洲指南中未列出的损害类型，比照已知相似残损情况进行。

表 4-9 欧洲指南中视觉系统残损

评残指标	具体表现	残损值	备注
视力	双眼盲目	85%	
	一眼盲目	25%	
视野	偏盲	最高达 85%	取决于偏盲类型、范围、是否累及中心视力
	象限盲	最高达 30%	取决于象限盲类型
	双侧中心暗点	最高达 70%	
	单侧中心暗点	最高达 20%	
	旁中心暗点	最高达 15%	取决于单侧还是双侧，伴视力正常
眼球运动	复视	最高达 25%	取决于凝视方向，是否永久性，是否始终遮盖或闭合一眼
	动眼神经麻痹	最高达 15%	取决于损害类型
	先天性眼球运动障碍	最高达 10%	取决于损害类型，如完全性无虹膜
	斜视、辐辏麻痹	5%	
晶状体	双眼无晶状体，佩戴眼镜或接触镜矫正	20%	根据最好矫正视力调整残损值， 单侧最终 WPI 不超过 25%，双侧最终 WPI 不超过 85%
	一眼无晶状体，佩戴眼镜或接触镜矫正	10%	
	双眼无晶状体，人工晶状体植入术后	20%	在此基础上加上视力（矫正视力）丧失程度的 WPI，一侧各加上 5%WPI
	单眼无晶状体，人工晶状体植入术后	10%	在此基础上加上视力（矫正视力）丧失程度的 WPI，一侧各加上 5%WPI
附属器	眼睑下垂伴视野缺损双眼无泪	最高达 10%	取决于损害程度

　　欧洲指南评定视力残损主要采用查表法。将双眼视力值代入对应残损值表，两者交汇点为残损值，取值 0～85%。当远视力和近视力结果差异明显时，分别查双眼不同远视力和近视力残损值表得出相应的视力残损值，然后取平均值作为最终视力残损值。视野残损值取决于视野缺损类型和病变眼数，取值 0～85%。欧洲指南仅列出 5 种视野缺损情形，含中心暗点引起的缺损。眼球运动障碍分别从病因和症状上区分，最高残损值达 25%。当伤者因复视而始终遮盖患眼视物，等同于该眼视功能几乎丧失。动眼神经麻痹最高残损值大于完全性无虹膜等先天性病变所致的运动障碍，复视残损值高于斜视。晶状体残损值和病变眼数、是否耐受矫正及矫正方式有关，考虑因素较全面。最低残损值为 0，最高为 20%，残损值取决于最好矫正视力。附属器损害仅考虑遗留功能障碍的情况，最高残损值为 10%。

第五节　国内外残疾标准比较

一、评残方法

　　国内标准主要从眼球及附属器结构损害、视功能障碍和容貌毁损三大方面设置条款，通常采用条款法定和同类残疾比照原则，并设附录对标准所涉视力、视野和容貌毁损判定基准及方法加以解释。视觉系统复合损伤采取直接分解定级，或再按重者定级或同级晋升原则。AMA 指南采用计分制，以视力、视野残损为主，适当补充增加其他视功能残损，综合得到视觉系统残损值，再转化为全身残损值，最终确定残损等级。KAMS 指南的设计基本同 AMA 指南，但包含眼部结构性损害残损。欧洲指南从视功能、眼球及附属器损害两方面直接规定残损表现及取值范围，无须再转化，也适用于比照原则。AMA 指南、KAMS 指南和欧洲指南视觉系统评残均不涉及容貌毁损部分。

与国外标准相比，国内标准在内容上同时考虑视功能和容貌毁损，但设计不如国外标准精简和有针对性，而且视功能内容也不如 AMA 指南和 KAMS 指南全面。在操作上，国内标准评残操作较简单，能快速得出残损等级，但实际眼部损伤情况复杂，难免出现条款适用对标的困难，又缺乏科学的类推方法，可能造成鉴定意见备受争议甚至混乱。AMA 指南和 KAMS 指南鉴定结果能准确地反映实际视觉残损情况，但方法烦琐，可操作性相对较差，评定者还需接受专业培训。欧洲指南规定相对粗略，灵活性大，不利于统一操作。另外，视觉系统是一个整体。AMA 指南和 KAMS 指南一体化评价视觉系统残损，具有一定科学性。目前国内残疾鉴定缺乏一体化评价视觉系统残损的原则，可借鉴 AMA 指南和 KAMS 指南方法或理念，解决视觉系统复合残损等问题。

二、等 级 划 分

《致残分级》中视觉相关伤残等级为二级到十级，残损值在 90%～10%，而 2014《工伤伤残》、《保险伤残》和《交通伤残》均为一级到十级，残损值在 100%～10%，取值均不连续，每级相差 10%。AMA 指南视觉系统残损值为 0～100%，对应全身残损值为 0～85%，分为 6 个等级。欧洲指南视觉残损值亦为 0～85%，而 KAMS 指南为 0～100%。前述表明，《致残分级》和 AMA 指南、欧洲指南最高视觉系统残损值接近，且最能体现视功能占人体功能程度的权重。而 2014《工伤伤残》和《保险伤残》最高残损值为 100%，最高一级的设置欠合理，建议予以下调。此外，国内视觉残损值是不连续的，而 AMA 指南和 KAMS 指南评定值是连续，更能适应实际损伤情况。本章将按 AMA 指南计算国内现行主要标准视觉系统条款 WPI，分析各条款设置的合理性及不足之处，为日后标准条款制修订提供帮助。

三、单眼和双眼视觉

在日常生活中，双眼总是同时睁开发挥协同与代偿作用。当一眼损害后，一侧较好的视力可弥补对侧视力损害。一侧视野在 60°内缺损，可通过较好一侧视野部分重叠代偿。国内标准和欧洲指南一样，除复视、斜视涉及双眼视外，最重要的视力和视野指标均指单眼视，不能反映双眼视的相互协同与代偿。AMA 指南和 KAMS 指南兼顾单眼视和双眼视，且双眼权重指数高于单眼，反映视觉作为特殊感觉功能的真实状况。因此，国内标准在制修订时应注意双眼视的重要性。对于单眼和双眼权重指数分配还需深入研究。KAMS 指南基于视觉残损对个体 ADL 造成的困难较西方国家更明显，未完全沿用 AMA 指南的权重分配，将双眼权重指数下调为 50%，单眼上调为 25%，以增加视觉系统残损值。

四、视力残疾的评定

目前国内外残疾标准均以最好矫正远视力作为评定视力残损的主要依据。不过，国内标准未考虑双眼视的协调性，未考虑最好矫正视力在日常生活中是否有效的问题。AMA 指南提出使用实际日常生活或工作条件下的最好矫正视力，并注明在日常条件下查验最好矫正视力的原因。这与我国学者所提的"最好矫正日常生活视力"一致，反映真实生活下的视力状况，有助于更公正、科学地评定视力损害。但目前我国关于评估日常生活或工作中可使用的最好矫正视力，尚无相关的标准条款和技术规范，有待日后进一步研究。

近视力也是眼的重要功能。近视力受损后眼的调节能力下降，近距离活动（如阅读）受限。当远、近视力检查结果明显不一致时，AMA 指南、KAMS 指南和欧洲指南均将近视力纳入评残指南，前两者操作一致，后者操作较简单。近视力也具有一定的法医学意义，我国标准未涉及相应的内容。建议增加或适当考虑近视力的价值，以便更准确地反映实际视力损害。

不同于 AMA 指南和 KAMS 指南，欧洲指南主要通过查表得出视力残损值，与 2014《工伤伤残》视力减弱补偿率表类似，且两者大部分视力减退对应残损值一致或接近。而当一眼视力≤0.1，另一眼视力≤0.2 时，两者残损值相差≥10%。视力减弱补偿率是对工伤视力评残的重要补充，但有严格的适用范围。

关于盲目与视力损害分级划分，2014《工伤伤残》、《保险伤残》和《交通伤残》的标准参考 1973 年 WHO 盲目与低视力分级标准，《致残分级》借鉴 2003 年 WHO 盲目与视力损害分类标准，引入"重度视力损害"和"中度视力损害"概念。AMA 指南借鉴眼科理念、共识，视力损害分级表述与《致残分级》稍不同，极重度视力损害和接近盲目，分别对应 WHO 制定的盲目 3 级和盲目 4 级这两种视力损害级别；划分更细致，轻度或无视力损害细分为轻度或接近正常视力（20/32～20/63，0.3～0.6）、正常视力（≥20/25，即 0.8）。视力 0.5 以上者阅读小 5 号字的印刷物无任何困难，多数国家将视力≤0.5 定为残疾。不同于 AMA 指南的规定，国内标准规定视力≤0.5 为视力减退，更符合当前眼科学有关视力障碍的共识。

五、视野残疾的评定

国内外残疾标准计算视野残损的方法差异较大。我国标准中采用了视野有效值法，分别测量 8 个方位子午线的视野度数，相加之和除以正常值总和，得出视野有效值，再换算成视野半径或直径，按相应条款评残。8 个方位视野度数正常值分别为颞侧 85°、颞下 85°、下侧 65°、鼻下 50°、鼻侧 60°、鼻上 55°、上侧 45°、颞上 55°，总和为 500°。该法以绝对视野缺损为依据，操作方便，缺点是未充分考虑中心视野缺损的影响。由于位于黄斑中央凹视野内神经纤维投射至大部分视中枢，旁中心暗点明显影响阅读和进行手工活动。

AMA 指南计算视野残损有 4 种方法，此处仅讨论视野评分和视野图覆盖网格法。前者对各方位残留视野及视野内暗点评分，后者计算视野内测试点缺失总数。视野测量子午线和测试点设置直接反映不同方位和半径视野功能的差异。其中，中心 10°视野与大部分视中枢相对应，与阅读、进行手工活动密切相关，测试点分布密集，占一半分值；中心 10°外视野反映视觉性指向和移动能力，测试点不若前者密集，占另一半分值。上半视野：下半视野评分=40：60，强调下方视野的功能优势，相应上半和下半视野缺损分别为中度和重度视野损害。完全同侧偏盲取残损值 50%，与视野≤10°、视力 20/200 损害时残损值结果相同，体现了视力、视野损害的一致性。

KAMS 指南与 AMA 指南不同之处在于，标准方位选取和中心 10°和 20°内评分。欧洲指南规定较简单，视野残损值与视野缺损类型和病变眼数有关。当暗点覆盖中心固视点，视力和视野同时受累时，国内标准和 KAMS 指南一致，取视力、视野中较高等级或残损值，可能会遗漏周边视野缺损。AMA 指南提出中心暗点矫正原则，既避免重复计算视力和中心视野缺损，也不遗漏周边视野缺损，能反映实际视觉损害后果。

总体而言，AMA 指南和 KAMS 指南的视野缺损评定方法较烦琐，但可操作性强，其反映的视功能损害更准确，更科学地反映不同位置视野缺损对 ADL 的影响。建议日后制修订我国标准相关内容时应予以关注和借鉴，特别是遇到中心视野缺损时，可适当参考 AMA 指南或 KAMS 指南测量方法，以弥补现有标准的不足，提高鉴定结果的科学性。

六、视力、视野外其他视功能残损评定

国外残疾标准除评估视力、视野功能障碍外，还涉及其他视功能残损。不过，AMA 指南和 KAMS 指南对此均有严格的条件规定，避免重复计算。AMA 指南涉及其他视功能内容较 KAMS 指南丰富，后者对检查困难或尚无标准量化的视功能，如对比敏感度、双眼协调（立体视觉、视觉抑制），不增加残损值。AMA 指南取值规定灵活性大，而 KAMS 指南取值规定较统一。除复视和斜视外，欧洲指南对其他视功能障碍规定较欠缺。我国仅在被废弃的《交通伤残》十级条款中提及除视力、视野和复视外的视觉障碍，其余现行标准缺乏相关内容。在日后制修订标准时应补充这方面规定，还应注意考量这些视功能有无标准的量化方法，以及矫正情况等，以便进行全面、合理地评估。

以复视为例。我国残疾标准中复视条款设计粗糙，未考虑复视程度差异，未区分复视和斜视等级，不同标准间评定分歧大。其中，《致残分级》和《交通伤残》将复视和斜视笼统定为十级，残损值为 10%；而 2014《工伤伤残》走向另一个极端，按病因划分，定为六级和五级，残损值为 50%～60%。国外标准评估复视残损内容较全面，且具有一定的科学性。其中，AMA 指南依据复视方位和视物时是否始终遮盖或闭合一眼进行评估，残损值为 5%～20%。KAMS 指南依据复视方位在中心 20°内外、矫正情况进行评估，残损值为 5%～15%。欧洲指南依据凝视的方向、是否永久性残损及是否始终遮盖或闭合一眼进行评估，复视最高残损值为 25%，高于斜视（5%）。因此，我国可参考国外标准的规定，进一步完善复视相关条款。但 AMA 指南和欧洲指南将始终遮盖或闭合一眼的复视等同于该眼视觉丧失，赋予 20% 或 25% 残损值，这一点有待商榷，毕竟被遮盖或闭合的一眼仍保留完整的视觉。

七、眼部结构性损害残损评定

《致残分级》和我国其他残疾标准相比，结构性损害条款数量更多，表述更准确，内容更全面。例如，《致残分级》将单眼和双眼泪器损害遗留溢泪，分别设为十级和九级，弥补其他标准未说明是单侧还是双侧，或遗漏泪小管以外泪道（泪点、泪囊、鼻泪管）损伤的不足。《致残分级》明确划分了眼睑下垂和畸形程度，便于操作。《致残分级》还增设十级"外伤后角膜瘢痕""外伤后无虹膜"等条款，以满足鉴定实践需求。2014《工伤伤残》个别条款实践性欠佳，如条款中有白内障临床分期，无实际指导鉴定意义。个别规定相互矛盾，如 A.3.5 条规定指出无晶状体眼包含人工晶状体眼，而 B.3.11 条规定白内障摘除术后未能植入人工晶状体者，为无晶状体眼。规定不一致，影响人工晶状体眼评估残损的方法。直接按矫正视力，还是按无晶状体眼折算视力有效值，两种方法评定结果有差异。这一问题同样存在于《致残分级》十级规定，"一眼无晶状体或人工晶状体植入术后"和与之配套的应用说明"外伤后无晶状体眼包括晶状体缺失眼及人工晶状体眼"，但不影响评估残损。

我国残疾标准统一规定无晶状体眼包含人工晶状体眼，较为妥当。尽管人工晶状体性能越来越向接近理想的自然晶状体方向发展，但和自然晶状体在结构和功能上还有差异。人工晶状体术后可有效提高视力。AMA 指南（第 5 版和第 6 版）已删除无晶状体残损，KAMS 指南规定人工晶状体残损值为 0。《致残分级》规定人工晶状体最高残损值为 20%，应考虑儿童手术风险和术后并发症增加。若人工晶状体术后仍存在严重视力障碍，《致残分级》同 AMA 指南、KAMS 指南和欧洲指南一样，均按相应规定评定视力残损。除视力外，无晶状体眼还影响立体视觉，特别是单侧无晶状体眼，导致双眼视力差和屈光参差大，对立体视觉的影响比双侧无晶状体眼更为严重。换言之，无晶状体眼最好矫正视力的有效值低于正常晶状体眼。AMA 指南不单独评价无晶状体眼残损，对立体视觉进行评估，而我国现行主要残疾标准未涉及这部分视功能障碍。2014《工伤伤残》提出无晶状体眼视力有效值折算法，可获得对应晶状体眼的视力水平。

国外残疾标准对结构性损害的规定严格且残损值较低。其中，AMA 指南不单独设置结构性损害残损。KAMS 指南稍有不同，除无晶状体眼外，损害类型还包括眼睑异常、泪器损害和屈光介质混浊，残损值不超过 5%。欧洲指南还包括附属器损害，如泪腺损害致无泪，残损值不超过 10%。相比之下，我国标准保留较多结构性条款，符合我国法医鉴定需求。

（吴雪梅　施　蕾）

第五章 听觉系统损害

第一节 解剖生理概述

一、耳的结构和生理功能

耳由外耳、中耳和内耳组成，主要功能为听觉和平衡觉。听觉有助于接触环境声信号和社会交流信号。外耳包括耳郭和外耳道，主要功能为将空气中的声波传至鼓膜。中耳包括鼓膜、鼓室和听骨，主要功能为将外耳道内空气中的声波传递至耳蜗的淋巴液。内耳包括耳蜗、前庭和半规管，为听觉与位置觉重要感受装置。其中，外耳的骨部、中耳、内耳和内耳道均位于颞骨内。

整个听觉系统是一个机械声学-神经生物学系统。从外耳集声、中耳传声至耳蜗基底膜振动及毛细胞纤毛弯曲的过程为一种物理过程，又称声学过程。毛细胞受刺激后引起细胞生物电变化、化学递质释放，神经冲动传至各级听觉中枢，经过多层次的信息处理，最后在大脑皮质引起听觉，这一过程可统称为听觉生理过程。正常人耳能听到频率为 20～20000Hz 的声音。上述环节的任何一结构破坏或功能障碍，均会引起不同程度的听觉功能障碍。内耳包括重要的位置觉感受器——前庭和半规管，内耳的损伤或功能障碍可能会出现前庭平衡功能障碍。

二、听 觉 功 能

《国际功能、残疾和健康分类》中提出听觉功能是指与感受存在的声音和辨别方位、音调、音量和音质有关的功能，包括听、听觉辨别、声源定位、单侧声音、言语辨别的功能，其损伤包括聋、听力损伤和听觉缺失的损伤，不包括知觉功能和语言、精神功能。1997年 WHO 将听力残疾（disabling hearing impairment）定义为成年人较好耳永久性非助听阈级≥41dB，15 岁以下儿童较好耳永久性非助听阈级≥31dB。

听力障碍（hearing impairment）又称为听力损失（hearing loss）或耳聋（deafness）。听力障碍根据损伤部位可分为传导性聋、感音神经性聋和混合型聋。随着年龄的增长，听力逐渐下降，内毛细胞和神经纤维均退化，称为年龄相关性听力减退（age related hearing loss，ARHL）。

1980 年 WHO 将平均语言频率纯音听阈分为五级（表 5-1）。1997 年 WHO 重新修订后发布听力损伤的分级标准并明确规定听阈级的频率取 0.5kHz、1kHz、2kHz、4kHz 听阈级平均值，分为 4 个等级（表 5-2）。

表 5-1 1980 年 WHO 平均语言频率纯音听阈分级

听力障碍分级	平均听力（dB）	听力障碍表现	对儿童语言发育影响
正常听力	10～25	—	无
轻度听力损失	26～40	聆听轻柔说话感觉到困难，安静环境则没有问题	无
中度听力损失	41～55	一般谈话交流有困难，特别是在嘈杂环境中	无
中重度听力损失	56～70	只可听到近距离的声音或较大声响	发育不理想
重度听力损失	71～90	完全听不到普通交流声音	不能自然发育
极重度听力损失	>90	可以听到巨响或感到声音震动	

表 5-2 1997 年 WHO 平均语言频率纯音听阈分级

听力障碍分级	平均听力（dB）	听力障碍表现
轻度	26～40	可听到和重复 1m 远处的正常语音，可能需要助听器
中度	41～60	可听到和重复 1m 远处提高了的语音，通常推荐用助听器
重度	61～80	当叫喊时可听到某些词，需用助听器，必要时应用唇读和手势
极重度	≥81	不能听到和听懂叫喊声，助听器可能有助于听懂话语，需借助措施，如唇读和手势

因政府不同部门承担职能不同，所颁布的涉及听力残疾的标准也不同，如涉及听力残疾分级的《残疾人残疾分类和分级》（GB/T 26341—2010），工作环境噪声导致听力减退的《职业性噪声聋诊断标准》，还有医疗事故分级涉及听觉损失，以及《工伤伤残》《保险伤残》《交通伤残》《致残分级》。

三、耳 鸣

耳鸣是指外界无相应声源或刺激存在，而受检者主观上感觉耳内或颅内有声音。机械性的、压力相关的、噪声相关的或应激相关的创伤均可引起耳鸣，其中噪声相关的损伤最常见，头和颈部损伤也较常引起耳鸣。耳鸣常伴有不同程度的听力减退，但此关系是不确定的。

北爱尔兰《听力残疾评估：专家听力小组报告》（*Hearing Disability Assessment: Report of the Expert Hearing Group*）将耳鸣严重程度分为四类。①轻微耳鸣：偶尔在大脑或任意一耳听到噪声（如每月 1 次或 2 次）；不影响睡眠或注意力，不影响生活方式。②轻度耳鸣：大脑或任意一耳听到噪声，在背景噪声存在时听不到，噪声偶尔影响睡眠或注意力，不影响正常生活活动。③中度耳鸣：存在最少 2 年，大脑或任意一耳听到间断或连续性声音；在背景噪声存在的情况下，清醒状态时也能听见噪声，经常影响入睡（如每月都有）；耳鸣开始的时间近似噪声暴露的时间。在提出任何索赔之前，个人应该有书面证据证明其存在耳鸣，如耳鸣的就诊记录。④重度耳鸣：在大脑和双耳在清醒状态下可听到耳鸣，影响入睡；扰乱睡眠模式，影响参与日常工作和社会活动的能力。此种状态下的耳鸣持续存在 2 年，耳鸣开始的时间近似噪声暴露的时间，在提出任何索赔之前，个人应该有书面证据证明其存在耳鸣，如耳鸣的就诊记录；有书面证据表明需戴耳鸣掩盖器和（或）临床治疗以控制睡眠和提高注意力。

严重耳鸣对于个体日常生活影响较大，美国、北爱尔兰等国家在听力障碍的伤残评定时会根据耳鸣的严重程度对相关残损值进行适度增加，而目前中国大陆各类伤残评定指南中还未有耳鸣相关残损的条款。

四、平 衡 功 能

平衡功能是指身体所处的一种姿势状态，以及在运动或受外力作用时能自动调整并维持姿势的能力。在日常生活中，人体的平衡是由前庭系统、视觉系统及本体感觉系统协调完成的。通过前庭、视觉和本体感觉这3个系统的外周感受器感受身体位置、运动及外界刺激，并向平衡中枢传递神经冲动，经平衡中枢信息整合处理后，传出指令到相应的运动神经核，通过各种反射性运动，维持平衡，其中前庭系统在维持平衡功能中最重要。

前庭系统包括前庭感受器、初级和二级前庭神经元及各级神经中枢，包括在大脑皮质的投射区和前庭传出系统。前庭功能障碍表现为平衡障碍、眩晕、眼球震颤。眩晕为周围物体或自身在旋转的自我感觉，常伴有恶心、呕吐。内耳损伤可以出现听力和前庭两方面的临床表现。前庭神经与蜗神经伴行部位的损伤常有眩晕、耳鸣、听力减退。前庭神经和耳蜗神经进入脑干后彼此分开，前庭系统在脑干部位的损伤常出现眩晕，不伴有听力减退。

第二节 AMA指南听觉系统残损评定

在AMA指南中，耳部功能障碍包括了听觉障碍、耳鸣和平衡障碍。听觉障碍可以通过客观方法检测，但慢性耳痛、耳漏、耳鸣等为主观症状，在评估时应关注，但不能仅根据受检者自诉症状进行评定。

永久性听力障碍（permanent hearing impairment）是指听敏度降低，超出了健康人的正常范围。听觉损害的评估应在达到最大限度康复后，听力障碍不再加重。听觉损害的评估应基于个体的双耳听力的纯音听阈图（听力图）。

听觉障碍的评估基于听力损失程度及对日常生活的影响。听觉障碍评估时需综合计算双耳听力的纯音听阈值。耳鸣若伴有单侧或双侧的听觉障碍可能会影响言语识别，因此当耳鸣影响到ADL伴有明显的听力减退时，双耳听觉障碍值（binaural hearing impairment，BHI）增加5%。听力检查频率为500Hz、1000Hz、2000Hz、3000Hz，阈值取算数平均值。伤残评定最低限为25dB，25dB以上每增加1dB则伤残值增加1.5%，增加67dB即达100%伤残值。较好耳与较差耳的比例为5∶1。该指南并不仅适用于噪声暴露引起的听力损失，还包括其他原因引起的听力损失。

一、听 觉 障 碍

（一）听觉障碍的评估标准

听觉障碍的评价需基于听力阈值测试，通过分别评估单耳听力和双耳听力来评估听觉损害的程度。双耳听力损害百分比是基于听力损失的严重程度，体现日常生活能力的变化。

在计算听觉障碍时，AMA 指南不考虑老年性听力减退，是基于以下原因：①根据年龄调整会降低双耳伤残值，计算结果会低估真实听觉障碍；②评估各种因素对双耳听觉障碍的影响是临床诊疗过程，与双耳听觉障碍的法医学评估不同。

听觉障碍的法医学评估主要是评估听觉障碍对日常生活能力的影响。听觉障碍的计算一般先计算单侧听力丧失伤残值然后根据表格转化为双侧听力丧失伤残值，再根据表格转化为 WPI。

（二）听力计算方法（基于纯音测听结果）

听力水平是基于美国国家标准协会（ANSI）标准 S3.6—1996 进行评估。听觉障碍评估采用纯音听力计分别测量左右耳听力，测量频率为 500Hz、1000Hz、2000Hz、3000Hz。极值可根据以下原则进行评估。①如果某一频率的听力水平大于 100dB，则取 100dB；如果给定频率的听力水平为负值（如−5dB），则应取 0dB。②分别计算左右耳的 4 个频率听阈级的总和。③单耳听觉损害，根据表 5-3 确定每只耳的单耳听觉损害百分数。④双耳听

表 5-3　AMA 指南单侧听觉损害及对应伤残值

DSHL（dB）	比值（%）	DSHL（dB）	比值（%）	DSHL（dB）	比值（%）
100	0	190	33.8	285	69.3
		195	35.6	290	71.2
105	1.9	200	37.5	295	73.1
110	3.8			300	75.0
115	5.6	205	39.4		
120	7.5	210	41.2	305	76.9
		215	43.1	310	78.8
125	9.4	220	45.0	315	80.6
130	11.2			320	82.5
135	13.1	225	46.9		
140	15.0	230	48.8	325	84.4
		235	50.6	330	86.2
145	16.9	240	52.5	335	88.1
150	18.8			340	90.0
155	20.6	245	54.4		
160	22.5	250	56.2	345	91.9
		255	58.1	350	93.8
165	24.4	260	60.0	355	95.6
170	26.2			360	97.5
175	28.1	265	61.9		
180	30.0	270	63.8	365	99.4
		275	65.6	≥370	100.0
185	31.9	280	67.5		

注：DSHL，听力阈值和，即 500Hz、1000Hz、2000Hz、3000Hz 听阈值总和。

觉损害，查表将单耳听觉损害转换为双耳听觉损害[详见 AMA 指南（第 6 版）双耳听觉障碍计算表]。⑤如果存在耳鸣，最多加 5%的双耳听阈残损值。⑥根据表 5-4 计算 WPI。

此种听觉障碍评估方法仅适用于已掌握语言技能的成年人，其是为了评估对个体日常生活能力的影响。

表 5-4   AMA 指南双耳听觉障碍全身残损值

BHI（%）	WPI（%）	BHI（%）	WPI（%）	BHI（%）	WPI（%）	BHI（%）	WPI（%）
0.0~1.4	0	24.3~27.1	9	50.0~52.8	18	75.8~78.5	27
1.5~4.2	1	27.2~29.9	10	52.9~55.7	19	78.6~81.4	28
4.3~7.1	2	30.0~32.8	11	55.8~58.5	20	81.5~84.2	29
7.2~9.9	3	32.9~35.7	12	58.6~61.4	21	84.3~87.1	30
10.0~12.8	4	35.8~38.5	13	61.5~64.2	22	87.2~89.9	31
12.9~15.7	5	38.6~41.4	14	64.3~67.1	23	90.0~92.8	32
15.8~18.5	6	41.5~44.2	15	67.2~69.9	24	92.9~95.7	33
18.6~21.4	7	44.3~47.1	16	70.0~72.8	25	95.8~98.5	34
21.5~24.2	8	47.2~49.9	17	72.9~75.7	26	98.6~100	35

（三）单耳听觉障碍评估

单耳听觉障碍根据 ANSI 标准，500Hz、1000Hz、2000Hz、3000Hz 听阈平均值小于或等于 25dB，未影响个体日常生活，因此无残疾。根据上述单耳听觉障碍标准，如果平均听阈值超过 25dB，每平均增加 1dB，残损值则增加 1.5%，500Hz、1000Hz、2000Hz、3000Hz 听阈平均值大于 91.7dB，个体日常生活能力完全丧失，因此残损值为 100%。

（四）双耳听觉障碍评估

双耳听觉障碍是指双耳在 500Hz、1000Hz、2000Hz、3000Hz 的平均听阈值均超过 25dB。双耳听觉障碍的计算公式：双耳听觉障碍（%）=[5×较好耳（%）+较差耳（%）]÷6。计算双耳听觉障碍时，若仅一侧耳存在听觉障碍，则此公式中的较好耳伤残值为 0，或查表直接计算双耳听力残损值，然后应用表 5-4 将听力残损值转为 WPI。

二、平 衡 障 碍

平衡或空间定位是由多系统维持的，包括视觉、本体感觉和前庭系统等。本部分所述的平衡障碍仅为前庭功能引起的平衡障碍。平衡障碍可分为以下三大类：①眩晕，围绕主体或主体某一平面的旋转感觉；②头晕或头昏，与眩晕的差别在于没有运动感；③体位稳定性和（或）站立平衡异常，伴或不伴有眩晕。眩晕可能是前庭功能及相关中枢神经系统

（如大脑皮质、小脑、脑干和眼球运动）的紊乱造成的。眩晕可能伴有恶心、呕吐、头痛、运动恐惧、共济失调和眼球震颤。运动或环境物体移动可能会加重症状。

通常，迷路功能障碍与运动感有关。可能为真实的旋转，类似于船上或坠落的感觉，或仅为移动时的一种模糊的不平衡感。晕厥、身体虚弱、眼前斑点、头晕、头部紧张和意识丧失通常不是前庭神经引起的。然而，这样的描述对诊断的帮助是有限的。甚至一些严重的周围神经病变（前庭神经或第八神经）也可能只产生轻微的不平衡或患者根本没有头晕。同样，前庭系统外部的病变也可能产生旋转性眩晕。

临床评估包括了解病史和进行体格检查，也可以使用眼震电图（ENG）、冷热刺激、旋转刺激、Romberg 试验、错指物位试验、静动态平衡台检查和脑成像检查等。这些试验结果应与临床平衡评估相结合，综合评估平衡功能障碍的真实状况。

1. 平衡试验　平衡系统极其复杂，目前还未有理想的测试试验。目前最常用的测试是眼震电图和计算机动态姿态描记术（CDP）。前庭诱发电位测试仅在研究阶段，未完全进行临床应用。

2. 前庭系统残损评定　前庭（迷路）及其中枢损伤的证据之一是前庭功能紊乱或丧失所产生的平衡障碍。当单侧损伤时，可能出现中枢神经系统的代偿，也可能不出现代偿。在双侧前庭功能完全丧失时，平衡功能主要依赖于本体感觉和视觉系统，但这些系统常无法完全代偿运动或行走。根据对日常生活能力的影响，前庭功能的 WPI 为 0～58%。

前庭功能紊乱表现为眩晕（前庭失衡），与眩晕无关的头晕和步态异常未被定义为前庭功能障碍，虽然在一些缓慢发展或长期存在前庭功能障碍的患者中可能会出现头晕和步态异常。

眩晕可伴有不同程度的恶心、呕吐、头痛、共济失调和眼球震颤。运动可增加眩晕及其伴随的体征和症状。外周前庭（迷路）紊乱常伴有听力丧失和耳鸣。前庭神经紊乱可能导致暂时性或永久性的损伤。前庭神经损伤的评估应在病情稳定且已达到最大医疗改善时进行，一般在疾病或损伤治疗数月后。

前庭功能残损可采用表 5-5 评定，反映了永久性残损程度和 ADL 能力。前庭功能障碍的症状可能是间歇性的，检查人员需在前庭功能障碍症状发作时评估功能。部分案例有平衡系统障碍的记载，但在一些案例中可能仅出现头晕。当出现眩晕和其他不平衡症状时，可能会造成附加残疾，而这种残疾不一定反映在损害评级中，因为损害评级只反映对 ADL 能力的影响。残损表的使用包括以下几个步骤。①根据关键因素的既往史确定受检者残损等级，默认残损值为中间值。②根据受检者体格检查调整残损值。若体格检查校正值较残损等级高 1 级，则将残损值上调；高 2 级则将残损值上调至最高值；如果步骤②的等级低于步骤①，则将残损值下调。③根据受检者诊断结果调整残损值。如果步骤③等级高于或低于步骤①，则按步骤②所述调整残损值。残损值的调整仅限于步骤①确定的残损级别内。④如果受检者为初始残损 4 级，可根据非关键因素数量确定残损值。

症状评估的结果、体征和实验室检查结果应相互关联，评估者要重点关注经病史、体征和实验室检查结果确认的有效症状，以更好地反映真实损伤状态。评估者应考虑到，虽然指南在损害评估中没有考虑职业影响，但眩晕可能会对在危险工作环境中工作的人造成额外的残疾。例如，在旋转设备、驾驶叉车、梯子或脚手架上工作或在其他类似的情况下工作，即使暂时失去平衡，也可能对自己或他人造成严重伤害。评估者可以报告任何医学上必要的适当的工作限制。

表 5-5 前庭功能障碍残损评定

	残损等级				
	等级 0	等级 1	等级 2	等级 3	等级 4
WPI（%）	0	1～9	11～27	30～42	45～58
严重程度(%)		1/3/5/7/9	11/15/19/23/27	30/33/36/39/42	45/48/51/54/58
既往史ᵃ	前庭功能障碍的症状、体征无客观发现	前庭功能障碍的症状、体征与客观发现一致	前庭功能障碍的症状、体征与客观发现一致	前庭功能障碍的症状、体征与客观发现一致	前庭功能障碍的症状、体征与客观发现一致
日常生活活动能力		在复杂活动（如骑自行车）或高要求工作（如脚手架工作）时需要协助	除一些简单运动(如自我照顾、部分家务、步行或乘车)外，日常生活活动需在他人帮助下才能完成	除自我照顾外，其他日常生活需他人帮助才能完成	除不需要移动的自我照顾外，其他日常生活活动均需他人帮助；需家庭监护
体格检查	无异常客观发现	无异常客观发现或轻度步态异常、Romberg 征或其他体征	步态不稳，Romberg 征异常	独立行走困难	独立站立或行走困难
诊断或其他客观发现	无	ENG 或 VNG 检查结果异常，如体位性眼球震颤或异常的热反应，或可能存在耳蜗电图异常	ENG 或 VNG 检查结果异常，如体位性眼球震颤，异常的热反应，或异常中枢神经症状，或动态姿态描记术显示异常摇摆，或异常感觉	ENG 或 VNG检查结果中度异常，如体位性眼球震颤或异常的热反应；动态姿态描记术显示异常摇摆，或异常感觉；可能存在脑 MRI 异常	ENG 或 VNG检查结果重度异常，如体位性眼球震颤，异常的热反应或中枢神经异常体征；动态姿态描记术显示 6 种情况下均出现异常摇摆和严重感觉异常；可能存在脑 MRI 异常

注：ENG. 眼震电图，VNG. 视频眼震图。a 关键因素。

第三节　KAMS 指南听觉系统残损评定

一、听 觉 障 碍

韩国听力损失的评估包括体格检查、PTA、言语测听、声导抗，以及 ABR、Bekesy 测听、耳声发射和影像检查。其中，PTA 的结果在评估中最重要，但需客观检查加以佐证。

听力障碍评估前，专家首先需要检查受检者的医疗记录、证明等，确定受检者已接受了 6 个月以上的治疗，疾病的严重程度不会改善。如果存在康复的可能性，则应暂缓听力障碍评估。

听力障碍评估以纯音测听的气导结果为依据，所用频率为 500Hz、1000Hz、2000Hz、3000Hz、4000Hz、8000Hz，共测量 3 次，每次间隔 3～7 日。听力损失的计算方法：a+2b+2c+d/6（500Hz[a]，1000Hz[b]，2000Hz[c]，4000Hz[d]的听阈值），不计小数点，超过 100dB 的计为 100dB，低于 0dB 的计为 0dB。听力障碍伴耳鸣时可能会影响语言辨别能力，因此当存在明显而持续的耳鸣、影响日常生活、重复测试显示耳鸣响度相似时，听力伤残值最高可加 5%。

根据上面测试可以分别计算两耳听力阈值，然后综合计算较好耳和较差耳的听觉障碍程度（表 5-6）。

表 5-6　韩国标准的双耳听力阈值及对应听力伤残值

双耳听力阈值（dB）		听力伤残值（%）	双耳听力阈值（dB）		听力伤残值（%）
较差耳	较好耳		较差耳	较好耳	
无响应	无响应	100	≥91	41～50	37.5
无响应	≥91	95	81～90	41～50	35
≥91	≥91	90	71～80	41～50	30
无响应	81～90	87.5	61～70	41～50	27.5
91～	81～90	85	无响应	27～40	27.5
81～90	81～90	82.5	51～60	41～50	25
无响应	71～80	77.5	≥91	27～40	25
≥91	71～80	75	41～50	41～50	22.5
81～90	71～80	72.5	81～90	27～40	22.5
71～80	71～80	70	71～80	27～40	20
无响应	61～70	65	无响应	0～26	17.5
≥91	61～70	62.5	61～70	27～40	17.5
81～90	61～70	60	≥91	0～26	16.5
71～80	61～70	57.5	51～60	27～40	15
61～70	61～70	55	81～90	0～26	15
无响应	51～60	50	41～50	27～40	13
≥91	51～60	47.5	27～40	27～40	12
81～90	51～60	45	71～80	0～26	11
71～80	51～60	42.5	61～70	0～26	9
61～70	51～60	40	51～60	0～26	6
无响应	41～50	40	41～50	0～26	5
51～60	51～60	37.5	27～40	0～26	3

二、平　衡　障　碍

本部分仅讨论前庭功能造成的平衡障碍，即眩晕。前庭功能障碍反应较敏感，病情稳定后应进行功能障碍检查，出现功能障碍的症状或体征，并有客观检查发现支持。检查还需考虑受检者在 ADL 中所需的功能。即使经耳鼻喉专家诊治 1 年以上，也需要经诊断和临床记录确定病情稳定后，才能进行平衡障碍的评定。平衡障碍的检查包括病史、体格检查，以及前庭器官和脑的影像学检查。为了评估前庭功能，还可进行翻正反射、眼震电图、冷热试验等。当需要客观检查时，可采用转椅试验和姿势描记检查。

平衡障碍的评定见表 5-7 和表 5-8，包括实验室检查、治疗史和功能障碍。

表 5-7　按失调程度评定的功能障碍量表

等级	残损值（%）	评定要点
1	0～20	前庭平衡障碍的症状或体征，并有客观检查结果支持，能独立完成日常生活活动，不能做复杂工作，3 个检查的分数为 7～10 分
2	21～40	前庭平衡障碍的症状或体征，并有客观检查结果支持，仅能完成简单的日常活动，3 个检查总得分 11～14 分
3	41～70	前庭平衡障碍的症状或体征，并有客观检查结果支持，不能完成除自我照顾和行走之外的正常活动，3 个检查总得分 15～18 分
4	71～99	前庭平衡障碍的症状或体征，并有客观检查结果支持，不能完成任何的日常活动，如自我照顾和行走，3 个检查总得分超过 19 分

表 5-8　平衡障碍检查量表

A. 实验室检查（最大得分：7 分）

测验	症状	得分（分）
冷热试验、转椅试验	双侧前庭功能缺损	7
冷热试验、转椅试验	双侧前庭功能弱	5
冷热试验、转椅试验	单侧前庭功能缺损	2

B. 近 1 年治疗史（最大得分：3 分）

评分项	得分（分）
定期治疗（1 年 12 次以上）	3
长期治疗（1 年定期治疗 6 次以上）	2
短期治疗（6 个月超过 6 次）	1

C. 功能障碍（最大得分：10 分）

评分项	得分（分）
睁着眼睛走 10 米直线，闭着眼睛难以站起来或跌倒（临床检查较困难时可采用 6m）	10
睁着眼睛走 10 米直线，停下来恢复平衡（临床检查较困难时可采用 6m）	6
睁着眼睛走 10 米直线，偏离中线超过 60cm（临床检查较困难时可采用 6m）	4

第四节　欧洲指南听觉系统残损评定

欧洲指南中提出双侧完全性耳聋，全身残损值为 60%；单侧完全性耳聋，全身残损值 14%。听力测定频率为 500Hz、1000Hz、2000Hz、4000Hz，各频率听阈比重（这一比重用于计算 4 个频率听阈的均值，不是直接累及残损的比重）为 2：4：3：1，全身残损值的计算见表 5-9。同时应考虑个体的言语分辨率，在听力全身残损值的基础上增加 0～8%（表 5-10）；考虑耳鸣因素，最高增加 3%。

表 5-9　全身残损值（%）

平均听力损失（dB）	0～19	20～29	30～39	40～49	50～59	60～69	70～79	≥80
0～19	0	2	4	6	8	10	12	14
20～29	2	4	6	8	10	12	14	18
30～39	4	6	8	10	12	15	20	25
40～49	6	8	10	12	15	20	25	30
50～59	8	10	12	15	20	25	30	35
60～69	10	12	15	20	25	30	40	45
70～79	12	14	20	25	30	40	50	55
≥80	14	18	25	30	35	45	55	60

表 5-10　言语分辨率听力伤残增加值（%）

分辨率	100%	90%	80%	70%	60%	<50%
100%	0	0	1	2	3	4
90%	0	0	1	2	3	4
80%	1	1	2	3	4	5
70%	2	2	3	4	5	6
60%	3	3	4	5	6	7
<50%	4	4	5	6	7	8

平衡功能残损值：双侧前庭损伤，有客观的破坏性障碍，根据严重程度，残损值为 10%～25%；单侧前庭损伤，残损值为 4%～10%；阵发性眩晕，残损值最高为 4%。

第五节　国内外残疾标准比较

一、我国主要相关标准比较

《致残分级》中听力损失计算按照 WHO 推荐的听力减退分级的频率范围，取 500Hz、1000Hz、2000Hz、4000Hz 4 个频率气导听阈级的平均值。听觉障碍的鉴定应在损伤 3～6 个月后进行，或者在医疗终结后听觉障碍程度相对稳定时进行。该标准未涉及耳鸣残疾相关内容。

既往残疾标准及职业噪声聋的诊断均是参照 1980 年 WHO 听力损失标准，《致残分级》则参照较新的 1997 年 WHO 听力损失标准，并结合 1980 年 WHO 听力损失标准中极重度听力损失听阈值，符合国际前沿标准并与国际接轨，也考虑当下我国国情和标准本身的滞后性。表 5-11 比较了《致残分级》与 2014《工伤伤残》《保险伤残》《交通伤残》《医疗事故分级标准》中关于听觉障碍的相关条款，从表中可以看出，《致残分级》等

标准中双耳极度听觉障碍为 4 级伤残，一耳极重度听觉障碍属 8 级伤残，仅仅是 WHO
听力残疾标准线提高，《致残分级》将一耳听觉障碍由 56dB 提升至 61dB，部分条款还
涉及双耳听力减退的计算，残疾状况残情表述中包括了双耳听力障碍程度以及一耳听
力障碍程度和另一耳听力障碍程度两种评判模式或换算成双耳。2014《工伤伤残》和
《医疗事故分级标准》较高伤残等级均以双耳听力损失综合值作为评定准则，其余标准
及等级在评估双耳听力损失综合值的同时，还包括以左右耳为独立单元的综合性评定，
即不按照较好耳与较差耳的比例计算总值，而是根据左耳听力阈值、右耳听力阈值评
估伤残等级。单耳听力损失值对应的等级较同等损失换算成双耳听力损失综合值的等
级略高。如《致残分级》标准中等级 5：一耳听力障碍≥91dB HL，另一耳听力障碍≥61dB
HL，若按双耳听力损失综合值换算为 67dB，与等级 5 的另一条双耳听力障碍≥81dB HL
存在较大的差异。

表 5-12 比较了我国不同标准间前庭功能障碍。

表 5-11　我国不同标准听觉障碍分级比较

伤残等级	《致残分级》	《保险伤残》	2014《工伤伤残》	《交通伤残》	《医疗事故分级标准》	等级
4 级	双耳听力障碍≥91dB HL	双耳听力损失≥91dB	双耳听力损失≥91dB	双耳极度听觉障碍	双耳听力损失>91dB	二级丁等
5 级	双耳听力障碍≥81dB HL；一耳听力障碍≥91dB HL，另一耳听力障碍≥61dB HL	双耳听力损失≥81dB；一耳听力损失≥91dB，且另一耳听力损失≥71dB	双耳听力损失≥81dB	一耳极度听觉障碍，另一耳重度听觉障碍；双耳重度听觉障碍伴一侧耳廓缺失（或畸形）50%以上；双耳中等重度听觉障碍伴一侧耳廓缺失（或严重畸形）	双耳听力损失>81dB	三级甲等
6 级		双耳听力损失≥71dB；一耳听力损失≥91dB，且另一耳听力损失≥56dB	双耳听力损失≥71dB	一耳极度听觉障碍，另一耳中等重度听觉障碍；或双耳重度听觉障碍	双耳听力损失>71dB	三级乙等
7 级	一耳听力障碍≥81dB HL，另一耳听力障碍≥61dB HL	一耳听力损失≥91dB，且另一耳听力损失≥41dB；一耳听力损失≥71dB，且另一耳听力损失≥56dB	双耳听力损失≥56dB	一耳极度听觉障碍，另一耳中度听觉障碍；或一耳重度听觉障碍，另一耳中等重度听觉障碍	双耳听力损失>56dB	三级丙等
8 级	一耳听力障碍≥91dB HL；双耳听力障碍≥61dB HL	一耳听力损失≥71dB，且另一耳听力损失≥41dB；一耳听力损失≥91dB	双耳听力损失≥41dB，或一耳听力损失≥91dB	一耳极度听觉障碍；或一耳重度听觉障碍，另一耳中度听觉障碍；或双耳中等重度听觉障碍	双耳听力损失>41dB，或单耳>91dB	三级丁等

续表

伤残等级	《致残分级》	《保险伤残》	2014《工伤伤残》	《交通伤残》	《医疗事故分级标准》	等级
9级	一耳听力障碍≥81dB HL;一耳听力障碍≥61dB HL,另一耳听力障碍≥41dB HL	一耳听力损失≥56dB,且另一耳听力损失≥41dB;一耳听力损失≥71dB	双耳听力损失≥31dB,或一耳听力损失≥71dB	一耳重度听觉障碍;或一耳中等重度障碍,另一耳中度听觉障碍;	双耳听力损失>31dB,或单耳听力损失>71dB	三级戊等
10级	双耳听力障碍≥41dB HL;一耳听力障碍≥61dB HL	双耳听力损失≥26dB;一耳听力损失≥56dB	双耳听力损失≥26dB,或一耳听力损失≥56dB	一耳中等重度听觉障碍;或双耳中度听觉障碍		

表 5-12　我国不同标准间前庭功能障碍的比较

伤残等级	《致残分级》	2014《工伤伤残》
6级	双侧前庭平衡功能丧失,睁眼行走困难,不能并足站立	双侧前庭平衡功能丧失,睁眼行走困难,不能并足站立
10级	一侧前庭平衡功能丧失,伴听力减退	双侧前庭功能丧失,闭眼不能并足站立

二、国内外听力减退残疾标准比较分析

纵观国内外听力减退残疾标准,我国标准多基于 WHO 规定阈值及听觉障碍分级进行伤残等级分级;而国外标准仅以 WHO 轻度听力障碍作为伤残评估听力阈值的起始值,即听力障碍评残最低阈值为26dB,最高阈值:美国为91dB 以上,欧洲为80dB 以上。当听力损失在 80dB 以上,存在一定的残余听力且患者还存在一定数量的螺旋神经节细胞和良好的听觉神经传导能力时,个体对声音还有一定的响应,儿童若植入耳蜗助听器可能会改善听力水平;若上述组织完全受损,对声音无响应,即使植入耳蜗助听器也无法改善听力,说明个体听力损失更严重。韩国标准中考虑了无响应的听力损失,较其他标准考虑更全面。

各国听力减退残疾标准所用听力测定频率也存在一定差异,我国与北爱尔兰采用500Hz、1000Hz、2000Hz、4000Hz;AMA 与南非采用 500Hz、1000Hz、2000Hz、3000Hz;澳大利亚昆士兰地区采用 500Hz、1000Hz、1500Hz、2000Hz、3000Hz、4000Hz。韩国提出应加用高频 8000Hz,但其听力伤残值仍计算 500Hz、1000Hz、2000Hz、4000Hz 的平均伤残值。各方法间所用频率和起始分贝数也存在一定差异(表 5-13)。

在将各频率听阈值转化为听力伤残值时,各国也存在一定差异。美国将单耳 4 个频率听阈总值比对表格转换为双耳听力伤残值。韩国将单耳 500Hz、1000Hz、2000Hz、4000Hz听阈按 1∶2∶2∶1 的比例计算平均值后比对表格转换为双耳听力伤残值。欧洲根据500Hz、1000Hz、2000Hz、4000Hz 听阈按 2∶4∶3∶1 的比例计算平均值后比对表格转换为全身伤残值。澳大利亚昆士兰地区则分别将每个频率的左右耳听力阈值转换为 BHI 后

表 5-13   美国和加拿大常用听力障碍计算方法

	计算方法（单耳）
AAO-79/AMA	500Hz、1000Hz、2000Hz、3000Hz 平均听阈＞25dB，每增加 1dB 增加 1.5%伤残值
AAOO-59	500Hz、1000Hz、2000Hz 平均听阈＞25dB，每增加 1dB 增加 1.5%伤残值
美国伊利诺伊州	1000Hz、2000Hz、3000Hz 平均听阈＞30dB，每增加 1dB 增加 1.82%伤残值
美国新泽西州	1000Hz、2000Hz、3000Hz 平均听阈＞30dB，每增加 1dB 增加 1.5%伤残值
美国俄勒冈州	500Hz、1000Hz、2000Hz、3000Hz、4000Hz、6000Hz 平均听阈＞25dB，每增加 1dB 增加 1.5%伤残值
美国威斯康星州	500Hz、1000Hz、2000Hz、3000Hz 平均听阈≥30dB，每增加 1dB 增加 1.6%伤残值
加拿大不列颠哥伦比亚省	500Hz、1000Hz、2000Hz 平均听阈＞28dB，每增加 1dB 增加 2.5%伤残值
加拿大曼尼托巴省及新斯科舍	500Hz、1000Hz、2000Hz、3000Hz 平均听阈≥35dB

注：AAO. 美国耳鼻喉协会；AMA. 美国医学会；AAOO. 美国眼科和耳鼻喉协会。

计算 BHI 之和。我国则直接计算各频率的平均值。韩国和欧洲的指南中根据不同比例计算各听阈平均值，反映了不同频率在日常生活中的应用价值差异，比较契合伤残评定的原则——对日常生活的影响。因此修订相关伤残评估标准时可相互借鉴，但是各频率的比例权重还需深入思考，以反映各频率与人体听觉的特征关系。

无论是单耳还是双耳，国外指南均根据较好耳与较差耳所占比例不同将其转换为双耳听力残值，继而转换为全身伤残值。较好耳与较差耳在转换为双耳听力残值时所占比例也不同，美国与南非较好耳与较差耳的比例为 5∶1，我国进行听力伤残评估时较好耳与较差耳的比例为 4∶1，同时也有部分标准将左右耳作为单独指标来判定个体伤残等级，各等级的划分是以 41dB、61dB、81dB、91dB 为界，考虑单耳或双耳是否达到此界限，确定受检者伤残等级，因此对于临界状态的听阈值的确定需非常谨慎。国外指南以比例的形式计算双耳听力残值，可较完整地反映个体听力水平对日常生活的影响。

我国听觉障碍伤残评定根据损伤为双耳或单耳的听力水平的差异，分为等级四至等级十，分别对应全身伤残值 70%～10%。各个国家双耳残疾值在 0～100%，在转换为 WPI 时，均始于 0，但最高伤残值不同——KAMS 指南规定双耳听力完全丧失占 WPI 的 60%，AMA 指南为 35%。若按 AMA 标准，《致残分级》标准残疾值在 3%～35%，与该标准的等级残疾值（10%～60%）存在很大不同。单耳完全性耳聋（另一耳正常）的全身伤残值比例，韩国为 17.5%，欧洲标准为 14%，美国为 16.7%，我国为 30%。总体而言，同一程度的听力障碍，我国伤残评定较国外偏高。

我国听力伤残评估考虑年龄因素对听力的影响，美国、南非伤残评估时不考虑老年性耳聋。《致残分级》中修正的年龄为 18～70 岁。通过计算各个频率的听阈偏差矫正年龄因素影响，同一年龄不同听阈的偏差值不同。同时考虑到性别对年龄调整的影响，1500Hz以下时男女性听阈偏差一致，2000～4000Hz 时男性听阈偏差大于女性。分级方法不仅考虑到老年性耳聋，还考虑到年龄对不同频率听阈的影响。上述年龄调整方法多针对老年性耳聋，但需注意耳聋对儿童的影响，除声音信息的获取障碍外，还会影响其言语学习、心理和智力发育等。因此，对儿童的听力下降的伤残评定，也应该增加一定的伤残值，特别是严重听力减退者。

　　耳鸣在一定程度上会影响个体的听力水平，特别是严重耳鸣影响日常生活能力，因此国外均有相应的调整，如重度耳鸣，美国、韩国的指南中加 5% 的 BHI。但我国听力评估有关标准中未考虑耳鸣对受检者日常生活的影响，未对听力伤残值进行相应的调整。尽管对耳鸣真伪目前无客观方法的测评，但若有较长时期的诊疗记录或治疗史，可验证耳鸣是存在的，应对其伤残等级做一定调整。当严重耳鸣影响个体日常生活，且有客观资料证明耳鸣存在时，听力相关标准修订中应考虑耳鸣对听力伤残值的调整。

　　《致残分级》中有关听力减退的等级标准是基于 1997 年 WHO 听力损失标准进行制订的，较既往伤残标准符合标准的时代性。但该标准未体现耳鸣对听力和日常生活的影响，以及不同频率听阈在日常生活中的比重差异，因此还有待进一步完善。同时听力减退对言语分辨能力、儿童言语学习等也有一定影响，在伤残评估时应充分考虑听力减退对个体日常生活的影响，并进行综合评定。《致残分级》以纯音测听结果为依据，根据 WHO 听力损失标准中各等级听力阈值节点判断个体听力减退程度，各实验室客观测听与纯音听阈的校正值存在一定差异，对各实验室的校正值也需进行详细、认真、全面审核。同时相关研究也显示听力正常人与听力障碍个体的客观测听校正值也存在一定差异，而目前标准中的校正值是基于正常人数据，因此为保证结果能真实反映个体听力损失水平，听力相关标准修订时应根据不同听力障碍程度建立相应的校正值。

（范　飞　邓振华）

第六章　口腔颌面部损害

第一节　解剖生理概述

面部指上至发际，下达下颌骨下缘，两侧至下颌支后缘的部位。颌面部指眉间点的水平线以下的面部区域。颌面部骨性结构主要包括上颌骨、下颌骨、颧骨、鼻骨、腭骨、犁骨、泪骨和下鼻甲等 14 块骨，同时也包括牙齿这一特殊结构。面部的诸多结构为各种功能奠定了基础，如保护重要的解剖结构和器官的功能（如牙齿咀嚼）、组成消化系统和呼吸系统的通道、参与表情和表达情绪、参与发音等。本章主要介绍上颌骨、下颌骨、颧骨、鼻骨和牙齿损害的内容。

口腔和牙齿在进食和消化中具有重要作用，当面部相关结构损伤后则不能保证进食时食物保存在口腔内。口腔和舌为发音提供了必要的结构基础。口腔和鼻腔也是呼吸系统的重要通道。面部在人与人的交流中也占重要地位，在情绪识别和表达方面具有不可替代的作用。

一、颌面部骨

上颌骨位于人体颜面中部，左右各一，对称。下颌骨为人体颌面部唯一能活动的骨，位于面部前下部，呈 "U" 形。下颌骨分为下颌体和下颌支。颧骨位于人体颜面外上部，较突起，左右各一，对构成面部外形起重要作用。鼻骨在颜面部最为突出，左右各一。

二、牙　齿

牙齿是人体最坚硬的部位，位于口腔前庭与固有口腔之间，镶嵌于上、下颌骨的牙槽内。人类有两副牙列，分别为乳牙列和恒牙列。乳牙一般为 20 个，恒牙全部萌出共 32 个。牙齿根据形状和功能可分为切牙、尖牙和磨牙，恒牙磨牙又分为前磨牙和磨牙。牙齿的主要功能是参与咀嚼食物，其中切牙的主要功能为切割，尖牙的主要功能为撕裂，前磨牙及磨牙的主要功能为磨碎食物。前牙在咀嚼中的重要性不如后牙，第三磨牙由于其位置较为深在，对咀嚼的贡献也较少。在牙齿咀嚼功能权重的评定中，上颌牙齿及下颌牙齿占有相同的权重。正常咬合者，其口腔结构与功能保持和谐统一，即使患者部分牙齿缺失，其神经、肌肉系统仍能发生适应性改变，从而代偿口腔功能。然而当牙齿缺失太多时，神经、肌肉系统无法实现有效代偿，口腔功能则会受到严重的损害。

同时牙齿还辅助发音，对部分单词的发音会产生影响，如唇齿音。当上颌前牙缺失时，发音会受到明显影响。前牙在发音时所占的功能比重最大，特别是上颌前牙比下颌前牙更为重要。

牙齿及颌骨是颌面部软组织附着的结构，其缺失会对面部形态产生较明显的影响，并会影响到面部整体的协调与美观。牙齿对面部美观的影响从前牙到尖牙、前磨牙到磨牙依次递减，上颌牙齿对维持面部美观比下颌下齿更为重要。

国外残疾标准中单独涉及牙齿原发性损伤的条款较少，多根据其损伤后对功能的影响综合评定。例如，KAMS 指南中全口牙缺失、佩戴义齿、轻度影响咀嚼功能，对应伤残值为 1%～20%。澳大利亚指南（第 2 版）中提到牙齿损伤仅在影响咀嚼和吞咽功能和（或）造成容貌毁损时才可进行评估，同时牙齿缺失的评定需在义齿安装后进行。

第二节　AMA 指南口腔颌面部残损评定

AMA 指南中对颌面部损伤的评定，以对功能的影响为主。牙齿、嘴唇、颞下颌关节、舌、硬腭、软腭、咽扁桃体区域及口咽部共同组成口腔。鼻区包括鼻的外部、鼻腔和鼻咽。面部各结构具有重要的作用，如保护底层结构或组织（如眼睛）、呼吸和吞咽的通道、表情和语言交流的媒介。嘴唇和口腔是吞咽的入口，此部位功能紊乱或损伤会造成进食时流口水，或无法保持食物或液体在口内；有助于发音，增加言语清晰度；鼻和口腔也是呼吸的入口。此部位的损害可能来自神经紊乱、瘢痕形成和挛缩或组织缺失。本部位将从涉及的功能障碍方面进行讨论，包括呼吸、咀嚼和吞咽、嗅觉和味觉、言语和发声。本节主要涉及颌面部损伤后呼吸和咀嚼、吞咽功能障碍的残损评定。

一、呼吸功能

呼吸系统包括肺和空气通道，如鼻腔、口腔、咽、喉、气管和支气管等。本部分仅讨论上呼吸道损害导致的呼吸功能障碍。呼吸困难是导致个体生活能力下降的主要因素，也会导致永久残疾。主诉或主观症状通常首先是呼吸困难，特别是在运动时加重。当静息时出现呼吸困难，说明个体的呼吸功能障碍可能已非常严重。呼吸困难可能伴有或不伴有相关体征或症状。呼吸困难通常与鼻塞无关，因为成年个体可通过口呼吸代偿。此症状可能是因为咽部狭窄、声带麻痹或固定、喉部狭窄或气管狭窄等。对上呼吸道呼吸困难原因的评估通常包括经鼻咽喉镜、气管镜检查，影像学检查和肺功能检查等。

喉激惹引起的喉痉挛会导致严重的间歇性气道阻塞，在此情况下，吸气声带矛盾性内收而导致气导阻塞，此现象称为声带功能障碍（vocal cord dysfunction，VCD），也称为反常声带运动。这种声带闭合常会引起呼吸困难或喘鸣，造成恐慌感。VCD 常由喉咽反流（laryngopharyngeal reflux，LPR）造成，环境刺激物和过敏原在 VCD 形成过程中也起一定作用。反常的声带运动可能也是呼吸肌局灶型肌张力障碍的表现。有呼吸通道缺陷的个体可根据表 6-1 进行评估。该表的使用步骤：根据既往史这一关键因素，确定受检者残损等级。默认残损值为该等级中间残损值；根据受检者体格检查、临床诊断和客观检查结果调整残损值；受检者残损等级为 4 级时，可根据非关键因素数量确定残损值。阻塞性睡眠呼吸暂停的永久性损害根据呼吸系统损害章节内容进行评估。

表 6-1　呼吸道损害残损评定

	残损等级				
	0 级	1 级	2 级 [a]	3 级	4 级 [b]
WPI（%）	0	1~9	11~27	30~42	45~58
严重程度（%）		1/3/5/7/9	11/15/19/23/27	30/33/36/39/42	45/48/51/54/58
既往史 [c]	静息状态下无呼吸困难，运动时轻微或未受到影响	静息状态下无呼吸困难，大力活动时可能受到影响，或需要预防性地限制活动，或需用药物来维持最佳功能	静息状态下无呼吸困难，长时间劳累、爬山、娱乐或类似的活动造成呼吸困难，但久坐不动不会出现呼吸困难	静息状态下无呼吸困难，爬 2 层及以上楼梯出现呼吸困难，休息后爬楼梯也感觉呼吸困难，或其他日常活动中感觉呼吸困难	静息状态下呼吸困难，除个人清洁、穿衣或梳妆之外，其他日常生活活动都会加重呼吸困难、呼吸机依赖（参考呼吸系统损害章节）
体格检查	口咽部、喉咽部、喉部、气管上段或下段轻微小病变，或鼻、鼻咽部不完全或发作性阻塞	前述部位轻度病变，或鼻、鼻咽部不完全或发作性阻塞	前述部位中度病变，或鼻、鼻咽部可逆性或永久性完全阻塞	前述部位严重病变，或仅部分可逆的鼻咽部阻塞	前述部位严重病变，或鼻腔、鼻咽部不可逆的完全性阻塞
诊断或其他客观发现	无客观阳性发现	鼻窦 CT 显示轻度黏膜增厚，鼻咽或口咽轻度梗阻，喉镜可显示声带功能轻度改变	鼻窦 CT 显示中度黏膜增厚或中度鼻甲肿胀，中度鼻咽或口咽梗阻，喉镜可显示声带功能中度改变	鼻窦 CT 显示中重度黏膜增厚或鼻甲肿胀，或中重度鼻咽或口咽梗阻，或喉镜检查可显示中重度声带功能改变	鼻窦 CT 显示弥漫性严重黏膜增厚或鼻甲严重肿胀，或鼻咽、口咽严重梗阻，喉镜可显示声带功能严重改变，如双侧瘫痪

注：a. 成功的气管切开术或造口者残损值应为 25%。b. 根据体格检查和客观检查结果的严重程度和数量，升入 4 级。c. 关键因素。

二、咀嚼和吞咽功能

AMA 标准中无明确的牙齿或口腔原发性损伤或缺失所对应的伤残值，对牙齿损伤的评定基于功能障碍。进食主要包括咀嚼和吞咽。其中，牙齿最重要的功能是咀嚼，口腔、咽、喉也是重要的进食通道。

应达 MMI 状态且伤情稳定后再评价咀嚼功能。进食方式改变是咀嚼功能受限的表现，也是伤残评定的客观指标。根据进食受限类型，进食半固体或软食可对应 WPI 为 5%、10%、15%；流食可对应 WPI 为 20%、25%、30%；管饲或胃造口术可对应 WPI 为 50%。

第三节　欧洲地区残疾标准口腔颌面部残损评定

一、欧 洲 指 南

欧洲指南提出牙齿缺失不可装义齿，切牙或尖牙对应 WPI 为 1%，前磨牙和磨牙对应 WPI 为 1.5%；牙齿创伤后影响咀嚼功能，对应 WPI 为 2%～10%；全牙缺失对应 WPI 为 28%。

二、北爱尔兰指南

2016 年版《北爱尔兰人身伤害案件赔偿金通用评估指南》（*General guidelines as to the amounts that may be awarded or assessed in personal injury claims*）提出牙齿损伤的评定一般在系统治疗后，牙齿损伤严重程度的评定主要是基于损伤引起的不适程度和治疗程度，以及对进食的影响。乳牙缺失的赔偿金额为 4400～7000 英镑，牙齿折断的赔偿额为 7500～10300 英镑，牙齿缺失的赔偿额为 10300～12700 英镑。当多个牙齿缺失时需考虑各种影响因素后进行综合评定，包括损伤牙齿的数量、牙齿的位置、伤者口腔卫生环境、美观情况，以及对咀嚼功能的影响。

1. 面颊骨折（颧骨）　常为单侧，导致面颊变平。眼眶骨折常伴随面颊骨折，引起眼部外观改变（如凹陷）。面颊骨折也常会出现神经损伤，遗留面部症状（如麻木感）。LeFort 骨折属于此类面颊骨折。轻度骨折（颧骨单纯性无移位骨折，已基本恢复）的赔偿金额为 21 200～42 200 英镑。中度骨折（颧骨骨折需手术治疗，预期完全恢复或美容效果差）的赔偿金额为 37 700～47 300 英镑。重度和永久损伤（颧骨复杂和多处骨折，需要多次手术，预后延迟，可能会导致不完全愈合，产生永久不良后果，如面部麻木）的赔偿金额为 47 500～55 600 英镑。

2. 鼻骨骨折　轻度骨折（鼻部单纯无移位性骨折，现已基本恢复）的赔偿金额为 18 000～22 100 英镑。中度骨折（鼻骨骨折需手术治疗，预期完全恢复或美容效果差）的赔偿金额为 22 100～32 200 英镑。中重度骨折（鼻骨骨折需手术，可能对嗅觉有短期影响）的赔偿金额为 32 400～46 600 英镑。重度和永久损伤（鼻骨的复杂和多处骨折，需多次手术，并可能对嗅觉有持久的影响）的赔偿金额为 44 500～63 900 英镑。

3. 下颌软组织损伤　主要是颞下颌关节。轻度损伤（指韧带没有撕裂的轻微损伤，通常下颌活动尚可，可能有压痛和轻微肿胀，但已基本恢复）的赔偿金额为 11 000～20 800 英镑。中度损伤（韧带部分撕裂，明显肿胀、广泛瘀伤、疼痛和下颌运动功能下降；可能会对进食有影响，但可完全恢复）的赔偿金额为 19 500～27 600 英镑。严重和永久损伤（韧带和肌肉损伤致下颌运动受限，可能需要大量手术；出现进食改变，持续疼痛，颞下颌关节弹响，张口受限等）的赔偿金额为 25 900～52 700 英镑。

4. 颞下颌关节脱位 轻度损伤（损伤已基本恢复，可能需要关节复位且已基本恢复）赔偿金额为 21 200～35 400 英镑。中度损伤（损伤需通过手法复位，并经过更长时间治疗才可能恢复，对饮食造成一定影响）赔偿金额为 36 100～63 300 英镑。严重和永久损伤（损伤需通过手法复位，可能包括更多的侵入性治疗，甚至需要手术来复位；可能出现持续的疼痛和僵硬，关节活动下降，后期易脱位等；出现饮食改变，张口受限）赔偿金额为 52 700～68 600 英镑。

5. 颌骨骨折 轻度骨折（上颌骨或下颌骨的单纯性骨折，现已基本恢复）的赔偿金额为 21 200～47 100 英镑。中度骨折（颌骨骨折需手术治疗，预期可完全恢复或容貌影响小；可能会导致一些进食影响）的赔偿金额为 35 900～74 900 英镑。严重和永久损伤（颌骨的复杂和多发骨折，需要大量手术治疗，预后延迟，可能导致不完全愈合；可能会改变饮食，张口受限）的赔偿金额为 52 700～80 200 英镑。

第四节　国内外残疾标准比较

一、我国主要伤残标准比较

我国伤残标准根据牙齿缺失、折断或松动的数目，以及周围结构的损伤，评定伤残等级。2014《工伤伤残》对牙齿损伤的起点较其他两个伤残标准略低，仅 1 枚切牙或 2 枚其他牙齿即可达十级伤残，而《致残分级》和《保险伤残》需达到缺失 7 枚或 8 枚牙齿。一般上颌骨或下颌骨牙齿缺失 7 枚以上时，因其对𬌗的牙齿同样也会失去功能，相当于个体丧失了 14 枚牙齿的功能，即对应人体牙齿功能的 50%，因此《致残分级》和《保险伤残》的牙齿损伤伤残评定的起始缺失数量为 7 枚。前述 3 部残疾标准涉及伤残具体条款中，均有多个条款同时涉及牙齿损伤及牙槽骨、颌骨的损伤。但偶有部分损伤累及多个牙齿而未出现严重的牙槽骨损伤，因此伤残等级评定标准中，除牙齿损伤合并牙槽骨损伤的条款，还应加入相应损伤程度的单纯牙齿损伤的情况。需注意的是，目前国内牙齿损伤的相关标准均未涉及区分乳牙和恒牙。

单纯的上下颌骨损伤的伤残评定以颌骨缺损的比例来分级。我国标准条款中也涉及咀嚼和吞咽困难、上呼吸道损伤致呼吸困难，以及咽、喉损伤的发音困难，张口受限等相关条款。整体而言颌面部与鼻咽喉损伤的伤残认定的方法基本一致，但部分损伤伤残等级存在一定的差异。如张口受限Ⅲ度在《致残分级》为八级伤残，但在《保险伤残》和《工伤伤残》中为六级伤残。

二、国内外伤残标准比较

（一）牙齿权重

在我国伤残标准中，仅《工伤伤残》中提到了切牙、第三磨牙、其他牙齿缺失后伤残评定的差异，其他标准均未体现不同牙齿功能的重要性。不同牙齿在咀嚼、美观、语言方面的重要性均不同，前牙在语言和美观功能上的比重更大，而后牙在咀嚼功能上的比重更大。因此在评定伤残等级时应考虑损伤牙齿的部位，考虑咀嚼、美观、语言功能，综合评定，如切牙和磨牙在实现牙齿功能上很重要，因此其缺失或牙折的数量在少于其他牙齿数量的情况下即可达同一伤残等级。

（二）评价指标

国内外均有部分标准仍以缺失牙齿为评价标准，但是在评价中更多见的是牙齿的损伤，这些损伤可能只累及部分牙冠，或更为复杂的部分（可能包括牙釉质、牙本质、牙髓或牙根的结构），因损伤程度的不同从简单地影响美观到失去牙髓活力成为死髓牙。因此，牙齿损伤相关标准也应该根据其损伤程度对应不同的伤残等级。

（三）邻牙与对牙

牙齿缺失对口腔功能的影响并不是孤立存在的，还包括邻牙向缺隙侧的移位，以及对𬌗牙的伸长、垂直高度的降低及其他可能的影响。当牙齿缺失后，虽然其对𬌗牙仍然存在，但由于咀嚼功能无法实现，因此在计算咀嚼功能时应该把对𬌗牙功能缺失的权重也加进去。同时牙齿的缺失也会引起邻牙的倾斜及对牙的增长，影响对位咬合，会对关节造成影响，因此牙齿缺失引起咀嚼功能减低时，应该同时考虑邻牙和对牙的情况。但在辅助发音的评价中，通常只评价单颌。

综上，对于牙齿损伤的评定不应仅考虑损伤个数，还应考虑损伤部位、对周围牙齿的影响、损伤程度、伤者受伤前口腔环境等，全面了解受检者的损伤情况、牙齿的健康情况及是否有人为因素。

（范 飞 王 亮）

第七章　心血管系统损害

第一节　解剖生理概述

心脏是位于胸腔纵隔内的中空肌性纤维性器官，主要由心肌纤维构成，是动、静脉的连接枢纽和心血管系统的动力泵。心脏的活动周期称为心动周期，包括心房、心室的收缩和舒张。

动脉是运送血液离心的管道，分为大动脉、中动脉和小动脉。由左心室发出的主动脉及各级分支运送动脉血，由右心室发出的肺动脉干及其分支则输送静脉血。毛细血管是连接动、静脉末梢间的管道。毛细血管彼此吻合成网，是血液和组织液进行物质交换的主要场所。静脉是运送血液回心的血管。小静脉由毛细血管汇合而成，在向心回流过程中不断接受属支，逐渐汇合成中、大静脉，最后注入心房。静脉回流受阻可引起组织水肿，表现为体表组织凹陷性水肿、器官肿大、胸膜腔和腹膜腔积液等。

第二节　AMA 指南心血管系统残损评定

一、评残总则

AMA 指南（第 6 版）为全面综合反映常见的心血管系统疾病的残损状况，将涉及心血管系统损害的评残内容划分为瓣膜性心脏病、冠状动脉性心脏病、心肌病、心包疾病、心律失常、高血压性心血管疾病、周围血管疾病（上、下肢）和肺动脉疾病。与既往版本不同的是，AMA 指南在心血管系统评残部分引入了治疗依从性（BOTC）。

心血管系统损害患者通常会表现出不同程度的心功能不全症状，而在 AMA 指南中，心功能不全分级的主要划分依据是纽约心脏协会（NYHA）提出的心功能分级，具体内容见表7-1。此外，加拿大心血管协会发布的心绞痛分级也可作为参考标准，用于心绞痛患者的残损评定。

表 7-1　NYHA 心功能分级

级别	患者表现
Ⅰ	患者活动无限制；日常活动无症状表现
Ⅱ	患者活动轻度受限；静息时无明显不适，一般活动时可出现症状
Ⅲ	患者活动明显受限；静息时无明显不适，轻微体力活动时可出现症状
Ⅳ	患者应保持坐卧休息；任何体力活动均可出现不适，静息时可出现症状

　　心功能是指在有氧范围内，机体所能完成的最大强度活动的代谢当量（metabolic equivalent of task，MET），MET 代表特定活动状态相较于静息状态的能耗水平。心功能是直接反映心脏能力状况好坏的指标，可作为衡量指标用于心血管系统残损评定。目前临床上所使用的测量 MET 的方法有平板运动试验和踏车运动试验，踏车运动试验相较于平板运动试验更精确。另左心室功能状态是评估心脏损害的一个重要指标，几乎任何形式的心脏残损评定都需对该项目进行评估，常用手段为超声心动图，即心脏彩超。其中，左心室射血分数（left ventricular ejection fraction，LVEF）是临床评估心脏左心室功能最常使用的一项指标，计算方法：LVEF=每搏输出量/左心室舒张末期容积×100%。

　　按照心脏射血分数（ejection fraction，EF）将心功能障碍划分为以下几个等级：EF 大于 50% 为心功能正常；41%～50% 为轻度功能障碍；31%～40% 为中度功能障碍；小于 30% 为重度功能障碍。

二、评 残 方 法

　　AMA 指南（第 6 版）规定，涉及心血管系统损害的评残时限为患者达到 MMI。评残方法为根据关键因素确定残损等级，而后参照非关键因素在同一残损等级内调整严重程度和残损值。心血管系统残损评定中以客观辅助检查结果作为关键因素，每一级的初始默认值为 C 等。

　　首先根据客观检查结果（objective test result）查表确定残损等级；默认残损值为 C 等对应的残损值；确定非关键因素校正值，并记录其与残损等级间的差值，计算差值总和，根据该值对默认 C 等进行上下调整，确定最终残损值。例如，根据关键因素确定的残损等级为 3 级，残损程度默认 C 等。非关键因素校正值为 1 和 3，与残损等级的差值分别为：1-3=-2；3-3=0。两者之和为-2，C 等下调至 A 等，由 3 级 C 等调整为 3 级 A 等。

　　由于非关键因素不影响残损等级，即残损值的调整仅限于同一残损等级内，因此总差值的绝对值需≤2，绝对值>2 时以 2 计算。当根据关键因素确定残损等级为 4 级时，且两个非关键因素也分别对应 4 级时，总差值则为 0，此时无法调整至 4 级 D 等或 E 等。因此 AMA 指南额外规定，当残损等级为 4 级时，每个非关键因素对应校正值默认加 1。如关键因素确定残损 4 级，非关键因素校正值分别为 3 和 4，差值分别为-1 和 0，每个值默认加 1 后，总差值为+1，最终评定为 4 级 D 等。

　　NYHA 心功能分级是 AMA 指南评残的基础，在下述的评残表格中均使用 NYHA 心功能分级。其他如加拿大心血管学会心绞痛分级、西雅图心绞痛分级和明尼苏达州心力衰竭分级等，在使用时会单独予以说明。

三、心血管系统损害残损评定

（一）心脏瓣膜病

　　心脏瓣膜病是指心脏瓣膜存在结构和（或）功能异常，是一组重要的心血管疾病。外伤少有会导致心脏瓣膜病。

心脏瓣膜病残损评定同时将患者所需的饮食因素和药物治疗因素纳入病史（非关键因素）进行综合考虑［见 AMA 指南（第 6 版）］。

（二）冠状动脉疾病

冠状动脉疾病（CAD）最常见的疾病类型是冠状动脉粥样硬化，不同程度的冠状动脉粥样硬化对人体造成的损害程度不同，轻度的动脉管腔不规则不会对血管造成损害，也不会影响管内血流状况，但当管腔严重狭窄时，会导致心脏血供减少，严重影响患者的日常活动。此外，心绞痛是冠状动脉狭窄到一定程度导致心肌缺血缺氧，进而产生的一种临床症状。

AMA 指南规定当患者满足以下 3 个条件中的 2 个时即可诊断为心肌梗死：急性 ECG 变化；心肌肌钙蛋白（包括肌钙蛋白）水平升高；通过影像学检查发现心肌受损。当患者经过手术治疗后（如冠状动脉支架置入或搭桥等），需在术后 3～6 个月且当患者处于 MMI 状态时，才可进行残损等级的评估［见 AMA 指南（第 6 版）］。

（三）心肌疾病

心肌疾病是由不同病因引起的心肌病变进而导致心肌的机械和（或）心电功能障碍，常表现为心肌肥厚或扩张。临床上心肌疾病可分为 5 种：扩张型心肌病、肥厚型心肌病、限制型心肌病、致心律失常型心肌病及未定型心肌病［见 AMA 指南（第 6 版）］。

（四）心包疾病

心包疾病是由感染、肿瘤、代谢疾病、尿毒症、自身免疫病、外伤等引起的心包病理性改变。心包疾病也会涉及残损等级的评估，如反复发作的心包炎可能会造成严重的心脏功能障碍。缩窄性心包炎也可导致心脏功能障碍，其特征表现为持续性存在充血性心力衰竭。心包炎患者查体时可闻及心包摩擦音，客观辅助检查中的超声心动图有助于评估心包积液的情况，必要时可通过 CT 或 MRI 等影像学方法测量心包厚度［见 AMA 指南（第 6 版）］。

（五）心律失常

心律失常导致的心血管系统残损通常较难评估，因其发作频率和严重程度差异较大且不稳定，患者可能表现为短暂的心悸，抑或严重至危及生命的晕厥。AMA 指南（第 6 版）指出，对于不伴有器质性心脏病的心律失常，其对应残损值较器质性心脏病的残损值低［见 AMA 指南（第 6 版）］。

（六）高血压

高血压仍然是导致冠心病、脑血管意外及严重肾衰竭的主要危险因素，也可能加剧心绞痛，甚至形成主动脉夹层。若不进行及时、规律、有效的治疗，可能导致舒张期或收缩期心力衰竭。值得注意的是，因高血压导致的其他终末器官的损害（如肾损害）也可适用于相应靶器官的损害评残标准，并且需合并高血压评残标准进行最终的残损评定（表7-2，表7-3）。

表 7-2 成年人高血压分级

高血压分级	收缩压（mmHg）	舒张压（mmHg）
正常血压	<120	<80
高血压前期	120～139	80～89
1 期高血压	140～159	90～99
2 期高血压	≥160	≥100

表 7-3 高血压性心血管疾病残损评定

	残损等级				
	0 级 [a]	1 级 [a]	2 级	3 级	4 级
WPI（%）	0	2～10	11～23	24～40	45～65
严重程度(%)		2/4/6/8/10	11/14/17/20/23	24/28/32/36/40	45/50/55/60/65
		（A/B/C/D/E）	（A/B/C/D/E）	（A/B/C/D/E）	（A/B/C/D/E）
现病史	无症状	无症状	无症状，NYHA 1 级 [b]	无症状或胸痛症状，NYHA 2 级 [b]	无症状或心力衰竭症状，NYHA 3 级或 4 级 [b]
查体发现	饮食习惯调整后血压正常；眼底检查无异常	单一药物治疗下血压正常或不需要药物治疗的高血压前期状态；眼底检查无异常	多种药物治疗下处于高血压前期或 1 期高血压；眼底检查提示可能存在高血压病变 [c]	多种药物治疗下处于 1 期高血压；眼底检查提示高血压病变	多种药物治疗下处于 2 期高血压；眼底检查提示高血压病变
客观辅助检查结果 [d]	检查无异常，无终末器官损伤；超声心动图和心电图无异常	检查无异常，无终末器官的损伤；超声心动图和心电图无异常	血清尿素氮或肌酐水平正常；蛋白尿或尿沉渣检查异常；超声心动图提示左心室正常至临界性肥厚	蛋白尿或尿沉渣检查异常；血清尿素氮和血清肌酐水平升高，肌酐清除率为正常值的 20%～50%；超声心动图提示左心室肥厚	蛋白尿或尿沉渣检查异常；血清尿素氮和血清肌酐水平升高；肌酐清除率<正常值的 20%；阵发性高血压脑病；高血压性脑血管损伤；超声心动图提示重度左心室肥厚，舒张功能障碍伴或不伴有心力衰竭体征

注：a. 使用查体结果区分 0 级与 1 级。b. NYHA，纽约心脏协会；高血压前期需要治疗性的生活方式的改变。c. 眼底动脉呈铜丝状或动静脉出现压迹，伴有或不伴有眼底出血或渗出。d. 关键因素。

（七）周围血管病变

导致永久性残损的周围血管病变主要包括以下类型：①四肢的动脉粥样硬化，可导致间歇性跛行、肢体萎缩、溃疡、坏疽，甚至截肢。在评残四肢的动脉疾病时，需考虑雷诺现象和血栓闭塞性脉管炎。②静脉疾病，如慢性深静脉血栓形成，可导致四肢疼痛、水肿和溃疡。静脉系统疾病评残需对包括静脉曲张和深静脉血栓形成等在内的静脉疾病进行残损评定。③淋巴疾病，常可导致慢性淋巴水肿和反复感染。

在 AMA 指南中，对上、下肢周围血管系统的残损分别进行评定（表 7-4，表 7-5）。两部分评残在现病史、查体发现等指标的关注点上存在差异，且客观辅助检查项目中针对上下肢的检查方法亦存在较大差异，因此将上下肢周围血管疾病单独评残，以更精确地反映患者残损水平。

表 7-4　AMA 指南下肢周围血管疾病残损评定

	残损等级				
	0 级	1 级	2 级	3 级	4 级
单侧下肢残损值[a]	0	2～10	11～23	24～40	45～65
严重程度（%）		2/4/6/8/10 （A/B/C/D/E）	11/14/17/20/23 （A/B/C/D/E）	24/28/32/36/40 （A/B/C/D/E）	45/50/55/60/65 （A/B/C/D/E）
现病史	无下肢跛行或静息时无疼痛或一过性水肿	下肢剧烈活动后可出现间歇性跛行或下肢持续性水肿；弹性加压物可缓解水肿	一般速度行走 25～100 码[c] 后出现下肢间歇性跛行或明显水肿；弹性加压物可部分缓解水肿	行走不到 25 码即出现下肢间歇性跛行或静息时出现下肢间歇性疼痛或明显水肿；弹性加压物无法缓解水肿	静息时下肢剧烈持续性疼痛
查体发现	除外周血管搏动减弱或皮下组织细微改变或静脉曲张外无其他发现	下肢可见足趾残端愈合，不伴有疼痛；肢端溃疡愈合	下肢可见两趾或以上截肢后愈合或单侧下肢持续性血管病或浅表性溃疡	血管损伤致踝关节以远截肢或两趾或以上截肢伴持续性血管病或单侧下肢持续散发性或深部溃疡	双踝关节以远截肢，或双足所有足趾截肢伴持续性血管病或深部溃疡
客观辅助检查结果[b]	踝肱指数正常	踝肱指数正常或偏高（>0.90）	踝肱指数异常（0.71～0.90）或动脉或静脉多普勒彩超提示轻度异常或外周血管造影术提示轻度外周动脉病	踝肱指数异常（0.41～0.70）或动脉或静脉多普勒彩超提示中度异常或外周血管造影术提示中度外周动脉病	踝肱指数明显异常（≤0.40），动脉或静脉多普勒彩超提示重度异常或外周血管造影术提示重度外周动脉病

注：a. 周围动脉疾病。b. 关键因素。c. 1 码≈0.91 米。

表 7-5　AMA 指南中上肢周围血管疾病残损评定

	残损等级				
	0 级	1 级	2 级	3 级	4 级
单侧上肢残损值（%）	0	2～10	11～23	24～40	45～65
严重程度（%）		2/4/6/8/10 （A/B/C/D/E）	11/14/17/20/23 （A/B/C/D/E）	24/28/32/36/40 （A/B/C/D/E）	45/50/55/60/65 （A/B/C/D/E）

续表

	残损等级				
	0级	1级	2级	3级	4级
现病史	静息时无间歇性乏力或疼痛或一过性水肿,上肢活动无受限	上肢高强度运动后可出现间歇性乏力或持续性水肿或遇冷感疼痛	上肢中强度运动后可出现间歇性乏力或轻度水肿	上肢低强度运动后可出现间歇性乏力或中度水肿	静息时可出现持续性剧烈疼痛或重度水肿
查体发现	外周血管搏动减弱或指尖皮下组织微量改变	上肢可见手指截肢后愈合残端,无痛感,伴持续性血管病或愈合溃疡征象或雷诺现象伴血管阻塞,生活方式改变或药物治疗无法完全改善血管阻塞	上肢可见单手两指及以上截肢愈合伴持续性血管病或浅表性溃疡	腕关节以远缺失或双手两指及以上缺失伴持续性血管病或单侧肢体持续性或深部溃疡	双侧腕关节以远缺失或双手所有手指缺失伴双上肢持续性或深部溃疡
客观辅助检查结果 a	X 线检查提示动脉钙化	指肱指数<0.8 或手指温度低伴多普勒超声信号改变,使用保暖措施无法使手指温度升高	上肢动脉或静脉多普勒彩超提示轻度异常(不包括截肢)	上肢动脉或静脉多普勒彩超提示中度异常(不包括截肢)	上肢动脉或静脉多普勒彩超提示明显异常(不包括截肢)

注:a. 关键因素。

(八)肺动脉疾病

肺动脉高压(PAH)是一种进行性、衰弱性疾病,病因包括肺静脉和毛细血管疾病、心力衰竭、肺栓塞、肺实质疾病和肥胖等。二尖瓣狭窄或关闭不全亦会产生影响,因此,在进行肺动脉疾病所致的残损情形评定时应对二尖瓣的情况加以考虑[见 AMA 指南(第 6 版)]。

第三节　KAMS 指南周围血管残损评定

KAMS 指南将周围血管病的残损评定划分在四肢残损评定部分中进行介绍,且分为上、下肢两部分分别进行说明(表 7-6,表 7-7)。上肢周围血管残损是指上肢动、静脉结构或功能障碍,并主要以雷诺现象导致的功能障碍情况进行评定。KAMS 指南中规定只有在通过多普勒超声或磁共振检查确诊伤者存在上肢周围血管病后,再结合其临床表现,方可进行残损等级的评定。

表 7-6　KAMS 指南上肢周围血管病残损评定

	残损等级				
	1 级	2 级	3 级	4 级	5 级
WPI（%）	5	15	30	60	90
表现	静息痛（-），短暂性水肿，指尖皮下组织缺失，影像学检查显示动脉钙化，需药物治疗	静息痛（-），一断指表面愈合，持续性血管疾病或血管溃疡	静息痛（-），但在日常活动中感受疼痛，水肿，2～3 个断指表面愈合，持续性的血管或浅表溃疡	间歇性静息痛，水肿，双上肢的多个手指被截肢或一侧上肢腕部以上截肢，持续性深部溃疡	严重静息痛，水肿，双上肢手指全部截肢或一侧上肢腕部以上截肢，双上肢持续性深部溃疡

表 7-7　KAMS 指南下肢周围血管病残损评定

	残损等级				
	1 级	2 级	3 级	4 级	5 级
WPI（%）	5	15	30	60	90
表现	无跛行，休息时无疼痛，暂时性水肿；查体见无脉，皮下组织最低程度的缺损，动脉或静脉无症状性扩张；影像学检查发现动脉钙化	匀速行走不到100m 即会出现间歇性跛行；或持续性中度水肿，腿部弹性支架无法全部控制病情；或存在血管损伤的迹象，如一侧手指残端愈合	匀速行走 25～100m 即会出现间歇性跛行；或水肿明显，可由腿部弹性支架部分控制病情；或存在血管损伤的迹象，如一侧肢体 2 根及以上手指残端愈合	匀速行走不到25m 会出现间歇性跛行；或水肿明显，腿部弹性支架不可控制病情；或存在血管损伤的迹象，如双上肢 2 根及以上手指截肢	休息时存在严重的持续性疼痛；或血管损伤如双下肢脚踝及以上截肢；或双足所有足趾全部截肢

第四节　欧洲指南心血管系统残损评定

欧洲指南将心血管系统分为心脏和脉管系统两大部分，分别归属两个不同的系统。在条款设定方面，欧洲指南直接罗列残损情形，并给出对应的 WPI 范围；每种残损情形对应的残损值范围跨度较大，评定人的自由裁量权较大，对评定人的专业性和经验要求较高。

一、心脏残损评定

欧洲指南心功能损害部分，仍以患者的心功能不全为主要评定依据，并以 NYHA 心功能分级为评定基础，同时结合患者的辅助检查及其他一系列辅助检查（如 ECG 检查、多普勒超声检查、运动耐受性测试、食管内镜检查、心脏导管插管等）对全身残损值予以综合评定。同时需说明的是心脏射血分数是残损评定较为重要的客观辅助检查指标。表 7-8

为欧洲指南心脏残损评定的相关条款。

在评估心脏移植术后心脏功能时，需考虑到患者需要大量药物（包括免疫抑制剂）维持移植后的状态，同时也需密切结合医疗监测的情形，予以综合评定。

表 7-8　欧洲指南心脏残损的评残条款

表现	WPI（%）
心功能障碍	
休息时伴随任意心功能性症状，经临床检查及其他辅助资料确证；以药物治疗为主且常需要住院治疗，EF＜20%	＞55
休息时伴随任意心功能性症状，经临床检查及其他辅助资料确证；以药物治疗为主且常需要住院治疗，EF 在 20%～25%	45～55
需药物治疗和（或）出现心律失常，EF 在 25%～30%	40～45
心功能受损，影响日常活动（如快速行走），心脏多普勒彩超结果明显异常，运动时心电图检测结果异常，需药物治疗，EF 在 30%～35%	35～40
心功能受损，影响日常活动（如快速行走），心脏多普勒彩超结果明显异常，运动时心电图检测结果异常，需药物治疗，EF 在 35%～40%	25～35
患者自诉剧烈运动时心功能受限，出现心功能不全症状，需药物治疗及密切观察，EF 在 40%～50%	15～25
患者自诉剧烈运动时心功能受限，无心功能不全或心肌缺血症状，需药物治疗及定期监测，EF 在 50%～60%	8～15
无运动功能受限，运动耐受性良好，需药物治疗和（或）定期检测心功能，EF＞60%	≤8
心脏移植	
心脏移植患者需要大量的药物治疗和密切监测，根据心功能的状况及免疫抑制剂的耐受性程度确定残损值	25～30

二、脉管系统残损评定

欧洲指南心血管系统评残中的脉管系统评定包括动脉系统功能障碍残损评定、静脉系统功能障碍残损评定及淋巴管功能障碍残损评定，同时欧洲指南规定脉管系统残损评定需考虑药物治疗及后续医疗监测，尤其是下肢坏死截肢后进行假体安装的情形。此外，还应注意对欧洲指南中未涉及的残情，应参照指南规定的残情评定条款，对比临床症状、客观辅助检查结果等，综合进行比照评定。

（一）动脉系统

动脉系统功能障碍残损评定见表 7-9。

表 7-9　动脉系统功能障碍残损评定

部位	具体表现	WPI（%）
下肢	运动时感觉不适（如出现间歇性跛行）	5～15
	静息时感觉不适（如自发性缺血性疼痛等）	15～25
	组织坏死，严重时需要截肢	＞25
上肢	根据功能受损程度确定伤残值（肌力下降、体温过低等）	5～10

（二）静脉系统

静脉系统主要是对静脉炎后遗功能障碍进行评残，但需将次残损前的伤残或病残情形纳入考量（表 7-10）。

表 7-10　静脉系统功能障碍残损评定

具体表现	WPI（%）
无论行走多长时间均感不适，双下肢水肿明显，需时刻穿着支撑袜；瘀积性皮炎和溃疡反复发作	10～15
无论行走多长时间均感不适，双下肢水肿明显，需时刻穿着支撑袜；瘀积性皮炎	4～10
夜晚出现双下肢水肿，感觉双下肢"沉重"	≤4

（三）淋巴管系统

淋巴管系统功能障碍残损评定见表 7-11。

表 7-11　淋巴管系统功能障碍残损评定

淋巴管（淋巴水肿）	WPI
上肢出现相关症状	≤10%
下肢出现相关症状	参考静脉系统功能障碍残损评定

第五节　国内外残疾标准比较

我国现行残疾标准中关于心血管系统评残内容的差异较大，如《致残分级》有关心血管系统评残条款设定，从十级到一级伤残（无五级和七级伤残）合计 17 个条款，涵盖多种残损情形；而《保险伤残》仅涉及 3 个伤残等级，对应 3 个条款。同时我国残疾标准和国外残损标准关于心血管系统的评残部分差异也较大：国内残疾标准采用等级划分，AMA 指南（第 6 版）采用残损等级合并严重程度评定全身残损值，欧洲指南直接评定全身残损值。

一、评残原则及方法

AMA 指南（第 6 版）要求应在患者已经达到 MMI 的前提下，针对其心血管系统残损情况，先后评定残损等级和严重程度，最后转换成全身残损值。而欧洲指南则通过直接罗列评残条款，将心血管系统划分为心脏呼吸系统和脉管系统，转而根据患者的后遗症情况和临床表现进行全身残损值的评定。上述 2 种残损评定指南均是对患者全身残损值进行评估；且心功能不全均以 NYHA 心功能分级标准作为评定基础；强调将心脏射血分数作为客观检测指标。我国主要残疾标准对心血管系统的评残依据和原则较为相似，均强调心血管系统损伤后的结果或结局、对人体功能的影响，残情参照心血管伤残后的相应条款进行伤残等级的确定。

我国心血管系统伤残评定依据确诊诊断，根据住院或门诊病历、案情、心血管影像资料及心血管系统查体结果，综合评估，并做出评定；并参照对应标准的心血管伤残的条款做出结论。AMA 指南（第 6 版）则主要依据心血管系统的客观辅助检查结果进行定级，再根据病史和查体调整严重程度，最终确定全身残损值，心血管系统每一残情均有对应的残损评定表，且覆盖了临床绝大部分常见的心血管系统疾病，全面且细致。欧洲指南则根据症状表现、心脏射血分数及对药物和医疗的依赖，参照条款直接进行全身残损值的评定。综上所述，我国心血管系统评残标准可在现有基础上进一步借鉴 AMA 指南（第 6 版），参考其综合多种因素采用区域残损、以功能性评估为主的评定方法，使我国残疾标准该部分的评定结果与国际接轨，并最大限度反映患者的实际残情。

二、残损等级划分

AMA 指南（第 6 版）心血管系统评残等级划分采用残损等级和严重程度进行评定。该指南对心血管系统的评残除了周围血管病的残损评定表之外，所有疾病的残损评定表均是残损等级和严重程度直接对应最终 WPI，而对周围血管病分为上肢和下肢两个残损表格分别进行评定，且残损等级和严重程度对应的是单侧上下肢的残损值，而后需根据四肢占全身的比重，并结合 AMA 指南的复合算法计算最终全身残损值。欧洲指南心血管系统残损条款范围划分直接对全身残损值的跨度范围进行划分，其中心脏残损主要依据心功能不全的程度和心脏射血分数的评定，对心脏残损累及全身残损值进行划分；而脉管系统残损主要依据上下肢出现的症状及体征进行划分。

我国残疾标准中心血管系统残损等级划分采用十级划分的方式，其中《致残分级》中心血管系统残损条款涉及除五级和七级之外的全部 8 个等级，残损值覆盖 10%~100%（40% 和 60% 除外）；《工伤伤残》中心血管系统残损条款涉及 12 条，从八级到二级；《保险伤残》心血管系统残损条款则较少，仅有 3 条。我国残疾标准中心血管系统残损值设置不连续，跳跃性大，虽覆盖 10%~100%，但每级相差 10%，与 AMA 指南（第 6 版）相应条款残损值相比，残损值设置不连续，建议日后我国标准的修订可借鉴 AMA 指南（第 6 版），对残损值进行连续设置。

三、标准条款比较

（一）国内外主要标准的心血管系统评残条款内容比较

AMA 指南（第 6 版）和《致残分级》涉及的残情内容较为宽泛，欧洲指南次之，《保险伤残》涉及的残情内容最少。AMA 指南心血管系统残损主要为因病致残，而《致残分级》则主要为因伤致残。《致残分级》心血管残损条款虽在内容方面与 AMA 指南相差无几，但因条款为罗列式，所涉及残情共为 17 种，而 AMA 指南心血管系统残损覆盖了绝大部分临床心血管系统疾病的评残，内容全面，残情种类多（表7-12）。

表 7-12　国内外主要标准的心血管系统评残条款内容比较

	《致残分级》	《工伤伤残》	《保险伤残》	AMA 指南	欧洲指南
心功能不全大类	√	√		√	√
心脏瓣膜性残损	√	√		√	
冠状动脉性残损	√	√		√	
心肌病性残损				√	
心律失常性残损	√	√		√	
高血压性残损				√	
心包残损	√			√	
肺动脉残损				√	
周围血管残损（上下肢）	√			√	√
心脏移植或心血管修补	√	√	√		
心脏室壁瘤残损	√				
心脏异物残损	√	√			

（二）心功能分级比较

AMA 指南（第 6 版）和欧洲指南心血管系统均以 NYHA 心功能分级为基础，而我国不同的残疾标准的心血管系统评残中心功能分级的标准则不相同，《致残分级》心功能分级较《工伤伤残》和《保险伤残》更为全面和具体。《致残分级》将心功能分为四级，重在体现体力活动和心功能对日常生活的影响，与 AMA 指南最为接近。《工伤伤残》则将心功能分为三级，主要说明了心功能对日常活动的影响。《保险伤残》的心血管系统残损并不涉及心功能分级相关内容。

综上，《致残分级》心血管系统评残规定较《工伤伤残》和《保险伤残》更全面和准确。但与国外残疾标准，尤其是 AMA 指南（第 6 版）之间仍存在一定的差距。通过对国内外标准进行比较，本章总结了值得国内标准借鉴的方法和内容，如将上下肢周围血管病变分别进行评残、统一我国标准中心功能分级等，为日后我国心血管系统残疾标准的进一步修订提供合理建议。

（刘　猛　刘文勇　邓振华）

第八章 呼吸系统损害

第一节 解剖生理概述

呼吸系统由呼吸道和肺组成。呼吸道包括鼻、咽、喉、气管及支气管等。肺由肺实质和肺间质组成。呼吸系统的功能主要是进行气体交换，即吸入氧气、排出二氧化碳。上呼吸道包括鼻、咽及喉三部分。鼻是呼吸道的起始部位，咽分为鼻咽、口咽和喉咽，其中口咽和喉咽是消化系统和呼吸系统的共同通道。喉主要由喉软骨和喉肌组成；既是呼吸通道，又具备发音的功能。下呼吸道由气管及各级支气管构成。气管是位于喉和气管杈之间的通气管道；支气管是气管分出的各级分支。肺是呼吸系统中最重要的器官，位于胸腔，在膈肌上方、纵隔两侧。肺的主要功能是呼吸，即通过吸入氧气与排出二氧化碳进行气体交换。

第二节 AMA 指南呼吸系统残损评定

一、评 残 总 则

AMA 指南（第 6 版）在评定呼吸功能障碍残损等级及严重程度时，先评估残情对患者 ADL 的影响，并尽可能找出致残的根本原因，并建议采取合理的治疗方案遏制残情的进展，使患者的 ADL 维持在所能达到的最佳状态。

同时，AMA 指南明确了呼吸系统残损评定的原则，即系统全面考查病史（包括环境暴露和外伤史）、症状与体征、体格检查、客观辅助检查结果等多指标后，予以综合评定。评残时以客观辅助检查结果为关键因素确定初始残损等级，而后的调整不得超出此等级。原因在于 AMA 指南认为客观辅助检查结果是呼吸系统残损评定中相对最为客观、实用且可靠的指标。此外，AMA 指南强调了影像技术在肺部疾病确诊中的价值。与此同时，AMA 指南引入了一个新的评残依据——治疗依从性负担（BOTC），理论上需考虑定期治疗的频率等与 BOTC 相关情况，在已有的 WPI 的基础上增加 1%~3%，但不同的肺部疾病所对应的 BOTC 已在相应的残损评定表中予以考虑。

肺功能客观辅助检查作为残损评定的关键因素，主要涉及以下几方面的观察指标：用力肺活量（FVC），第 1 秒用力呼气容积（FEV_1），第 1 秒用力呼气容积占用力肺活量的比值（FEV_1/FVC）即一秒率，肺一氧化碳扩散能力（D_{Lco}），最大耗氧量 VO_{2max} 或代谢当量（MET）。在肺容积测定方面，AMA 指南充分考虑了美国不同人种之间的差异，并将该差异作为考量指标之一。

呼吸系统功能障碍的临床症状以呼吸困难为主，还包括咳嗽、咳痰、咯血、哮鸣、胸痛、气紧及夜间盗汗等症状。AMA 指南对呼吸困难程度的分级见表 8-1。此外，虽然病史及症状的评估具有较大的主观性，且患者较易进行伪装（如呼吸困难、咳嗽等），但其可作为补充与体格检查、部分客观辅助检查等结果相互印证。需注意的是，临床表现作为患者呼吸功能评估的基础，可在一定程度上真实反映个体的功能受损水平，因此，临床表现既是主观指标，也是 AMA 指南评残的重要考量指标。

表 8-1　呼吸困难残损分级

呼吸困难程度	具体表现
轻度	平路行走速度因气短而慢于同龄人
中度	于平地正常步速行走时因喘不上气而停下
重度	平地行走几分钟或 100 码出现气短而停下
极重度	因呼吸困难出现外出困难或穿脱衣物时感气短

注：100 码≈91.44 米。

此外，AMA 指南呼吸系统评残还将烟草暴露、职业环境暴露（石棉等）及其他有毒、有害物质暴露作为呼吸功能障碍的重要影响因素纳入考量，且主要是划归于病史部分（非关键因素）进行考虑。同时，胸廓、脊柱的外形异常亦可导致呼吸功能障碍，本章评残时在体格检查部分将两者的异常程度作为重要参考依据。

二、评 残 方 法

AMA 指南评残方法和原则总结为根据关键因素确定残损等级，通过非关键因素调整残损值。在呼吸系统残损评定部分，客观辅助检查结果为关键因素，病史、体格检查等为非关键因素。具体评残步骤同本书心血管系统章节，此处不再论述。

三、评 残 内 容

AMA 指南肺功能障碍残损评定表明确了呼吸功能永久性损害残损等级的具体评定细则，临床上大多数肺部疾病均可依据该表评定相对应的残损值。其中，肺活量和肺一氧化碳扩散能力（D_{Lco}）的测定是必需检查项，而最大摄氧量（VO_{2max}）则为非必需的检查项（表 8-2）。此外，如果认为患者不符合某一级别的呼吸功能损害程度，则必须满足表 8-2 中对应列出的所有指标（VO_{2max} 除外）。值得注意的是，AMA 指南将哮喘单独列出，并制定适用于哮喘的残损评定表。

肺功能障碍残损表除可对一般的肺功能疾病或损害进行残疾评定外，还可对如过敏性肺炎、肺尘埃沉着病和肺癌等特殊情况所导致的残情进行评定。过敏性肺炎所致残损等级及严重程度的评估可以等急性发作缓解并且病情稳定后，根据肺功能障碍残损表进行评定

（表 8-2）。肺尘埃沉着病是指由于吸入无机粉尘（如二氧化硅、石棉、煤炭粉末、金属粉尘如钴和铍等）造成的肺实质不可逆性的纤维化疾病。因该病所致的残情同样可依据表 8-2评定。肺癌患者的评残比较特殊，AMA 指南指出在患者确诊肺癌后 1 年，需对患者残情进行重新评估。若重新评估时，根据现有检查手段并未检查出肿瘤复发或存在，则根据表 8-2 进行残损等级和严重程度的评估；若检查发现肿瘤并未完全消除或复发，则该患者的残损等级直接定为 4 级，其严重程度根据卡诺夫斯基量表（Karnofsky scale）在 A～E间进行调整[见 AMA 指南（第 6 版）]。

表 8-2　肺功能障碍残损

| | 残损等级 | | | | |
	0 级	1 级	2 级	3 级	4 级
WPI（%）	0	2～10	11～23	24～40	45～65
严重程度(%)		2/4/6/8/10	11/14/17/20/23	24/28/32/36/40	45/50/55/60/65
		（A/B/C/D/E）	（A/B/C/D/E）	（A/B/C/D/E）	（A/B/C/D/E）
病史	目前无症状和（或）间歇性呼吸困难，无须治疗	间歇性或持续性治疗下呼吸困难可控或无持续性治疗下轻度呼吸困难间歇性发作	持续性治疗下呼吸困难持续性发作或无持续性治疗下中度呼吸困难间歇性发作	无持续性治疗，中度呼吸困难持续性发作或持续性治疗下重度呼吸困难间歇性发作	持续性治疗下，重度呼吸困难持续性发作或持续性治疗下极重度呼吸困难间歇性发作
体格检查	无阳性体征	持续性治疗下无异常表现或间歇性轻度呼吸困难体征	持续性治疗下轻度呼吸困难体征持续存在或间歇性中度呼吸困难体征	持续性治疗下中度呼吸困难体征持续存在或间歇性重度呼吸困难体征	持续性治疗下重度呼吸困难体征持续存在或间歇性重度呼吸困难体征
客观辅助检查结果	FVC≥80%预计值，FEV_1≥80%预计值，FEV_1/FVC(%)＞正常值低限，和（或）＞75%预计值及 D_{Lco}≥75%预计值或＞25ml/（kg·min）或＞7.1MET	FVC 范围：70%～79%预计值，或 FEV_1 范围：65%～79%预计值，或 D_{Lco} 范围：65%～74%预计值，或VO_{2max}范围:22～25ml/（kg·min），或6.1～7.1MET	FVC 范围：60%～69% 预计值，或 FEV_1范围：55%≤64% 预计值，或 D_{Lco} 范围：55%～64% 预计值，或 VO_{2max} 范围：18～21ml/（kg·min），或 5.1～6.0MET	FVC 范围：50%～59%预计值，或 FEV_1范围：45%～54%预计值，或 D_{Lco} 范围：45%～54%预计值，或VO_{2max}范围：15～17ml/（kg·min），或4.3～5.0MET	FVC 低于 50%预计值，或 FEV_1 低于45%预计值，或 D_{Lco} 低于 45%预计值，或 VO_{2max}＜15ml/（kg·min），或＜4.3MET

美国胸腔学会（the American Thoracic Society，ATS）于 1993 年提出哮喘残损评定方法，AMA 指南（第 6 版）在此基础上提出新的哮喘残损评定的参考标准。该标准建议在评估工作相关性哮喘造成的永久性残损时，应至少等患者脱离环境暴露 2 年后再进行评定。

哮喘患者评残的具体步骤：①遵循临床哮喘诊断指南确诊哮喘；②评估哮喘的残损等级及严重程度，客观辅助检查结果可真实反映疾病的严重程度。值得注意的是，该指南建议将患者实现最大医疗改善状态和达到最佳效果（平衡副作用）所摄入的药物种类和剂量作为指标评估哮喘的病情，而非将哮喘的发作频率作为指标；③评估哮喘所导致的全身永久性残损情况，评残时患者病情应处于临床稳定状态；④评估工作相关的哮喘需脱离暴露至少 2 年后（如职业性哮喘、工作暴露后加重型哮喘及刺激诱发型哮喘）。

此外，还有一类与呼吸系统有关的残情类型，即睡眠障碍。睡眠障碍主要分为阻塞性睡眠呼吸暂停（OSA）和中枢性睡眠呼吸暂停；两者在临床表现和对生理功能造成的影响方面相似。AMA 指南指出呼吸睡眠障碍造成呼吸功能残损的主要病因为患者未经过系统有效的治疗，并且由于睡眠障碍造成的损害无法通过客观辅助检查来量化，故可将夜间多项生理睡眠检查所反映的呼吸暂停和呼吸不足发作的次数，以及由此引起的机体缺氧的严重程度作为睡眠障碍的评定指标。

AMA 指南建议此类患者的评残可以通过监测并确定睡眠障碍对其他器官、系统造成的损害或影响，并根据这些器官、系统所反映的残情进行评残。由睡眠障碍造成的附加残损值应由睡眠专科医生评估，附加残损值且不超过 3%。

第三节　KAMS 指南呼吸系统残损评定

一、评 残 原 则

KAMS 指南中呼吸系统的评残方法和理念与 AMA 指南（第 5 版）几乎一致，总的原则可概括为：首先，KAMS 指南的适用对象是呼吸功能永久性损害的患者；其次，KAMS 指南规定在残疾评定时全部采用客观辅助检查指标，从而避免主观症状表现（如呼吸困难等）可能对实际残情的评估产生影响；最后，需确定患者所患疾病种类，根据疾病种类选取相应的检查指标，根据指标所反映的检查结果对患者的残损状态进行评估。

同时 KAMS 指南规定了不同情形对应呼吸系统残损的评定时限：①应至少在治疗 6 个月后进行评定，包括住院时长；②当肺功能因治疗措施发生相应改变时，应重设 6 个月的评定时限，当 FEV_1 增加超过 12%或 1 次使用支气管扩张剂超过 200ml 时可视为肺功能改变；③若因外伤或胸部手术致残，则应观察 1 年及以上确定其残损是否为永久性。

二、评 残 方 法

呼吸系统损害的临床症状和体征包括胸痛、胸壁缺损和畸形、开胸术后胸腔导管的放置、呼吸困难及活动能力下降等。KAMS 指南规定的评残指标包括 FVC、FEV_1、D_{Lco}、动脉血氧压（PaO_2）和动脉二氧化碳压（$PaCO_2$）。其中，FVC 和 FEV_1 为肺活量测定指标，D_{Lco} 为评估运动引起的低氧血症和 CO 在肺组织中的扩散能力的客观因素，PaO_2 和 $PaCO_2$ 可直接反映血液中 O_2 和 CO_2 的浓度，可用于评估低氧血症和高碳酸血症。需注意的是，上述客观辅助检查均需在患者病情状态稳定的情况下进行。

KAMS 指南呼吸系统评残具体的操作步骤：根据 KAMS 指南给出的分类结合临床症状表现，确定呼吸系统残损所属疾病类别；根据 KAMS 指南确定该类别进行评残所需的客观辅助检查指标；根据 KAMS 指南反映的结果对应指南标准判定残损等级和全身残损值范围。

三、残损涉及的疾病及相应指标

KAMS 指南将肺部疾病分为阻塞性通气障碍、限制性通气障碍、通气不足障碍、弥散障碍和肺动脉高压症，并将具体疾病细分到不同的类别（表 8-3）。除此之外，KAMS 指南还规定了每种疾病类别相应的诊断指标，以及评残所需进行的客观辅助检查指标（表 8-4）。

此外，对于胸部外伤致残及因手术所致损害的相关评残方法，KAMS 指南亦有所涉及。如在胸外伤或开胸手术后的损伤评估中，KAMS 指南建议以胸痛、胸壁缺损和畸形及开胸术后胸导管的放置结合呼吸功能相应检查指标进行评残。胸痛虽然是一种主观症状描述，但可作为胸外伤或手术后的残损评估指标，前提是胸痛的评定满足以下条件：①胸外伤或手术的区域与胸痛部位应吻合（例如，经胸部 X 线或 CT 等影像学资料，证实肋骨骨折区域同胸外科手术部位及胸痛的部位应一致）；②疼痛的持续时间超过手术或外伤后 6 个月；③疼痛的程度应由胸痛引起的失眠或无休止的疼痛，或不能完成日常生活活动（有具体限制，如因疼痛而无法开车或做家务）来确定；④其间患者服用非麻醉性或麻醉性止痛药至少 6 个月；⑤检查时应观察到与疼痛有关的发现（体格检查时患者表现出明显的疼痛症状，例如呼吸沉重的呻吟，过度的自我保护或因疼痛引起的面部扭曲）。

表 8-3　肺部疾病分类

类别	具体疾病
阻塞性通气障碍	慢性气道疾病、慢性阻塞性肺疾病、支气管哮喘、支气管扩张、大气道阻塞、气管肿瘤、声带麻痹
限制性通气障碍	间质性肺疾病、特发性肺纤维化、胸壁疾病、脊柱侧弯、胸壁畸形、胸膜疾病、胸壁纤维化
通气不足障碍	睡眠呼吸暂停综合征（中央性或阻塞性）、神经肌肉性疾病
弥散障碍	间质性肺疾病、肺气肿
肺动脉高压症	原发性肺动脉高压、慢性血栓栓塞性疾病

表 8-4　呼吸功能障碍的诊断指标及评残所需检查指标

类别	诊断所需检查	评残所需检查
通气障碍	胸部 X 线；ABGA（动脉血气分析）；胸部 CT 平扫；肺量计检查	FEV_1；D_{Lco}；PaO_2；$PaCO_2$
限制性障碍	胸部 X 线；ABGA（动脉血气分析）；胸部 CT 平扫；肺量计检查；肺组织活检	FEV_1；D_{Lco}；PaO_2
肺动脉高压	超声心动图；胸部 CT 平扫；心脏导管插入术	PaO_2
通气不足障碍	神经肌肉测试	FVC；FEV_1；$PaCO_2$

四、残损等级和残损率的评定

KAMS 指南按照客观辅助指标检测结果将呼吸系统残损分为 6 个等级，使用 FVC、FEV$_1$、D$_{Lco}$、PaO$_2$ 及 PaCO$_2$ 等指标作为残损评定的依据（表 8-5）。所有客观辅助检查指标中最严重的一项所对应的残损等级作为患者的当前残损等级。例如，某一患者有慢性阻塞性肺疾病（COPD），经 6 个月治疗且临床状态稳定后，其 FVC、FEV$_1$、D$_{Lco}$、PaO$_2$ 检查结果所对应的残损等级分别为 3 级、3 级、3 级、2 级，则该患者的残损等级应评为 2 级。

表 8-5   残损等级评定

检查指标	残损等级					
	无残损	5 级	4 级	3 级	2 级	1 级
FVC（%）	≥61	–	51～60	41～50	36～40	≤35
FEV$_1$（%）	>61	51～60	41～50	31～40	26～30	<25
D$_{Lco}$（%）	>61	–	–	51～60	41～50	<40
PaO$_2$（mmHg）	≥66	–	–	61～65	56～60	≤55
PaCO$_2$（mmHg）	<44	–	–	45～50	51～59	≥60

此外，KAMS 指南中规定每一残损等级之间全身残损值相差 15%。即 1 级所对应的 WPI 范围为 81%～95%，2 级范围为 66%～80%，3 级范围为 51%～65%，4 级范围为 36%～50%，5 级范围为 21%～35%。

值得注意的是，KAMS 指南指出胸痛是主观症状中的一个特殊症状，患者同时存在胸痛时，在满足上述胸痛条件的前提下，患者对应的残损等级将提升 1 级。但若仅有胸痛症状，则不能成为残损等级变更的决定因素。此外，KAMS 指南规定为了治疗胸壁缺陷、胸部畸形、胸膜气肿或支气管胸膜瘘而进行开胸手术的患者，待其病情稳定后残损等级评定为 3 级。此类病例应每年进行一次评估，甚至在完成胸壁缝合重建手术后。开胸术后带有留置导管的患者也应评定为 4 级残损，也需每年重新评估一次，并在拔出导管时将其排除在损伤鉴定之外。多根肋骨骨折造成胸廓较大的收缩或变形评定为 5 级残损。

第四节   欧洲指南呼吸系统残损评定

欧洲指南中关于呼吸系统残损的评定较为简单、直接，评残原则为所有的呼吸系统损害所致残疾均以慢性呼吸功能不全的程度来进行评定，并不考虑其病因。由呼吸科专家担任评定人，客观辅助检查手段包括影像学检查、内镜检查、肺功能检查和血气分析（如 FEV$_1$/FVC、MMEF、SaO$_2$、TLC、FVC、T$_{Lco}$/AV、PaO$_2$、PaCO$_2$）等。此外，欧洲指南规定，评定人需参考萨杜尔的呼吸困难临床量表（Sadoul's clinical scale of dyspnoea）评定患者呼吸困难程度（表 8-6）。

表 8-6 萨杜尔的呼吸困难临床量表

呼吸困难严重程度	症状描述
1 级	运动强度较大时出现呼吸困难
2 级	步行上缓坡、快速行走或进行其他类似体力活动时出现呼吸困难
3 级	以正常速度行走时出现呼吸困难
4 级	缓慢行走时出现呼吸困难
5 级	轻微运动即出现呼吸困难

欧洲指南中涉及呼吸系统残损的评定标准有 3 类，分别是肺结构缺失、慢性肺功能不全和开胸手术的相关条款（表 8-7）。一侧肺缺失对应 WPI 为 15%，单个肺叶的缺失对应 WPI 为 5%。开胸手术后遗留的持续性疼痛，WPI 不超过 5%。

表 8-7 慢性呼吸功能不全评残标准

条款	WPI
稍有劳累即出现呼吸困难；FVC 或 TLC 均<50%或 FEV$_1$<40%或静息状态下血氧分压<60mmHg，伴或不伴高碳酸血症（PaCO$_2$），可能需要长时间的氧疗（>16h/d）或气管切开术或间歇性机械通气	50%以上
呼吸困难但可以自主缓慢走动，FVC 或 TLC 在 50%～60%或 FEV$_1$ 在 40%～60%或静息状态下血氧分压在 60～70mmHg	30%～50%
呼吸困难但能够以正常同龄人的步调行走，FVC 或 TLC 在 60%～70%或 FEV$_1$ 在 60%～70%或 T$_{Lco}$/AV 低于 60%	15%～30%
呼吸困难但能快速上楼或上缓坡，FVC 或 TLC 在 70%～80%或 FEV$_1$ 在 70%～80%或 T$_{Lco}$/AV 在 60%～70%	5%～15%
剧烈运动时呼吸困难，肺功能测试指标略有下降	2%～5%

第五节 国内外残疾标准比较

一、评 残 方 法

我国呼吸系统残疾评定标准通常采用法定条款和同类伤残比照原则，残情直接对应伤残等级，并设附录对标准中所涉及的呼吸困难进行分度，作为呼吸功能分级判定基准。AMA 指南（第 6 版）以呼吸系统最基本的呼吸功能受损程度为关键因素，辅以病史、体征和治疗频率等为非关键因素，综合评定残损等级和严重程度并最终转化为 WPI。KAMS 指南与 AMA 指南的评定方法相似。欧洲指南稍有不同，标准中直接规定了呼吸系统损害对应的全身残损值。

从实践层面来看，我国残疾标准评残操作相对简单、直观，直接比对条款即可较快得出患者的伤残等级；但是有限的条款难以应对复杂多样的伤残，难免出现条款适用困难且缺乏科学的类推方法而导致鉴定结论备受争议的情形。AMA 指南（第 6 版）操作虽较为复杂，但评残过程始终以呼吸功能为主，符合《国际功能、残疾和健康分类》的功能性评残理念，其评残结果可更准确地反映患者的实际呼吸功能残损情况。

另外，我国标准更多地将肺的结构破坏程度、呼吸困难程度及治疗术式作为评残定级的直接指标；虽考虑到肺功能客观检查，如 FVC、D_{Lco}、FEV_1 等，但并未直接将其作为定级依据，而是用以辅助判断呼吸困难和肺功能障碍的程度。相对而言，AMA 指南（第 6 版）则将客观辅助检查结果作为评残关键因素考量，而将病史和体格检查作为非关键因素对评残结果进行矫正和调整。我国标准在评残时也会进行体格检查和病史查询，但仅为对伤残结果的一个印证和辅助，最终仍会严格遵循标准中条款进行评残，并不会将病史和体格检查结果作为评残的直接指标。此外，AMA 指南（第 6 版）还将临床用药种类、剂量和频率作为定级指标，这仅适用于哮喘等气道高反应性疾病。而我国标准缺乏此方面的评残内容，并未单独考虑哮喘患者，也没有考虑此类残损患者用药与治疗的特殊性，这也是我国指南可以进一步修改和完善之处。

二、等 级 划 分

针对呼吸系统残损情况，国内外各标准残损等级划分如下。《致残分级》和《工伤伤残》为一级到十级，对应致残率 100%～10%，其中《致残分级》的五级和三级无对应条款，《保险伤残》为四级到十级，对应致残率 70%～10%，其中六级无对应呼吸功能伤残的条款。AMA 指南呼吸系统残损分为 5 个等级（0～4 级），从 0 级递增到 4 级，分别对应一定的 WPI 范围，即 0 级为 0，1 级为 2%～10%，2 级为 11%～23%，3 级为 24%～40%，4 级为 45%～65%，最高为 65%，每个等级按照 WPI 均分为 5 个严重程度（A～E）。KAMS 指南分为 6 个等级（1～5 级+无残疾），1 级最高，残情最重；无残疾的等级最低。1 级 WPI 范围为 81%～95%，2 级为 66%～80%，3 级为 51%～65%，4 级为 36%～50%，5 级为 21%～35%。欧洲指南不涉及残损等级，伤残情况直接与 WPI 对应，但其范围跨度较大，以慢性呼吸功能不全评残为例，WPI 分别为 50% 以上、30%～50%、15%～30%、5%～15%、2%～5%。

可以看出，我国标准呼吸系统评残以等级划分，每级相差 10%，其致残率是间断不连续的，而呼吸系统残情种类多、涉及内容广，在一定程度上讲，目前我国标准中等级划分致残率可能会导致评残的结果无法反映伤者真实伤残情况。建议可以借鉴和转化 AMA 指南（第 6 版）中的连续残损区域分值，细化与完善《致残分级》。

三、肺功能损害比较

肺功能损害最重要的临床症状和表现为呼吸功能不全。《致残分级》中将呼吸困难分度列为直接评残指标，并在附录中给出了具体的呼吸困难分度的划分范围。作为呼吸系统评残中比较重要的依据，呼吸困难分度直接影响伤残等级的评定，《致残分级》和 AMA 指南（第 6 版）在呼吸困难分度及相应指标范围见表 8-8；《工伤伤残》肺功能残损分级与 AMA 指南（第 6 版）的比较见表 8-9。

表 8-8 《致残分级》呼吸困难分度客观指标与 AMA 指南的比较

程度	FEV$_1$	FVC	PaO$_2$/mmHg	《致残分级》	AMA 指南
极重度	<30%	<50%	<60	二级/90%	约 4 级/55%
重度	30%~49%	50%~59%	60~87	四级/70%	约 3 级/32%
中度	50%~79%	60%~69%	–	八级/30%	约 2 级/17%
轻度	≥80%	≥70%	–	十级/10%	0~1 级

表 8-9 《工伤伤残》肺功能残损分级与 AMA 指南的比较

残损分级	FEV$_1$	FVC	FEV$_1$/FVC	MVV	D$_{Lco}$	《工伤伤残》	AMA 指南
重度损伤	<40%	<40%	<35%	<40%	<45%	二级/90%	约 4 级/55%
中度损伤	40%~59%	40%~59%	35%~54%	40%~59%	45%~59%	五级/60%	约 3 级/32%
轻度损伤	60%~79%	60%~79%	55%~69%	60%~79%	60%~79%	八级/30%	1~2 级
正常	≥80%	≥80%	≥70%	≥80%	≥80%	–	–

　　《致残分级》和《工伤伤残》标准评定肺功能损伤指标的级别间跨度均超过 AMA 指南相应范围，前者绝大部分级别间跨度为 20%，甚至 30%，后者级别间跨度仅为 10%。我国残疾标准最高等级的肺功能损伤客观指标范围均接近 AMA 指南最高等级所对应的指标范围，但我国残疾标准对应残损值为 90%，远高于 AMA 指南的 55% 残损值（默认值）。笔者认为出现这种现象的原因在于国内外残疾标准的制定理念存在差异，AMA 指南在呼吸系统评残中对不同残损等级，又深入细分为不同的严重程度，如 4 级下又划分为 A~E 5 个严重程度，对应的 WPI 从 45% 以 5% 的递增至 65%，残损值的分布更为精细。我国残疾标准可借鉴 AMA 指南对应残损值的设置方法，将肺功能损伤指标范围跨度缩小至 10% 左右；将等级制和残损值进行修改，使其具有连续性，而不是每级间隔 10%，以便可以最大限度贴近实际伤残情况；参照 AMA 指南呼吸系统评残等级和严重程度划分，在我国呼吸系统评残标准的伤残等级下依据肺功能损伤指标范围划分次级，从而缩小等级之间的不连续性和残损率的不连续性，尽量使大部分残情评定有依据和可进行科学类推。与《致残分级》相比，《保险伤残》的条款制订过于简单，未考虑复杂残情，不利于准确评估患者的实际残情。

（刘 猛 刘 渊 邓振华）

第九章　消化系统损害

第一节　解剖生理概述

消化系统包括消化道和消化腺，是人体进行生命活动、维持新陈代谢必不可少的重要系统。消化系统的基本功能是消化食物和吸收营养物质，还可排泄某些代谢产物。食物在消化道内被分解成可吸收的小分子物质的过程称为消化。消化分为机械性消化和化学性消化，两种方式相互配合，共同作用，为机体的新陈代谢不断提供养料和能量。吸收是指经消化后的营养成分通过消化道黏膜进入血液或淋巴的过程。未被吸收的食物残渣则以粪便的形式通过肛门被排出体外。消化和吸收是两个相辅相成、紧密联系的过程。

消化系统各部位的功能与人们的日常生活密切相关。一旦受损，将不同程度地影响人们的进食、排便行为和整体营养状态等，轻者可造成躯体和心理上的不适，重者可影响社会活动、工作和日常生活等，甚至造成严重的残疾或死亡。

一、消　化　道

消化道包括口腔、咽、食管、胃、小肠和大肠。口腔和咽作为消化道的起始部位，主要起吞咽作用，与食管先后完成推动食物进入胃的活动。

食管是肌性管道。食管的主要功能是利用平滑肌的节律性蠕动挤压食团向食管下端移动，并通过松弛的食管括约肌运送入胃，完成最后的吞咽动作。

食管狭窄所致吞咽困难的主要临床表现为进餐后的食物反流，尤其是进食半固体或固体食物时。反流食物进入气管，患者可表现出呛咳或发绀。长时间食管狭窄，部分患者可出现营养不良或贫血。另外，异常扩大的近端食管可压迫气管或支气管，患者出现喘息。如果食管闭锁或食管切除不能通过手术或重建加以治疗，则通常需要通过胃或空肠造瘘提供营养。此类情况因食管切除吻合术、食管重建术和食管支架术的广泛开展与应用而比较少见。

胃是消化道各部分中最膨大的部分，具有运动和分泌两大功能。当食物抵达胃后，胃底和胃体产生容纳性舒张收纳食物，近端胃的收缩又可挤压食物进入胃窦，与胃液搅拌，并研磨成食糜，再通过开放幽门括约肌将食糜逐次、少量地推入十二指肠。当胃损伤后需行手术治疗时，常选择胃修补及胃切除等术式。切除范围可分为近端胃切除、远端胃切除及全胃切除。不同范围的胃切除后由于残胃容量减少或消失，消化吸收功能受损，患者常出现上腹部饱胀、贫血、消瘦等症状。

小肠是消化道最长的一段，成年人小肠的长度在5～7m。小肠是消化吸收的主要场所。

食糜在小肠内受到胰液、胆汁和小肠液的化学性消化，以及小肠运动的机械性消化，营养物质被吸收，因此食物在经过小肠后消化过程基本完成。

一旦切除的小肠达 50%或以上则可引起吸收不良，若残存小肠少于 75cm（有完整结肠），或丧失回盲瓣、残存小肠少于 100cm 者可产生严重症状。患者最初表现为腹泻，严重程度与残留肠管的长度密切相关。腹泻可导致进行性脱水，血容量降低，水电解质紊乱和酸碱失衡。此后根据残留肠管的长度与代偿情况，患者的营养状况可得到维持，或逐渐出现营养不良的症状，如体重下降、肌萎缩、贫血、低蛋白血症，以及各种维生素和电解质缺乏的症状。

大肠是消化道的下段，全程围绕于空肠与回肠的周围，包括盲肠、阑尾、结肠、直肠和肛管。大肠没有重要的消化功能，主要功能在于吸收水分、维生素和无机盐，同时还为吸收后的食物残渣提供暂时的存储场所，并将食物残渣转变成粪便。

二、消 化 腺

消化腺包括小消化腺和大消化腺，前者分布于消化道壁内，位于黏膜层或黏膜下层，范围较广；后者位于消化道壁外，为独立的器官，分泌的消化液经导管流入消化管腔内，如肝、胰。

肝是人体内最大的消化腺，也是体内新陈代谢的中心站。肝担负着重要而复杂的生理功能，在物质代谢中处于枢纽地位。

肝具有储备功能。残余肝可在一段时间后生长至原有大小。若各种病因导致肝细胞变性或坏死，且病因持续存在，那么再生的肝细胞难以恢复正常的肝结构，形成无规则的结节，出现肝硬化。大部分肝损害患者初期处于代偿期，营养状态较可，无症状或症状较轻，可有腹部不适、乏力、食欲减退、消化不良和腹泻等症状；当发展至失代偿期时，患者可出现消化吸收不良，多与门静脉高压时胃肠道淤血水肿、消化吸收障碍和肠道菌群失调等有关，还伴随营养不良、黄疸、出血和贫血、内分泌失调等多种症状。同时门静脉高压导致食管胃底静脉曲张出血、腹水、脾大、脾功能亢进、肝肾综合征、肝肺综合征等，被认为是肝硬化引起死亡的主要原因之一。肝硬化患者严重时因氨代谢紊乱引起氨中毒，甚至出现肝性脑病和肾衰竭，危及生命。

肝外胆道系统由胆囊和输胆管道组成，后者包括肝左管、肝右管、肝总管和胆总管。此管道与肝内胆道一起，将胆汁输送至十二指肠腔内。胆囊是贮存和浓缩胆汁的囊状器官。若胆道系统闭锁，胆汁淤积可致肝细胞损害，肝因胆道淤积而明显肿大、变硬，呈暗绿或褐绿色，肝功能异常。若胆道梗阻不能及时解除，则可发展为胆汁性肝硬化，晚期为不可逆性改变。

胰是人体第二大的消化腺，是位于腹膜后的狭长器官。胰腺兼有内分泌及外分泌功能。胰腺的内分泌功能主要与糖代谢调节有关。当胰腺分泌发生障碍时，即使其他消化液分泌都正常，食物中的蛋白质和脂肪仍不能被完全消化和吸收，并常可引起脂肪泻，但糖的消化和吸收一般不受影响。

第二节 AMA 指南消化系统残损评定

一、评定原则

AMA 指南（第 6 版）对消化系统残损评定时，主要基于病史、体检结果及客观检查结果 3 个相关因素进行评估。首先该指南明确上述 3 个相关因素的规范化描述，体现在症状、体征和客观检查结果异常程度的分类。症状、体征的频率，根据出现的时间，分为"从不或偶尔""频繁""连续"3 个等级；症状、体征的严重程度，根据对患者 ADL 的影响分为"最低限度""轻度""中度""重度""极度"5 个等级；客观检查结果的异常，则根据结构异常导致功能丧失程度，分为"最低限度""轻度""中度""重度""极度"5 个等级（表 9-1）。

表 9-1　症状、体征和客观检查结果的描述分类

症状、体征频率	严重程度	客观检查结果异常程度
"从不或偶尔"（出现时间不超过33%，一般不需要评估损害）	最低限度（1%～10% ADL 受影响）	最低限度（结构异常所致器官功能丧失程度不超过 10%）
"频繁"（出现时间达34%～66%）	轻度（11%～25% ADL 受影响）	轻度（结构异常所致器官功能丧失程度达11%～25%）
"连续"（出现时间达 67% 以上）	中度（26%～50% ADL 受影响）	中度（结构异常所致器官功能丧失程度达26%～50%）
	重度（高达 75% ADL 受影响）	重度（结构异常所致器官功能丧失程度达51%～75%）
	极度（高达 100% ADL 受影响，药物无法控制症状和体征）	极度（结构异常所致器官功能丧失程度超过75%）

此外，AMA 指南还将体重下降纳入以上消化道损害为主的消化系统永久性残损等级评定的体检结果中，参考基于身高、体型和性别的体重合理范围表确定体重下降程度（AMA 指南"消化系统"章节）。值得注意的是，外源性肥胖不属于消化系统损害，但外源性肥胖进行手术治疗后遗留的消化系统结构残损程度评定可参考 AMA 指南关于上消化道损害的评定标准。

二、消化系统各器官功能的区域残损

AMA 指南将消化系统损害划分为上消化道损害、结直肠损害、肛门损害、手术造口、肝损害、胆道损害和腹壁疝损害。

基于关键因素和非关键因素，评定人在确定消化系统各部位的残损等级和转换为全身残损值后，还需进一步认定患者是否存在治疗依从性负担（BOTC），并根据 AMA 指南附录的评分系统将 BOTC 转化成残损值，与原有残损值直接相加得出最终全身残损值。当患者同时存在消化系统不同部位损害、不同系统损害的情形时，需根据 AMA 指南附录的组

合值表（CVC）进行多项残损联合计算，并得出最终全身残损值。

消化系统各器官功能的区域残损评定具体描述了如何根据损害后残留的症状与体征、治疗后结果、体检结果、相应的客观检查及损害后的功能状况进行残损程度分级，并明确各消化器官在每一等级中对应的残损程度占全身残损的百分比（即全身残损值）。残损等级反映器官、系统水平上的解剖、生理和功能异常程度，以及胃肠道疾病对个体的日常生活活动的影响程度，包括为了控制疾病的症状和体征而进行特殊饮食调整与限制，损害本身或治疗导致功能受限。部分消化道疾病的症状明显，但解剖及生理功能性异常不明显，可通过药物得到明显缓解，如胃食管反流症、肠易激综合征、肠痉挛、慢性便秘及不明原因的慢性腹痛。一旦评定人认定这类指南上未被明确评定的病理状态严重影响人们的日常生活活动，则在全身残损值的基础上酌情增加 3% WPI。

（一）上消化道永久性损害评定

上消化道损害评定以病史为关键因素，评定人则通常查阅临床病历资料进行初始评级，再根据体重和客观检查结果进行残损值调整（表 9-2）。上消化道损害可能继发其他系统功能损害，如小肠损害继发营养不良可导致神经系统或血液系统的相关临床表现，胰腺损害可能同时出现内分泌功能不全的临床表现，上述情况或类似情况均需要根据指南中相关内容单独评定残损等级，再根据组合值表进行复合计算。

表 9-2 上消化道永久性损害的残损评定

	残损等级				
	0 级	1 级	2 级	3 级	4 级 [c]
WPI（%）	0	1～9	12～20	22～38	40～60
严重程度（%）		1/3/5/7/9 （A/B/C/D/E）	12/14/16/18/20 （A/B/C/D/E）	22/26/30/34/38 （A/B/C/D/E）	40/45/50/55/60 （A/B/C/D/E）
病史 [a]	上消化道疾病史；目前无遗留症状	最低限度或偶尔轻度的症状或体征，无须持续治疗	轻度或偶尔中度的症状或体征，需每日治疗或适当饮食限制	中度或偶尔重度的症状或体征，需每日治疗和（或）适当饮食限制	重度或偶尔极重度的症状或体征，需每日治疗和（或）适当饮食限制
体检 [b]	体重正常	体重正常	体重下降 10% 以下	体重下降 10%～20%	体重下降 20% 以上
客观检查	正常	轻度异常	中度异常	重度异常	极重度异常，需手术治疗；器官功能完全缺失

注：a. 关键因素：等级 1，体重对该残损等级无调整作用，故当病史与客观检查结果符合 1 级时，考虑全身残损值为 5%；若只有病史符合 1 级，客观检查结果无异常，则考虑全身残损值只为 1%。b. 注意：这一标准的依据是体重合理范围表，并非患者患病前的自身体重。鉴于 1 级不受体重影响，故体重不作为非关键因素对 1 级内的级别进行调整。c. 如果被鉴定人的病史符合 4 级，无论有无体重减轻或客观检查结果异常，考虑全身残损值应为 50%。如果三种标准均符合 4 级，则全身残损值考虑为 60%。

（二）结肠、直肠永久性损害评定

结肠、直肠永久性损害评定同样以病史为关键因素，但损害的原发性临床表现，如高热、腹泻或大便带血，需以在评定检查时检出为依据（表9-3）。

表9-3　结肠、直肠永久性损害的残损评定

	残损等级				
	0级	1级	2级	3级	4级 c
WPI（%）	0	1~9	12~20	22~38	40~60
严重程度（%）		1/3/5/7/9	12/14/16/18/20	22/26/30/34/38	40/45/50/55/60
		（A/B/C/D/E）	（A/B/C/D/E）	（A/B/C/D/E）	（A/B/C/D/E）
病史 a	结直肠疾病病史；目前无遗留症状	最低限度或偶尔轻度的症状或体征，无须持续治疗	治疗后仍出现轻度或偶尔中度的症状或体征，和（或）恰当饮食受限	治疗后仍出现中度或偶尔重度的症状或体征，和（或）恰当饮食受限	治疗后仍出现重度或偶尔极度的症状或体征，和（或）恰当饮食受限
体检 b	无病理体征	偶尔出现病理体征；营养正常	出现原发性临床表现，如高热或体重下降10%以下	体重下降10%~20%	体重下降20%以上
客观检查	正常	轻度异常	中度异常	重度异常	极度异常，需手术治疗；器官完全缺失

注：a. 关键因素。b. 注意：这一标准的依据是体重的合理范围，并非患者患病前的自身体重。原发性临床表现必须在评定检查时检出。c. 如果非关键因素符合等级4，可在本残损等级内上调一个级别。

（三）肛门永久性损害评定

肛门永久性损害评定以病史为关键因素（表9-4）。肛门控制排便行为，因此体检内容主要围绕肛门括约肌功能进行。若患者同时存在结肠、直肠及肛门损害时，需分别评定各自残损等级后联合计算全身残损值。

表9-4　肛门永久性损害的残损评定

	残损等级				
	0级	1级	2级	3级	4级
WPI（%）	0	1~5	6~10	12~20	22~30
严重程度（%）		1/2/3/4/5	6/7/8/9/10	12/14/16/18/20	22/24/26/28/30
		（A/B/C/D/E）	（A/B/C/D/E）	（A/B/C/D/E）	（A/B/C/D/E）
病史 a	肛门疾病病史；目前无遗留症状	最低限度或偶尔轻度的症状或体征，无须持续治疗	治疗后仍出现轻度或偶尔中度的症状或体征	治疗后仍出现中度或偶尔重度的症状或体征	治疗后仍出现重度或偶尔极度的症状或体征
体检 b	无病理体征	轻度病理体征	中度病理体征；肛门括约肌功能轻度丧失	重度病理体征；肛门括约肌功能中度丧失	极重度病理体征；肛门括约肌功能完全丧失
客观检查	正常	最低限度异常	轻度异常	中度异常	重度异常

注：a. 关键因素。b. 如果未进行体格检查，可忽略这一因素。

（四）永久性手术造口损害评定

永久性手术造口通常是用于解剖结构缺失的替代性治疗，以提供消化道开口或出口（表 9-5）。若患者具备永久性手术造口，则基于内容进行残损等级评定，再结合其他涉及的器官、系统损害进行联合计算。

表 9-5　永久性手术造口损害的残损评定

类型	WPI（%）	类型	WPI（%）
食管造口	10～15	回肠造口	15～20
胃造口	10～15	结肠-肛管吻合口	15～20
空肠造口	15～20	结肠造口	5～10

（五）肝、胆道的永久性损害评定

肝与胆道损害的评定均以病史为关键因素（表 9-6，表 9-7）。肝损害后可能出现腹水、黄疸及食管静脉曲张，甚至伴随肝功能不全的中枢神经系统临床表现。评定人需结合肝残损等级及其他器官、系统损害联合计算全身残损值。对于胆道的永久性损害，如果患有严重胆囊疾病的患者在行胆囊切除术后，症状及体征完全消除，则全身残损值为1%。值得注意的是，AMA 指南将肝、胆道的永久性损害视为消化系统的两个不同部位的损害，若患者同时存在肝及胆道损害，则需分别评定两处残损等级后根据组合值表联合计算最终全身残损值。

表 9-6　肝永久性损害的残损评定

	残损等级				
	0 级	1 级	2 级	3 级	4 级 [d]
WPI（%）	0	1～13	15～27	30～42	45～65
严重程度（%）		1/4/7/10/13 （A/B/C/D/E）	15/18/21/24/27 （A/B/C/D/E）	30/33/36/39/42 （A/B/C/D/E）	45/50/55/60/65 （A/B/C/D/E）
病史 [a]	肝脏疾病史，目前无遗留症状	疾病持续存在，无症状，既往 3 年内无腹水、黄疸及食管静脉曲张、出血；疾病无进展可能	慢性肝病史，无症状，过去 1 年内无腹水、黄疸及食管静脉曲张、出血	渐进性肝病，出现过腹水、黄疸或食管静脉曲张、出血；过去1年内出现肝性脑病	渐进性肝病，或持续性黄疸、食管静脉曲张、出血或胃底静脉曲张、出血，伴随肝功能不全的中枢神经系统临床表现
体检 [b]	无病理体征	营养、体力良好，轻微病理体征	营养、体力良好，轻度至中度的病理体征	存在皮肤和眼部体征，轻度影响营养和体力状态	营养不良

续表

	残损等级				
	0级	1级	2级	3级	4级 [d]
客观检查 [c]	正常	生化检测、影像学检查和（或）功能性试验证实轻度肝功能障碍或胆红素代谢紊乱	生化检测、影像学检查和（或）功能性试验证实中度肝损害或肝功能障碍	生化检测、影像学检查和（或）功能性试验证实重度肝损害，伴随肝合成的物质损害，如异常蛋白、白蛋白和凝血因子	生化检测、影像学检查和（或）功能性试验证实肝不可逆性损害，伴随肝合成的物质明显损害，如异常蛋白、白蛋白和凝血因子

注：a. 关键因素。b. 如果体格检查未进行，可忽略这一因素。c. 血液系统和神经系统检查结果可用于评估各自系统残损等级，也可联合用于评估肝残损等级。d. 如果非关键因素符合 4 级，可在本等级内上调一个级别；如果三种标准均符合 4 级，则全身残损值考虑为 65%。符合 4 级的大部分患者将结合其他系统残损得到最终等级评定。

表 9-7　胆道永久性损害的残损评定

	残损等级			
	0级	1级	2级	3级
WPI（%）	0	1～9	11～19	21～29
严重程度（%）		1/3/5/7/9	11/13/15/17/19	21/23/25/27/29
		（A/B/C/D/E）	（A/B/C/D/E）	（A/B/C/D/E）
病史 [a]	胆道疾病史	暂时性胆道损害；胆囊切除术后	可修补的复发性胆道损害	复发性胆管炎，胆道损害不可修补
体检 [b]	无病理体征	间歇性病理体征，无黄疸	反复出现病理体征，黄疸间歇性发作	右上腹痛、黄疸反复发作
客观检查	正常	实验室检验和影像学检查结果符合轻度胆道疾病	实验室检验和影像学检查结果符合中度胆道疾病	实验室检验和影像学检查结果符合重度胆道疾病

注：a. 关键因素。b. 如果体格检查结果无异常，鉴定人可选择忽略这一因素或默认其为 1 级。

（六）腹壁疝的永久性损害评定

腹壁疝的永久性损害评定以体检结果为关键因素，以病史为非关键因素，在每个等级内只存在三个级别（表 9-8）。在病史的评定内容中，纳入"扛举重物"这一指标，即腹壁疝所引发的不适感是否妨碍患者扛举重物这一日常行为，同时根据性别给予重物不同的重量范围（男性中重物指超过 23kg 的物体；女性中重物指超过 16kg 的物体）。

表 9-8　腹壁疝永久性损害的残损评定

	残损等级				
	0级	1级	2级	3级	4级 [a]
WPI（%）	0	1～5	7～13	16～22	25～30
严重程度（%）		1/3/5	7/10/13	16/19/22	25/27/30
		（A/B/C）	（A/B/C）	（A/B/C）	（A/B/C）
病史	腹壁疝修补史，无遗留症状	腹壁疝患处偶感轻度不适，不妨碍大部分ADL	腹壁疝患处频繁不适，影响扛举重物 [b]，但不妨碍大部分ADL	腹壁疝患处频繁不适，影响大部分ADL	腹壁疝修补史，但因不适或组织结构因素致ADL严重受限

续表

	残损等级				
	0 级	1 级	2 级	3 级	4 级 ᵃ
体检ᶜ	正常	腹壁支撑结构可见明显缺陷和（或）随腹压增高缺陷处轻微突出，易回纳腹腔	腹壁支撑结构可见明显缺陷，腹压增高缺陷处突出，易回纳腹腔	腹壁支撑结构可见明显缺陷，缺陷处突出持续存在，不能完全回纳腹腔	腹壁支撑结构可见明显缺陷，不能用手还纳入腹腔或缺陷严重

注：a. 如果病史和体检结果同时符合 4 级，则评定 WPI 为 30%。b. 重物的概念：对于男性，重量超过 23kg（50 磅）；对于女性，重量超过 16kg（35 磅）。c. 关键因素。

第三节 KAMS 指南消化系统残损评定

KAMS 指南消化系统永久性损害的评级标准主要结合了韩国国情，同时还参考了 AMA 指南（第 5 版）。根据损害评级标准评估损害的严重程度并确定损害对日常生活活动能力的影响。当损害达到最大医疗改善时，此时损害的临床表现处于稳定状态，并且在未来一年内无论患者是否经历治疗，损害后果一般不会发生改变。在患者处于最大医疗改善时，进行永久性残损等级评定。然而一旦症状具备一定预期变化，则需距首次评定 2 年后重新予以评定。此外，如果损害能够通过手术治疗得到改善，则需距首次评定 1 年后重新予以评定。

该标准将消化系统损害部位划分为上消化道损害（包括食管、胃十二指肠及上消化道术后损害）、下消化道损害（包括结直肠、肛门造口术和下消化道术后损害）和肝损害（表 9-9～表 9-11）。该标准根据消化系统各部位损害的病理体征、患者日常生活活动能力、是否需要手术治疗及医疗护理依赖程度、体重下降范围，建立损害评级标准，采用多个指标较全面地评定消化系统损害后的残疾程度，并简化阐述评估流程，强化体重这一客观易测指标对消化吸收功能障碍程度的反馈，以体现该评分系统的简便易行性。

此外，不同于 AMA 指南（第 6 版），该标准增加了消化道相关手术治疗后患者的日常生活活动能力受限程度、营养需求及医疗护理依赖程度的评估，如上消化道术后损害、下消化道术后损害，为临床实践中相关患者的残损等级提供客观评估标准。对于肝损害的评估，基于客观检查肝功能后进行 Child-Pugh 分级，充分考虑肝损害后出现的并发症，如腹水、自发性细菌性腹膜炎及肝性脑病。总的来说，该标准可操作性强，评定流程简便，同时充分考虑消化系统损害后的多项指标对人体消化吸收功能、营养状态及日常活动行为的影响，综合评定消化系统损害程度，因此，该标准较为全面合理。

表 9-9 上消化道的永久性损害评级标准

残损值	评定要点
胃十二指肠损害	
≥75%	持续疼痛、出血、肠穿孔、十二指肠疾病或损伤，无法进行日常活动，需住院治疗或因并发症无法手术；体重下降达 30%以上

续表

残损值	评定要点
50%～74%	持续疼痛、出血、肠穿孔、十二指肠疾病或损伤，无法进行日常活动，需住院治疗且可进行手术治疗；体重下降达 20%～29%；首次评估 1 年后予以重新评估
30%～49%	持续疼痛、出血、肠穿孔、十二指肠疾病或损伤，严重影响日常活动，间歇住院治疗；体重下降达 10%～19%；因胃、十二指肠疾病或损伤行 1 次以上手术治疗的患者，术后出现倾倒综合征、反流性食管炎、吸收障碍等症状，首次评估 1 年后予以重新评估
20%～29%	持续疼痛、出血、肠穿孔、十二指肠疾病或损伤，需间歇住院治疗；体重下降达 0～9%；因胃、十二指肠疾病或损伤行 1 次以上手术治疗的患者，术后需持续医疗护理，首次评估 1 年后予以重新评估
10%～19%	出现胃、十二指肠疾病或损伤相关症状，经治疗后可好转，但需持续医疗护理
0～9%	胃、十二指肠疾病或损伤后出现持续疼痛、出血、穿孔，经手术治疗后康复
食管损害	
≥75%	出现胃食管反流疾病的相关症状、言语障碍、吞咽疼痛，无法进行日常活动，需住院治疗，经内镜检查、食管造影或食管测压检查后发现明显器质性或功能性损害；因并发症无法手术治疗；体重下降 30%以上
50%～74%	出现 GERD 的相关症状、言语障碍、吞咽疼痛，无法进行日常活动，需住院治疗，经内镜检查、食管造影或食管测压检查后发现明显器质性或功能性损害，可进行手术治疗；首次评估 1 年后予以重新评估；体重下降 20%～29%
25%～49%	出现 GERD 的相关症状、言语障碍、吞咽疼痛，经内镜检查、食管造影或食管测压检查后发现明显器质性或功能性损害，需医疗护理；体重下降 10%～19%
上消化道术后损害	
≥75%	已行上消化道相关手术治疗，术后需住院治疗与持续肠外营养支持治疗，且体重下降 30%以上
50%～74%	已行上消化道相关手术治疗，术后需持续肠外营养支持治疗，且体重下降 20%～29%
30%～49%	具备上消化道相关手术指征，术后需持续肠外营养支持治疗，且体重下降 10%～19%
20%～29%	具备上消化道相关手术指征，术后需间歇住院治疗，且体重下降 0～9%
0～9%	已行上消化道相关手术治疗，术后不需要后续医疗护理

表 9-10 下消化道的永久性损害评级标准

残损值	评定要点
结、直肠损害	
≥75%	慢性炎症性肠道疾病引发的持续性腹泻和出血，难以进行日常活动，需住院治疗，且因其他并发症的出现无法进行手术治疗；因慢性炎症性肠道疾病导致体重下降 30%以上
50%～74%	慢性炎症性肠道疾病引发的持续性腹泻和出血，难以进行日常活动，需住院治疗，且可进行手术治疗，需在 1 年后进行重新评估；因慢性炎症性肠道疾病导致体重下降 20%～29%
35%～49%	慢性炎症性肠道疾病引发的持续性腹泻和出血、并发症，需间歇住院治疗；由慢性炎症性肠道疾病引发的肠外瘘；因慢性炎症性肠道疾病导致体重下降 10%～19%
20%～35%	慢性炎症性肠道疾病患者进行 1 次以上的手术治疗，需持续护理；因慢性炎症性肠道疾病导致体重下降 10%以下
10%～19%	慢性炎症性肠道疾病的症状经间歇治疗后好转，但仍需持续医疗护理
0～9%	存在慢性炎症性肠道疾病的症状，但可进行日常活动
肛门损害	
36%～45%	因疾病或损伤致使肛门括约肌功能丧失导致肛门持续失禁，并经直肠肛管测压确诊
19%～35%	因疾病或损伤致使长期肛瘘，即使行手术治疗也无法恢复，间歇性肛门失禁需持续治疗
10%～19%	肛门失禁，包括间歇性气体或液体从肛门排出

续表

残损值	评定要点
0～9%	严重便秘导致周期性结肠灌洗或使用灌洗剂；持续性肛门疼痛或便秘，经诊断为会阴下降综合征。肛门失禁，治疗后可能恢复的情况下，首次评估 1 年后需重新评估
造口术	
50%～74%	2 处以上肠穿孔，且肠内容物经穿孔处持续排出；即使进行手术治疗也无法治愈的肠穿孔；1 处以上的肠穿孔伴并发症
40%～49%	2 处以上肠穿孔，或已行回肠造口术、横结肠造口术、尿道造口术，致肠内容物持续从穿孔处排出；即使进行手术治疗也无法治愈的肠穿孔；1 处以上的肠穿孔伴并发症
15%～39%	行回肠造口术或横结肠造口术；乙状结肠造口后肠内容物持续从穿孔处排出，即使进行手术治疗也无法治愈肠穿孔，或伴并发症
0～14%	行横结肠或乙状结肠造口术
下消化道术后损害	
0～19%	因直肠癌或直肠损伤后频繁排便引发的肛周溃疡、发炎。术后 6 个月进行评估，1 年后需进行重新评估

表 9-11　肝的永久性损害评级标准

残损值	评定要点
≥75%	渐进性慢性肝疾病，如肝硬化，有至少 1 项的客观证据（肝功能：B 级、C 级）；顽固性腹水（未接受治疗时）；慢性肝性脑病；肝肾综合征；肝肺综合征
50%～74%	渐进性慢性肝疾病，如肝硬化，出现 3 项以下症状的混合状态，发作频率为 1 年 3 次以上的客观证据（肝功能：B 级、C 级）；肝性脑病；自发性细菌性腹膜炎；食管或胃底静脉曲张性出血
35%～49%	慢性肝病，出现至少 1 项的混合状态，发作频率为每年 2 次的客观证据（肝功能：B 级、C 级）；肝性脑病；自发细菌性腹膜炎；食管或胃底静脉曲张性出血
10%～34%	慢性肝病出现至少 1 项客观证据（肝功能：B 级、C 级）：腹水；静脉曲张性出血；肝性昏迷；自发性细菌性腹膜炎
0～9%	慢性肝病（如肝硬化）或因肝癌已行肝移植

第四节　欧洲指南消化系统残损评定

欧洲指南中，消化系统残损评定方法较为简单，仅列出结肠造口、肛门失禁及消化系统各种常见疾病的损害分级，主要依据医疗护理依赖程度、饮食调整和对患者一般能力的影响程度（表 9-12）。

表 9-12　消化系统常见疾病损害分级

评定要点	WPI（%）
结肠造口或回肠造口	30
大便失禁	45
消化系统损害出现的共同问题，伤残值中已包括内脏器官完全丧失对应伤残值	
1. 完全性吸收不良综合征	60
2. 需经常进行医疗随访，持续性治疗，严格控制饮食，对整体健康产生影响	30
3. 需定期医疗随访，永久性治疗，严格控制饮食，对社交生活产生影响	20
4. 需定期医疗检测，间歇性治疗，采取饮食预防措施，对整体健康无影响	10

　　此外，欧洲指南还详细阐述了肝损害的评定过程，首先判断是否存在肝硬化。如果患者肝炎无出现肝硬化，则对患者慢性肝炎的炎症活动度和纤维化程度 2 个参数予以评分，根据评分情况确定 WPI（表 9-13）。如果患者出现肝硬化，则对肝功能进行 Child-Pugh 分级，根据级别确定 WPI（表 9-14）。欧洲指南的特点在于强调从功能角度考虑患者的医疗需求和生活质量。

表 9-13　肝损害评定分级（无肝硬化）

炎症活动度评级	纤维化程度评级	评分情况	WPI（%）
A0：无	F0：无纤维化		
A1：轻度	F1：汇管区周围纤维化，无纤维间隔形成	评分低于或等于 A1、F1	5
A2：中度	F2：汇管区周围纤维化，部分纤维间隔形成	评分高于 A1、F1，低于 F4	10
A3：重度	F3：纤维间隔形成伴小叶结构紊乱，无肝硬化	持续性肝炎（慢性活跃期）	20

表 9-14　肝损害评定分级（伴肝硬化）

	Child-Pugh 分级		
	A 级	B 级	C 级
血清胆红素（μmol/L）	<34.2	34.2～51.3	>51.3
血清白蛋白（g/L）	>35	30～35	<30
腹水	无	明显	难以控制
神经系统疾病	无	症状较轻	昏迷
营养状况	优	良	差，肌肉萎缩
WPI	20%	40%	>70%

第五节　国内外残疾标准比较

　　消化系统是体内拥有组织器官最多的系统，不同组织器官及功能之间相互联系，密不可分。如何对众多解剖部位的损害程度及相应功能障碍进行分类与解释，如对评残指标的界定，以及评残方法的规范，将会涉及复合伤残综合计算、患者整体损害比例或等级等问题，国内外残疾标准的制定均存在一定程度的差异。

　　对于消化系统损害评残，我国标准主要以原发性损伤—后遗功能障碍—手术治疗改善功能的逻辑顺序为基准，在一级至十级的对应伤残等级范围内列出消化系统各部位损害的具体条款，整理归纳包括食管、胃、小肠、结肠、直肠与肛门、胰腺、肝、胆囊和胆道损害等相应条款。国外残疾标准以 AMA 指南为主，通过强调患者功能性评估，以区域残损的形式介绍消化系统损害评残流程，操作相对复杂，但更符合 ICF 评残理念。KAMS 指南则是以 AMA 指南为参考，根据韩国国情予以调整后建立简单易操作的 WPI 评残系统。欧洲指南的评价指标则更加单一，其评残体系以消化系统损害后出现的共同问题和肝损害情况为两大组成部分。

一、评残指标及方法

（一）评残指标

我国残疾标准主要是对消化系统各部位及功能进行细致划分后予以条款列举评残，评残指标应是涉及消化系统损害的各条款内容，判断依据是消化系统组织或器官结构破坏、功能障碍及其对医疗、护理的依赖程度，并且相关条款的规定通常是结合某部位的上述判断依据予以配对组合。例如，《致残分级》将"小肠切除范围"、"消化吸收功能障碍"和"依赖肠外营养方式"相结合以规定小肠损害的伤残等级。同时，条款的有限性恐难以满足复杂多样的实际损伤情况。

与我国残疾标准不同的是，AMA 指南对食管、胃、十二指肠、小肠及胰腺损害进行归类评残（不包括胰腺的内分泌功能），统一适用上消化道损害网格，强调上述部位参与消化与吸收的协同作用。AMA 指南亦对结肠、直肠、肛门、手术造口、肝、胆道及腹壁疝单独设立损害网格，即如果存在上述部位多处伤残，则需进行综合计算。损害网格强调以功能性评估为基础，利用 3 个关键因素确定残损比例，分别为消化系统损害相关的临床病史、体重下降程度、客观检查，以期通过达到循证医学标准的确诊后，再予以评残。除了腹壁疝以外，消化系统其余部位评残时均以既往病史为关键因素，其余因素起调整作用。同时，消化吸收功能障碍的评定流程则通过参照体重表计算体重下降程度得以简化。虽然评残指标较多，操作计算也相对烦琐，但综合考虑患者主观感受和客观检查结果可全面反映损害对机体的影响水平。

KAMS 指南与 AMA 指南类似，差异在于 KAMS 指南增加了"上消化道术后"和"下消化道术后"，删减了"胆道损害"的评残部位，更重视体重变化、手术治疗后患者的医疗护理依赖程度，侧重评残指标的客观性和可行性。欧洲指南规定除了结肠造口、回肠造口、大便失禁和肝损害以外，格外注重消化系统损害后对患者正常生活的破坏力和后续对医疗护理的依赖程度，但评残指标过于单一，评残结果较大程度上依赖评定医师的经验。

（二）评残方法

以《致残分级》为主的我国残疾标准涉及消化系统损害伤残等级的分布均在一级至十级范围内，对应伤残值为 100%～10%。AMA 指南采用百分制，提出一种功能评估的数字化模式，以 WPI 量化消化系统各部位损害，评残结果是连续的百分数，如肝、胆损害的 WPI 最高可分别对应 65%、29%。KAMS 指南和欧洲指南亦是采用 WPI 量化残损程度，可实现不同残疾标准间相同器官或系统、同一标准间不同器官或系统的损害程度相互比较。我国现有残疾标准规定的伤残等级划分间距相差 10%，跨度较大且残损值间断，缺乏各条款间横向与纵向的比较指标，致使条款设置的连续性、平衡性欠佳。今后标准修订时可借鉴和转化 AMA 指南中的连续残损值，促进各器官或系统伤残条款和等级划分更加全面和均衡。

涉及多处伤残是否综合评残时，《致残分级》规定分别写明各处的致残等级即可。AMA 指南采用 AB 复合法和残损值理念，制定消化系统多处损伤致残综合计算的晋级方法，以不同部位多项残损的复合评定为主，然后将 BOTC 相应 WPI（不超过 3%）直接相加。如果按照《工伤伤残》及《保险伤残》所规定的"重残吸收轻残""最多晋升一级"的晋级原则，会低估多处伤残的综合损害，无法客观解释不同部位的器官伤残对机体的影响程度。

二、关于上消化道损害的评定

AMA 指南设立上消化道损害网格对包括食管、胃十二指肠、小肠及胰腺在内的残损比例进行计算，将上述位置的损害视为一个整体，根据临床病史、体重及客观检查进行评残。而《致残分级》《工伤伤残》在伤残条款制定中未明确整理、归纳上消化道损害，而是罗列相应条款。

（一）食管损害评残条款

《致残分级》对食管损害评残的主要依据是食管管腔的狭窄程度、吞咽困难及进食方式，伤残等级从三级（80%）至十级（10%）不等，高于 AMA 指南对应的 WPI。例如，《致残分级》中"食管闭锁或切除术后，摄食依赖胃造口或空肠造口"对应的伤残等级为三级，而根据 AMA 指南规定，该残情应先依据上消化道损害网格和手术造口计算其最高 WPI 分别为 60% 和 20%，再综合计算其复合 WPI，为 68%（即小于 70%）。

（二）胃损害评残条款

《致残分级》评残胃损害的伤残条款相对局限，主要根据胃切除术式进行分级。一般来说，胃大部分切除指切除 70% 及以上的胃，对应八级伤残；部分切除指切除 70% 以下的胃，对应九级伤残。

（三）小肠损害评残条款

《致残分级》评残时主要依据消化吸收功能障碍和肠外营养依赖程度，考虑到患者的日常生活能力及机体整体功能残疾水平。鉴于肠外营养支持治疗能够恢复或极大改善患者的营养状况，相较于其他残疾标准，《致残分级》将小肠损害对应伤残等级下调为二级至十级伤残，在一定程度上真实反映了治疗术后患者的遗留功能状态，体现了《致残分级》制定的客观性。《致残分级》将消化吸收功能障碍纳入小肠损伤后的情形范畴，分为消化吸收功能丧失、严重障碍、障碍及影响消化吸收功能 4 个等级。评残过程中最为关键的是损伤是否导致消化吸收功能障碍及其影响的程度、是否需要肠内/肠外营养支持，其中损伤基础（如小肠切除范围、比例）是评残的关键。而 AMA 指南更侧重小肠损害患者的日常生活活动能力的受损程度，并将其作为关键因素进行初始定级，而将损伤基础（指小肠结构异常导致功能丧失的程度，即客观检查结果）作为非关键因素予以调整，更符合评残理念。同时，评残时需注意患者的体重是否下降，并设置体重合理范围表予以对比计算，可直观反映患者在最大医疗改善时的整体营养状态，简化评定过程。

（四）胰腺损害评残条款

《致残分级》评定胰腺损害后致残程度的依据是结构损伤后所选择的手术方式、并发症类型，以及结合是否存在药物依赖或其他后遗症等。然而《致残分级》没有区分胰腺的外分泌功能及内分泌功能障碍，如全胰缺失患者对应伤残等级为三级，WPI 为 80%，可出现消化吸收障碍及胰岛素等内分泌功能障碍。按照 AMA 指南对全胰缺失患者评残时，需分别计算其上消化道损害 WPI 和内分泌功能损害 WPI，再综合计算其最终残损比例。

三、关于结肠、直肠及肛门损害的评定

AMA 指南规定了结直肠损害、肛门损害分别对应最高 WPI 为 60%、30%。我国残疾标准对上述部位损害的伤残等级为四级（致残率为 70%）至九级（致残率 20%），评残依据是以结构破坏程度为主。与 AMA 指南不同的是，我国残疾标准（以《致残分级》为主）将直肠及肛门损害视为排便功能障碍的原发性损伤基础，其伤残等级评定是以排便功能的障碍程度为主，强调功能性评估。欧洲指南特别规定大便失禁患者的 WPI 为 45%（六级伤残）。

对于全结肠缺失的情形，按照 AMA 指南计算其 WPI 为 60%，这与《致残分级》规定的"全结肠缺失"为五级伤残（60%）相符合。针对排便功能重度患者，按《致残分级》评残为七级伤残，而按 AMA 指南评残结果其 WPI 为 30%（八级伤残），国内指南的评残等级更高。对于全结肠、直肠、肛门切除的情形，按照《工伤伤残》评残为四级伤残；而根据美国 AMA 指南制定的残损表，综合评定结直肠切除（对应 WPI 为 60%）、肛门切除（对应 WPI 为 30%）的整体残损比例为 72%（三级），最终残损比例大于 70%，高于《工伤伤残》评残等级。

四、关于肝、胆损害的评定

对于肝损害的伤残等级评定，《致残分级》《工伤伤残》对应最高等级均为一级伤残（致残率为 100%），而 AMA 指南肝损害最高 WPI 为 65%，明显低于国内残疾标准。《工伤伤残》主要是结合肝损害后的切除范围、肝损害程度及并发症指标进行分级评估，但《致残分级》删除肝损害后并发症这一因素，以肝功能不全分期替代，更符合临床医学上肝性疾病的病理转归，体现了标准制定的科学性。同时，《致残分级》还主要根据肝功能不全程度和肝切除范围评残肝损害，这与 AMA 指南以功能评估为中心，结合客观检查结果确诊器质性损害程度为辅的综合评残理念相符。

而对于胆道损害的伤残等级评定，《工伤伤残》将胆道损害与肝损害程度相结合，以后者为主予以评残。相对而言，《致残分级》更注重胆道及胆囊损害，但无明显肝功能异

常患者的伤残等级，制定九级伤残"胆囊切除术后"与十级伤残"胆道修补术后"作为补充，体现伤残标准制定的全面性。

五、关于消化系统其他损害的评定

AMA 指南对手术造口的残损比例单独以表格列出，最高 WPI 可达 20%（对应九级伤残）。然而，我国残疾标准仅《致残分级》制定了关于手术造口的评残条款，分别为四级伤残"永久性回肠造口"和七级伤残"永久性结肠造口"，均高于 AMA 指南。

消化系统大部分器官位于腹腔内，腹部创伤常可导致腹壁缺损。腹壁缺损常与腹壁疝同时存在，AMA 指南也将腹壁疝残损纳入"消化系统"。根据腹壁疝残损表评残时，必须注意其关键因素为体检结果，且非关键因素仅为临床病史。腹壁疝的最高 WPI 可达 30%（八级伤残），对应腹壁严重缺损、无法将腹壁疝内容物还纳腹腔的情形。《致残分级》和《工伤伤残》均纳入腹部缺损的致残条款，但《致残分级》单独列出十级伤残"腹壁疝，难以手术修补"，更为全面。

综上所述，借鉴和吸收 AMA 指南关于消化系统损害网格以功能性评估为中心的评残理念，《致残分级》可尝试将各部位器官的结构破坏与功能障碍予以分开评残。例如，消化吸收障碍不应仅归类于小肠损害后遗功能障碍，可单独作为评残条款予以列出，作为消化系统损害后遗共通功能障碍的补充内容，也符合以功能为导向的评残理念。此外，强调区分评残胰腺的内、外分泌功能障碍，可促进消化系统损害和内分泌系统损害之间伤残等级的均衡性。

（鲁　婷　刘　渊　邓振华）

第十章　泌尿生殖系统损害

第一节　解剖生理概述

一、泌尿系统解剖生理

泌尿系统由肾、输尿管、膀胱及尿道组成。其主要功能是排出机体新陈代谢过程中产生的废物和多余的水，保持机体内环境的平衡和稳定。正常人体由肾生成尿液，输尿管输送尿液至膀胱进行储存，在适当的时候尿液经尿道排出体外。

肾是人体最重要的稳态调节器官，对于维持人体内环境的稳定发挥着至关重要的作用。人体泌尿系统的正常运行，一方面离不开上述器官结构的正常解剖及生理功能，另一方面泌尿系统的主要功能——正常排尿，也是一种受意识控制的神经性反射活动。泌尿系统结构、功能的完整性，以及参与排尿反射的神经通路受损，均可能导致机体储尿和排尿功能的异常。排尿功能属于人体重要的基本日常生活活动能力之一，是每日需要反复进行的一项活动。人体排尿功能减退甚至丧失，轻者可造成躯体和心理上的不适，重者可影响工作和生活，甚至可造成严重的心理障碍。

二、生殖系统解剖生理

人体生殖系统有男性生殖系统和女性生殖系统两类。按生殖器所在部位，又可分为内生殖器和外生殖器两部分。生殖系统的主要功能为产生生殖细胞、繁衍后代，以及延续种族和分泌性激素，以维持性特征。

男性生殖系统的主性器官是睾丸，附属性器官包括输精管道（附睾、输精管、射精管和尿道）、附属腺（精囊、前列腺和尿道球腺）及外生殖器等。睾丸具有产生精子和分泌雄性激素的功能，附属性器官的功能是参与或完成精子的成熟、储存、运输和排精、射精。女性生殖系统的主性器官是卵巢，附属性器官包括输卵管、子宫、阴道及外阴等。卵巢具有产生成熟卵子和分泌雌性激素的功能，卵巢分泌的激素可使绝经前期的女性子宫内膜发生周期性变化而产生月经周期。男女生殖系统各器官功能在青春期逐渐发育、完善，到达育龄期后，随年龄进一步增长而逐渐衰退。

生殖功能是生殖系统最重要的功能之一，是人类延续后代、赖以生存的基本功能，在人的一生占有极其重要的地位。此外，男女生殖系统部分器官还具有性功能及泌尿功能。因此，生殖系统损害时，不仅影响个体的生育功能，而且严重影响个体的生活质量，尤其是生殖系统损害发生在育龄期以前，其后果通常更为严重，轻者可影响工作和生活，重者可造成不孕不育，甚至也可能导致严重的心理障碍。

第二节　AMA 指南泌尿生殖系统残损评定

一、残损评定基本方法

泌尿生殖系统残损评定中的非关键因素主要包括各组织、器官损伤后，经过最大医疗改善仍然遗留的症状和体征。根据遗留的症状或体征出现的频率和严重程度进行分类：①若日常生活中症状和体征的出现时间占 33%以下，则认为没有或偶尔有症状或体征，一般不需要进行残损评估（除非在将来明显影响 ADL）；②若出现这些症状和体征的时间在 34%～66%，则认为是频繁的体征或症状；③若出现这些症状和体征的时间在 67%以上，则认为是持续性症状和体征。AMA 指南认为，最低限度的症状或体征通常只影响 1%～10%的 ADL；轻微的症状或体征影响 11%～25%的 ADL；中度的症状或体征影响 26%～50%的 ADL，且影响个体工作和娱乐活动；严重的症状或体征影响高达 75%的 ADL。当药物治疗无法控制症状和体征，且 ADL 完全受限时，则出现功能极重度丧失。

二、泌尿系统残损评定

（一）上尿路永久性残损的评定

AMA 指南根据上尿路损害后的症状与体征、体检和静态测试结果，以及肾功能的客观检查进行残损程度分级（表 10-1）。病史是残损评定中的关键因素。肌酐清除率是反映肾功能最准确的指标，是衡量上尿路损害程度的重要指标。在其他诊断性测试中，是否存在间歇性或持续性上尿路的异常，以及这些异常的程度和对人体的影响，在残损评定中同样重要。

对于上尿路功能障碍的患者，可能需要药物或透析等治疗。这种治疗依从性负担（BOTC）对完成 ADL 评定也可能会产生影响，应该单独评定。需要腹膜透析或血液透析的肾衰竭患者，可以直接评定为 4 级残损，WPI 在 55%～75%。成功的肾移植可能使患者的肾功能出现明显的改善，单侧肾移植应评定为 2 级残损，WPI 在 16%～32%。但是，患者如果进行肾移植后，仍需要持续的观察和药物治疗，可能会考虑提高其残损值。因此，在残损评定过程中，评定人综合考虑患者目前使用的药物类型、给药频率和给药途径，以及未来需要进行辅助检查的方式和频率，特别是仍需要进行侵入性检查等情况，根据这些干预措施对患者可能造成的影响，评定为更高的残损等级。

表 10-1 上尿路永久性残损

	残损等级				
	0 级	1 级	2 级	3 级	4 级 [a]
WPI（%）	0	1～13	16～32	36～52	55～75
严重程度(%)		1/4/7/10/13 （A/B/C/D/E）	16/20/24/28/32 （A/B/C/D/E）	36/40/44/48/52 （A/B/C/D/E）	55/60/65/70/75 （A/B/C/D/E）
病史 [b]	上尿路既往病史且无疾病复发的风险	仅单侧肾有功能或上尿路疾病偶发轻度或频繁的轻微症状或体征，无须持续治疗（如结石）	肾移植成功，或上尿路疾病或功能障碍偶发中度或频繁轻度症状或体征，需要定期监测和频繁治疗（如慢性肾盂肾炎）	上尿路疾病或功能障碍偶发重度或频繁的中度症状或体征，通过手术或连续的医学治疗不能完全控制（如间歇性透析的肾衰竭）	尽管持续医疗，偶发严重或频繁的重度泌尿系统疾病或功能障碍症状或体征，或肾功能恶化需要长期腹膜透析或长期血液透析
体检和静态检查结果 [c]	无	上尿路疾病间歇性出现症状，无须持续治疗或监测	与上尿路疾病或功能障碍相一致的体征或检查结果，或持续轻度或间歇性中度功能障碍	与上尿路疾病或功能障碍相一致的体征或检查结果，或持续中度或间歇性重度功能障碍	与上尿路疾病或功能障碍相一致的体征或检查结果，或持续重度或间歇性严重功能障碍
肾功能客观检查 [d]	正常	上尿路功能减退，肌酐清除率为 75～90L/24h（52～62.5ml/min）	上尿路功能减退，肌酐清除率为 60～74L/24h（40～51ml/min）	上尿路功能减退，肌肝清除率为 40～59L/24h（28～39ml/min）	上尿路功能减退，肌酐清除率>40L/24h（>28 ml/min）

注：a. 如果根据关键因素评定为残损 4 级，且体检和（或）客观测试也为 4 级，则该残损值为最高残损值。b. 关键因素。4 级残损的体格检查或客观检查结果无须完全一致。残损 4 级时，若接受腹膜透析，残损值为 55%；每周 2 次血液透析对应残损值为 65%；每周 3 次血液透析对应残损值为 75%。c. 包括常规实验室和尿液检查。d. 肌酐清除率在 40 岁后每 10 年下降约 6.5ml/min。因此，40 岁以上的个体应使用表 10-2 进行评估（该表已根据年龄修正标准水平），或在残损等级评定前根据肌酐清除率随年龄下降趋势进行计算。

（二）下尿路永久性残损评定

下尿路主要包括膀胱和尿道。AMA 指南根据膀胱及尿道损害后的症状与体征、治疗后的结果、体检发现及实验室客观检查结果分别制定评定标准，并明确规定了每一个等级中相应残损程度占全身残损程度的范围。评定人可以根据关键因素和非关键因素确定各器官结构的具体残损程度。

在膀胱功能的客观检查方面，提出了评价膀胱功能的客观检查技术包括但不限于膀胱镜检查、膀胱造影、排泄性膀胱尿道造影、膀胱测压、尿流率测定、尿液分析及尿培养等。该指南只将膀胱功能的测试结果（尿流动力学）简单分为正常、轻度异常、中度异常、严重异常 4 个等级，没有具体提出膀胱功能异常程度的分级指标，在鉴定实践中存在一定的应用困难。此外，不同类型的尿流改道对应残损值不同：输尿管结肠吻合术、皮肤输尿管造口术后对应残损值均为 10%；肾造口术后残损值为 15%（表 10-2，表 10-3）。

表 10-2 膀胱永久性残损

	残损等级			
	0级	1级	2级	3级 [a]
WPI（%）	0	1～9	11～19	21～29
严重程度（%）		1/3/5/7/9	11/13/15/17/19	21/23/25/27/29
		（A/B/C/D/E）	（A/B/C/D/E）	（A/B/C/D/E）
病史 [b]	膀胱疾病既往无残留	轻度到中度的症状偶发，如尿频、夜尿或滴尿	中度症状，如疼痛或尽管持续治疗排尿仍失去控制；或症状需要尿流改道	很少或不能自主控制排尿，或尽管治疗仍出现严重的症状
体检和实验室检查结果 [c]	无膀胱疾病体征	经治疗后出现间断轻度体征或持续治疗下仍有间歇性中度体征	经治疗后仍出现持续性轻度体征，或经治疗后仍有间歇性中度体征	虽经治疗，但仍有持续的中度体征或间歇性严重体征，对治疗仅有部分反应
膀胱功能检测结果 [d]（尿流动力学）	无异常	轻度异常	中度异常	严重异常

注：a. 患者符合残损3级所有表现时，残损值为最高值。b. 关键因素，症状包括尿急、尿频、夜尿、尿失禁、漏尿和疼痛。c. 未见预期检查结果时，体格检查与病史一致时，考虑为同级。d. 膀胱检查包括 CT、尿细胞学检查、膀胱镜检查、尿动力学检测。

表 10-3 尿道永久性残损

	残损等级				
	0级	1级	2级	3级	4级
WPI（%）	0	1～5	7～13	16～22	24～28
严重程度（%）		1/3/5	7/10/13	16/19/22	24/26/28
		（A/B/C）	（A/B/C）	（A/B/C）	（A/B/C）
病史 [a]	尿道既往病史无残留症状	尿道疾病偶尔有轻度症状，非侵入性治疗或持续治疗能控制症状	持续治疗后仍有轻微症状或偶尔出现对治疗有反应的中度症状，可能需要尿道扩张（少于1次/月）	持续治疗后仍有中度症状或偶尔出现对治疗有反应的严重症状和压力性尿失禁，每月1次或多次尿道扩张	持续治疗后仍有严重症状
客观检查	无异常或目前无异常	膀胱镜检查、尿道镜检查或膀胱尿道造影显示尿道区轻微生理异常或尿道狭窄，堵塞率小于25%	膀胱镜检查、尿道镜检查或膀胱尿道造影示残余尿道阻塞为25%～50%	检查发现瘘口或中度尿失禁或膀胱镜、尿道镜或膀胱尿道造影显示残余尿道阻塞超过50%～75%	尿道断裂或严重尿失禁或膀胱镜、尿道镜或膀胱尿道造影显示残余尿道阻塞超过75% [b]

注：a. 关键因素。客观检查包括体格检查和（或）膀胱镜、尿道镜或膀胱尿道造影等检查。b. 同时符合残损4级两条标准或尿道阻塞超过90%时，则采用更高的残损值。

三、生殖系统残损评定

AMA 指南根据生殖系统各器官损害后残留的症状与体征、治疗后的结果、体检发现、相应的客观检查及损害后的功能状况进行残损程度分级，确定了各生殖器官在每一个等级中对应的残损程度占全身残损的百分比，具体内容见表 10-4～表 10-10。

表 10-4　阴茎疾病导致的永久性残损 [b]

	残损等级			
	0级	1级	2级	3级
WPI（%）	0	1～5	6～10	11～15
严重程度（%）		1/3/5	6/8/10	11/13/15
		（A/B/C）	（A/B/C）	（A/B/C）
病史 [a]	阴茎既往病史，无残留功能异常	性功能可能存留，但存在不同程度的勃起困难或对医学治疗有效	性功能可能存留，即使使用了药物勃起功能仍不足	性功能完全丧失
体检结果或夜间阴茎勃起	无异常	轻微异常	中度异常	明显异常

注：a. 关键因素。b. 阴茎疾病合并前列腺疾病或尿失禁，结合三者进行综合评级。

表 10-5　阴囊疾病导致的永久性残损

	残损等级			
	0级	1级	2级	3级 [a]
WPI（%）	0	1～3	5～7	11～15
严重程度（%）		1/2/3	5/6/7	11/13/15
		（A/B/C）	（A/B/C）	（A/B/C）
病史	阴囊既往病史	轻度疼痛或活动不适，无证据表明睾丸功能障碍	中度疼痛或轻度活动不适	治疗不能控制阴囊疾病的持续症状
体检结果 [b]	无阳性体征	可能存在睾丸位置异常	部分阴囊缺失，睾丸运动减小	睾丸植入阴囊以外的位置，从而保护睾丸的功能或体检有睾丸活动受限以外的发现

注：a. 受评人体格检查和症状均符合残损 3 级标准，则应评定为最高残损值。b. 关键因素。仅根据病史和体格检查进行残损评定，但体格检查是主要的决定因素。

表 10-6　睾丸、附睾和精索疾病导致的永久性残损

	残损等级			
	0级	1级	2级	3级 [a]
WPI（%）	0	1～5	7～11	15
严重程度（%）		1/3/5	7/9/11	
			（A/B/C）	
病史	无睾丸、附睾和精索疾病的症状	睾丸、附睾和精索疾病偶尔出现的症状对治疗敏感，如附睾炎或睾丸炎	症状反复发作，且只能通过频繁或持续治疗控制	在治疗下仍有持续症状或体征
体格检查或实验室结果 [b]	体检无阳性发现，无精液或激素成分异常	偶有睾丸或附睾疾病症状：疼痛，以及输精管明显疼痛、肿胀。如行超声检查，可发现附睾或睾丸肿胀	睾丸、附睾或精索的持续解剖学改变或体征或可发现中度的精液或激素异常	双侧性器官解剖结构缺失或无法检测到精液或激素功能

注：a. 性器官解剖结构完全缺失，或者精液、激素缺乏功能者应评定为残损 3 级。b. 关键因素。

表 10-7　前列腺和精囊疾病导致的永久性残损 [a]

	残损等级			
	0 级	1 级	2 级	3 级
全身残损值（%）	0	1～5	7～13	15
严重程度（%）		1/3/5	7/10/13	
		（A/B/C）	（A/B/C）	
病史	无前列腺或精囊功能障碍症状，无须治疗	轻至中度前列腺功能障碍症状，无须持续治疗	持续治疗下仍有频繁的中度前列腺功能障碍症状	前列腺功能障碍严重症状频繁出现，对治疗仅有部分反应
体格检查或相关检测异常 [b][膀胱镜检查和(或)CT]	解剖结构正常	轻度持续或中度偶发异常或解剖结构改变	中度持续或重度偶发异常或解剖结构变化	前列腺和精囊切除

注：a. 当出现性功能障碍或尿失禁时，结合以上功能障碍进行残损评定。b. 关键因素。

表 10-8　外阴和阴道疾病导致的永久性残损

	残损等级			
	0 级	1 级	2 级	3 级
WPI（%）	0	1～7	9～17	20
严重程度（%）		1/4/7	9/13/17	
		（A/B/C）	（A/B/C）	
病史 [a]	无外阴或阴道疾病或性交障碍症状	外阴或阴道疾病或结构畸形的症状和体征，无须持续治疗，轻微影响性交	外阴或阴道疾病的症状和体征，需持续治疗，可进行性交，但存在一定程度的困难	外阴或阴道疾病或畸形的症状与体征，治疗无法控制，无性交功能
体检结果 [b]	绝经前可进行阴道分娩	阴道或外阴解剖结构轻度改变，轻微影响绝经前阴道分娩	阴道或外阴解剖结构中度改变，绝经前阴道分娩能力有限	阴道或外阴解剖结构明显改变，无法进行绝经前阴道分娩

注：a. 残情符合残损等级 2 级但无法进行阴道性交，其残损值为 17%。b. 关键因素。如果患者处于绝经后期，残损对生殖能力的影响有限，残损等级 2 级和 3 级均下降 2 个等级。

表 10-9　宫颈和子宫疾病导致的永久性残损

	残损等级			
	0 级	1 级	2 级	3 级
WPI（%）	0	1～7	9～17	20
严重程度（%）		1/4/7	9/13/17	
		（A/B/C）	（A/B/C）	
病史 [a]	无宫颈或子宫疾病或结构畸形的症状或体征	宫颈或子宫疾病或结构畸形的症状或体征，需间歇性治疗；或存在无须治疗的宫颈狭窄	宫颈或子宫疾病或结构畸形的症状或体征，需持续治疗；或存在宫颈狭窄，需定期治疗	宫颈或子宫疾病或结构畸形的症状或体征，治疗无法控制
体检结果 [b]	宫颈和子宫解剖结构无异常	在绝经后期，宫颈和子宫解剖结构明显缺失或畸形	绝经前宫颈明显狭窄或宫颈或子宫明显缺失或畸形	绝经前宫颈完全狭窄或宫颈和子宫功能完全丧失

注：a. 残情符合残损等级 2 级，伴有无法控制的症状，其残损值为 17%。b. 关键因素。解剖结构异常和生殖状态与残损相关，绝经后最大残损值为 7%。

表 10-10　输卵管和卵巢疾病导致的永久性残损

	残损等级			
	0 级	1 级	2 级	3 级 [a]
WPI（%）	0	1～5	7～11	15
严重程度（%）		1/3/5 （A/B/C）	7/9/11 （A/B/C）	
病史 [b]	无输卵管或卵巢疾病症状或体征	输卵管或卵巢疾病的间歇性症状或体征，无须持续治疗	输卵管或卵巢疾病或结构畸形的症状或体征，需持续治疗	输卵管或卵巢疾病或结构畸形的症状或体征，治疗无效
客观检查结果 [c]	输卵管或卵巢目前没有解剖结构或功能异常	绝经前仅单侧输卵管或卵巢功能正常	输卵管或卵巢病变明显，但输卵管通畅性尚存，可排卵	绝经前双侧输卵管或卵巢缺失

注：a. 满足残损等级 3 级评定标准的客观检查结果即为最严重残情，因此该残损等级仅设置单一最高残损值。残损等级 2 级伴治疗无效的病史，残损值为 11%。输卵管和卵巢疾病导致的永久性残损应结合内分泌系统激素功能丧失进行综合评定。b. 病史用于修正客观检查结果的影响。c. 影响残损的关键因素是解剖结构改变和生殖状态。如果损害发生在绝经后或无生育需求时，不构成残损。

AMA 指南规定，40～65 岁男性的生殖器官损害直接适用本指南，但对于小于 40 岁的男性和大于 65 岁的男性，评定人可以根据年龄和发病前的性功能水平酌情调整残损等级，分别上调或下调 10%。例如，一位性功能活跃的 30 岁男性，其阴茎残损为 3 级，全身残损值将被评定为 16.5%（15%+0.1×15%）。但是，如果出现新的治疗方法，并且一旦成功改善患者的功能状况或减轻其症状与体征，其残损等级可能会相应地降低。

阴囊的残损一般不按年龄进行调整，但当有其他生殖器官同时损伤时，也可以按上述方法进行适当的调整。女性生殖系统残损同样受年龄的影响，尤其重要的是该女性是否处于育龄阶段。AMA 指南在评估女性生殖器官损害时考虑了绝经前和绝经后女性的生理差异，在制定女性生殖器官损害的残疾标准时，残损等级是根据损伤对个体绝经前和绝经后两个阶段的影响程度进行划分，同一情形的生殖器官损伤发生在绝经前期均比发生在绝经后期造成的残疾等级高。

AMA 指南强调，在评估生殖器官残损时应同时考虑是否有性功能、泌尿功能、内分泌功能，以及精神和行为障碍。如果还存在其他功能的损害，应分别按相应的标准评估各项残损，再根据附录中的组合值表确定全身残损程度。此外，AMA 指南还提出在残损评定过程中，应采用相应的客观辅助检查对各生殖器官的损伤进行评估。

第三节　KAMS 指南泌尿生殖系统残损评定

一、泌尿系统残损评定

（一）上尿路永久性残损的评定

KAMS 指南规定，当损害经过一段时间的治疗后，损害情况几乎已经完全稳定了，并且在未来的 1 年内无论是否继续进行治疗，损害的后果一般都不会再发生改变，此时则认为达到了最大医疗改善。

上尿路永久性残损评定见表 10-11。残损程度是按照上尿路损害的症状和体征、肾功能检查结果、肾移植、是否需要透析等进行分级。采用血清肌酐（Cr）或肾小球滤过率（GFR）对上尿路的功能状况进行评估。如果在实践中，患者的血清肌酐和肾小球滤过率的检查结果不同，则选择较差的检查结果作为当前的肾功能情况。

在 KAMS 指南中，因慢性肾衰竭需要进行血液透析超过 3 个月者，可以直接评定为 1 级残损，进行肾移植的患者可以直接评定为 3 级残损。但肾移植患者的残损程度并不是唯一的，根据肾移植后的功能状况，也有可能会评定为更高等级的残损。

对于一些特殊的损害情况，KAMS 指南对它们达到最大医疗改善的时间也做了一些特别规定。例如，需要进行血液透析的患者，经过 3 个月的治疗即达到 MMI。肾移植患者术后没有排斥症状，并且医生认为在肾功能稳定的情况下，一般术后 6 个月达到 MMI。如果患者先进行血液透析，然后又进行肾移植，透析开始后的 3 个月达到 MMI，但残损评定应在术后 6 个月进行。

KAMS 指南规定，在对儿童进行残损评定时，所有残损值都应在本指南规定的基础上，WPI 额外增加 10%。

表 10-11　上尿路永久性残损

残损等级	躯体残损值（%）	器官残损值（%）	评定要点
1 级	90	85~100	Cr≥10mg/dl 或 GFR<15ml/min；在儿童中，Cr≥4 倍正常值或 GFR<15ml/（min·1.73m²）；在充分治疗下，二级慢性肾衰竭患者伴持续症状和体征*；慢性透析 3 个月以上者
2 级	50	70~85	Cr 为 7~10mg/dl 或 GFR 为 15~30ml/min；在儿童中，Cr 为正常值的 3~4 倍或 GFR 为 15~30ml/（min·1.73m²）；三级慢性肾衰竭患者伴持续的症状和体征*，需持续观察或治疗
3 级	30	55~70	Cr 为 4~7mg/dl 或 GFR 为 30~45ml/min；在儿童中，Cr 为正常值的 2~3 倍或 GFR 为 30~45ml/（min·1.73m²）；四级慢性肾衰竭患者伴持续症状和体征*，需持续观察或治疗；肾移植患者
4 级	10	40~55	Cr 为 2~4mg/dl 或 GFR 为 45~60ml/min；在儿童中，Cr 为正常值的 1.5~2 倍或 GFR 为 45~60ml/（min·1.73m²）；单侧肾功能正常

* 慢性肾衰竭的症状及体征：①尿毒症性心包炎（超声心动图等超过中等程度）；②出血倾向；③尿毒症性神经病（混乱、定向障碍、癫痫、周围神经病变等）；④尿毒症性胃肠炎（恶心、呕吐、尿的恶臭味等）；⑤尿毒症皮肤瘙痒；⑥肾性贫血（血红蛋白≤10mg/dl）；⑦营养不良（血清白蛋白<3.0mg/dl）；⑧严重高血压（舒张压≥105mmHg，儿童舒张压≥同龄人正常舒张压的 95%）；⑨电解质和酸碱平衡失调。

（二）下尿路永久性残损的评定

KAMS 指南根据膀胱和尿道的功能、症状和体征、治疗的依赖程度、功能障碍是否影响上尿路功能、尿道狭窄的程度，并结合尿流改道等手术，将下尿路的残损程度分为 4 个等级；采用多个指标，比较全面地对下尿路损害后的残损程度进行评定，并明确规定了每一个残损等级中该器官的残损程度，以及该器官占全身的残损程度（下尿路永久性残损表见 KAMS 指南"泌尿系统"）。通过将器官的残损程度转化为该器官占全身残损程度，有利于不同器官残损程度之间的相互比较，对不同器官残损等级的确定能够起到一定的参考作用。KAMS 指南下尿路残损评定标准也存在一些缺点，如没有将尿动力学的检查结果考虑到残损评定中。

二、生殖系统残损评定

KAMS 指南用于评估韩国人生殖系统永久性残损的严重程度，以及残损对个体日常活动能力的影响（表 10-12～表 10-21）。KAMS 指南根据生殖系统各器官损害后的功能状况、解剖结构的破坏程度、医疗终结后存在的症状和体征、相应的检查结果及后续治疗的依赖程度进行残损等级的划分，采用多个指标比较全面地对生殖系统损害后的残损程度进行评定，确定了每一个残损等级中该器官的残损程度以及该器官占全身残损的比例。

考虑到生殖系统的功能及作用会随着年龄而变化，各生殖器官损害后对不同年龄阶段个体的影响不同，KAMS 指南明确规定：①年龄小于 40 岁的男性，生殖系统的残损值应该在本标准的评定基础上再增加 50%，即残损值×（1+50%）=最终残损值；②年龄超过 65 岁的男性，残损值则应该在本标准的评定基础上减少 50%，即残损值×（1−50%）=最终残损值。在评估女性生殖系统的残损时，亦有类似的规定。例如，根据女性的年龄不同，可以对生殖系统的残损值进行适当的修正（表 10-19）。

表 10-12　阴茎残损评估

残损等级	WPI（%）	器官残损值（%）	残损状态描述
1 级	20～25	41～60	无法进行阴道性交；IIEF 问卷、NPTM、血管活性药物诱导的 CDU 评估为严重
2 级	14～19	21～40	可进行阴道性交，但勃起、射精和性高潮严重困难；IIEF 问卷、NPTM、血管活性药物诱导的 CDU 评估超过中等
3 级	8～13	0～20	可进行阴道性交，但勃起、射精和性高潮轻微困难；IIEF 问卷、NPTM，血管活性药物诱导的 CDU 评估为轻度

注：IIEF. 国际勃起功能指标；NPTM. 夜间阴茎勃起；CDU. 彩色多普勒超声检查。

表 10-13　阴囊残损评估

残损等级	WPI（%）	器官残损值（%）	评定要点
1 级	11～15	41～60	阴囊完全缺失（超过 90%）
2 级	5～7	21～40	阴囊大部分缺失（60%～89%），睾丸功能正常，但一睾丸移至阴囊外，或切除以保留睾丸功能
3 级	1～3	0～20	阴囊部分缺失（30%～59%），睾丸功能正常，位置轻度改变

表 10-14　睾丸、附睾和精索残损评估

残损等级	WPI（%）	器官残损值（%）	评定要点
1 级	13	41～60	睾丸、附睾或精索解剖结构改变；相关器官疾病的症状和体征仍然存在，但需持续治疗；精液或激素检查显示功能完全丧失
2 级	7～12	21～40	睾丸、附睾或精索的解剖结构改变；相关器官疾病的体征和症状仍然存在，但需要持续治疗；精液或激素检查属异常范围

续表

残损等级	WPI（%）	器官残损值（%）	评定要点
3 级	1～6	0～20	睾丸、附睾或精索的解剖结构改变；相关器官疾病的体征和症状仍然存在，但不需要持续治疗；精液或激素分析在正常范围内；单个睾丸

表 10-15　前列腺和精囊残损评估

残损等级	WPI（%）	器官残损值（%）	评定要点
1 级	15	41～60	根治性前列腺切除术导致性功能障碍或尿失禁
2 级	7～14	21～40	前列腺和精囊解剖结构改变且功能异常
			前列腺和精囊症状和体征严重，需持续治疗
3 级	1～6	0～20	前列腺和精囊解剖结构改变且功能异常仍存在，但无须持续治疗

表 10-16　卵巢残损评估

残损等级	WPI	评定要点
1 级	26%～35%	绝经前双侧卵巢功能丧失
	妊娠率 0	例如，双侧卵巢切除术后；由于感染、放疗、化疗、过早绝经导致的卵巢功能丧失
2 级	16%～25%	排卵障碍症状和体征，需持续治疗，腹腔镜和子宫输卵管造影无异常发现
	妊娠率 40%	例如，多囊卵巢综合征
3 级	0～15%	仍有卵巢疾病或损伤的轻微症状，但不需要持续治疗
	妊娠率 50%～100%	或单侧卵巢功能正常，例如，单侧或双侧卵巢囊肿切除术，单侧卵巢切除术

注：按年龄修改残损值。

表 10-17　输卵管残损评估

残损等级	WPI	评定要点
1 级	26%～35%	双侧输卵管发育不全或绝经前双侧输卵管缺失，难以通过手术再通恢复
	妊娠率 0	例如，输卵管发育不全；由于输卵管妊娠导致双侧输卵管切除
2 级	26%～35%	双侧输卵管阻塞或绝经前单侧输卵管缺失，可通过手术恢复
	妊娠率 30%	例如，由感染导致双侧输卵管阻塞；输卵管结扎后双侧输卵管阻塞
3 级	16%～25%	输卵管畸形症状仍存在，需持续治疗
	妊娠率 50%	腹腔镜和子宫输卵管造影下，单侧或双侧输卵管存在。例如，输卵管粘连，输卵管积水
4 级	0～15%	输卵管轻微畸形症状，但无须持续治疗或在绝经前单侧输卵管功能正常
	妊娠率 50%～100%	例如，输卵管妊娠导致单侧输卵管切除；输卵管妊娠化疗后

　　子宫最重要的功能是妊娠，KAMS 指南建议在评估子宫功能时，应同时考虑伤者的年龄。利用年龄相关的子宫残损值对患者的子宫妊娠潜能进行校正后，再乘以疾病相关的残损值（表 10-19），进而计算最终子宫妊娠潜能的残损程度。如果女性患者的子宫存在 1 个以上的病损状态，多个疾病相关的子宫残损值的总和被认为是该名女性患者的总残损值。当总残损值超过 100%时，按 100%计算。唯一例外的是子宫切除术，在这种情况下，无论女性处于哪个年龄阶段，均按 100%的残损值计算。

　　另外，根据女性外生殖器分娩和性功能的两个方面，该标准将外阴和阴道的损害按上述两个方面分别制定标准进行评定，并根据年龄段修正分娩和性功能，其中 20～34 岁女性无须修正，35～44 岁、45～50 岁和＞50 岁女性的分娩功能修正值分别为 60%、20% 和 0，性功能修正值分别为 80%、70% 和 50%。总的来说，KAMS 标准的制定比较全面、详细，充分考虑了生殖系统损害后的多项指标对个体的影响，能够比较全面和准确客观地对生殖系统的残损程度进行评定。

表 10-18　子宫残损评估

残损等级	WPI（%）	器官残损值（%）	损害状态描述
1 级	20	46～100	妊娠潜能受损 46%～100%
2 级	9～17	31～45	妊娠潜能受损 31%～45%
3 级	1～7	15～30	妊娠潜能受损 15%～30%
4 级	0	＜15	妊娠潜能受损＜15%

注：根据年龄校正残损值。

表 10-19　妊娠潜能与年龄和疾病相关的残损评估

妊娠潜能与年龄相关的残损值	妊娠潜能与疾病相关的残损值
20～34 岁：0	子宫畸形
	双子宫：20%
35～39 岁：20%	单角子宫：30%
	双角子宫：20%
40～44 岁：30%	纵隔子宫：30%
	鞍形子宫：20%
45～49 岁：50%	宫颈内口功能不全：50%
	子宫粘连
50 岁以上：100%	轻度：20%
	中度：40%
	重度：80%
	子宫肌瘤或子宫腺肌病（至少一个直径 5cm 以上肌瘤）：10%
	子宫息肉：20%
	子宫切除术后（全切或次全切）：100%

表 10-20　外阴和阴道残损影响分娩评估

残损等级	WPI（%）	器官残损值（%）	评定要点
1 级	20	100	外阴或阴道疾病或畸形仍存留相应症状和体征，需持续治疗，且绝经前不能经阴道分娩
2 级	9～17	60	外阴或阴道疾病或畸形的症状和体征，需持续治疗，且绝经前经阴道分娩潜能有限
3 级	1～7	30	妊娠潜能受损，＜15%

注：根据年龄校正残损值。

表 10-21　外阴和阴道残损在性功能方面的评估

残损等级	WPI（%）	器官残损值（%）	评定要点
1级	20	100	外阴或阴道疾病或畸形的症状和体征，需持续治疗，无法进行阴道性交
2级	9～17	60	外阴或阴道疾病或畸形的症状和体征，需持续治疗，可进行阴道性交，但存在部分困难
3级	1～7	30	外阴或阴道疾病或畸形的症状和体征，无须持续治疗，可进行阴道性交

注：根据年龄校正残损值。

第四节　欧洲指南泌尿生殖系统残损评定

一、泌尿系统残损评定

欧洲指南在此部分的残疾标准制定结构和框架上都比较简单明了，容易理解和实践操作，但涵盖的残情较少，存在较多残情无相应的条款规定。虽然如此，但也明确提出可以采用残情类比的原则进行残损评定。在泌尿系统残损评定标准制定中，欧洲指南主要是根据肾切除、肾功能不全、肾移植后的排斥反应、尿失禁等情形进行标准设定（表 10-22）。

表 10-22　泌尿系统残损评定指南

类型	描述	WPI（%）
肾缺失	一侧肾缺失，未进行肾移植，且肾功能正常或同前	15
肾功能不全	肌酐清除率<10ml/min，需透析治疗；根据并发症确定残损值	35～65
	肌酐清除率 10～30ml/min，患者整体健康受损，需严格饮食控制和进行药物治疗	25～35
	肌酐清除率 30～60ml/min，血压最低值<12kPa，需严格控制饮食和进行药物治疗	15～25
	肌酐清除率为 60～80ml/min，血压≤16/9kPa，根据饮食、整体健康受损程度及药物治疗情况确定残损值	5～15
肾移植术后	根据对皮质类固醇和免疫抑制剂治疗的耐受性确定残损值	10～20
	若伴有肾功能不全症状，应参考本表肾功能不全相应的残损评定	
尿失禁	无法控制	30
造口术	带袋系统的尿流改道	15

注：1kPa≈7.5mmHg。

二、生殖系统残损评定

欧洲指南生殖系统的残损程度则主要根据各器官结构丧失的程度及残损是否影响个体的生育功能进行划分，同时还将女性乳房损害也纳入生殖系统的残损评定标准中（表 10-23）。整体而言，欧洲指南的特点就是标准划分简单，可操作性也较强。在生殖系统残损评定标准的制定中，由于标准制定过于简单，导致残情覆盖的范围较少。在鉴定实践中若遇到欧洲指南中未描述和规定的残情，可以通过与欧洲指南中已有的相应残疾的描述和规定进行比较，选择最接近的残情进行类比评定。这种采用残情类比的原则进行鉴定的方式，一方面有效增加了残损评定的范围，弥补了标准中相应残情缺乏的情况；另一方面也充分给予了评定人一定的自由裁量权。

表 10-23　生殖系统残损评定指南

		WPI（%）
女性	子宫切除术后	6
	卵巢切除术后	
	双侧	12
	单侧	6
	乳房切除术后	
	双侧	25
	单侧	10
	不孕：所有辅助生殖技术都无法恢复个体生殖能力；包括器官缺失	25
男性	睾丸切除术后	
	双侧	15
	单侧	6
	阴茎缺失	40
	不育：因睾丸缺失丧失生育能力的残损值已纳入器官缺失；若伴有阴茎缺失，则器官缺失和不育的综合残损值为45%	25

第五节　国内外残疾标准比较

一、泌尿系统残疾标准的比较

（一）评残指标

纵观国内外泌尿系统损害的残疾评定标准，各国残疾标准间存在较大差异。从标准制定的整体架构来说，国外基本上是按照人体各器官、系统进行残疾标准的制定，而我国基本上是按照人体的各部位进行残疾标准的制定。在具体的标准条款设置上，我国标准多依据泌尿系统组织、器官的结构破坏程度、手术方式及功能障碍程度等，综合判定致残程度等级，并将残疾等级划分为1～10级。在部分器官损害后残疾标准的制定上，残疾评定纳入的评价指标及依据过于单一或简单，多以器官直接损害的最终结果为依据，未考虑其功能状况、残留的症状及体征、医疗依赖状况，如膀胱的损伤。此外，各器官损害经康复治疗后是否还出现相关的症状和体征，以及对后续治疗的依赖程度方面也考虑得更少。

在国外相关的残疾标准中，韩国在泌尿系统损害的分级上更强调各器官功能的重要性。此外，还同时结合尿流改道、治疗后残留的症状和体征、治疗的依赖程度、下尿路的功能障碍是否影响上尿路功能等进行评价，使标准的制定更加全面、合理。美国在泌尿系统损害的分级上则更强调相应的确证诊断、客观检查结果，同时也注重考虑患者的病史，后遗的症状与体征、后续治疗的依赖程度、泌尿系统各器官的检查结果进行综合判断。在残疾标准的制定上，残疾评定纳入考虑的指标比较全面，同时在这些指标的考虑上也有侧重点。对于直接决定残疾程度的因素，定为关键因素，而其他有助于进一步反映残疾程度的指标，则作为非关键因素。在评定过程中，只要确定了关键因素，就确定了残疾程度的初始残损等级，评定人可根据这些不同情况，按照非关键因素在确定的残损等级内进行适当的残损率调整。这种方法一方面比较科学、客观，另一方面也给予了评定人一定的自由裁量权，使其能够根据实际情况对残损率进行适当的调整。欧洲指南在泌尿系统残疾标准制定方面，与我国现行的相关标准类似，均采用残情罗列的方式进行标准制定。在残疾等级划分原则方面，也有类似之处，如采用泌尿系统组织、器官的结构破坏程度、手术方式及功能障碍程度等，综合判定残损程度。

总的来说，国外残疾标准纳入的指标比较全面，残疾的评定是按照多项指标进行全面综合考察，较我国残疾标准更加完善。特别是 AMA 指南及 KAMS 指南，综合考虑泌尿系统损害后的多个组织器官、多项评价指标，根据泌尿系统损害后的主观症状并结合相应的客观检查，从而确定泌尿系统损害程度。

（二）评残方法

在评残方法上，国内外整体上的理念大致相同，均首先通过对患者进行全面的检查和评估，然后根据相应的标准规定，通过反复的比对分析，选取最接近的标准条款所对应的残损值作为患者的残损程度。AMA 指南在评残方法上还存在一些细微的区别，如该指南制定区域残损表对各器官的残损进行分级，评定人可以根据损害的关键因素确定各器官的初始残损程度，然后根据非关键因素对各器官的具体残损程度进行适当调整，在残损评定上有一定的自由裁量权。我国采用分部位、罗列、列举的方式进行残疾条款的设置，相对于国外相关标准中使用的方法可能更简单、可操作性更强。

（三）残疾等级划分

我国残疾标准各器官残疾等级在设置上缺乏统一、明确的参考指标，而国外残疾标准多将各器官的残损值转化为该器官占全身的残损值，WPI 在 1%～100%，数值连续无间断。通过将器官的残损值转化为该器官占全身的残损值，便于不同器官残损值之间的相互比较，对不同器官残损等级的确定起到参考作用，使各器官组织在残疾等级的划分上更加科学规范，在今后我国残疾标准修订过程中，可以起到很好的借鉴作用。

二、生殖系统残疾标准的比较

（一）我国相关残疾标准比较

我国现行残疾标准对男女生殖系统损害程度主要是依据各器官的结构破坏与功能丧失的程度进行等级划分。其中，《致残分级》《保险伤残》与《交通伤残》中生殖系统损害对应的伤残等级为三级至十级。《工伤伤残》与《医疗事故分级标准（试行）》中生殖系统损害对应的伤残等级分别为五级至九级和三级至九级。在《致残分级》、《交通伤残》及《医疗事故分级标准（试行）》中双侧睾丸或双侧卵巢缺失均为三级伤残，而在《工伤伤残》中为五级伤残。另外，在《保险伤残》中，双侧睾丸缺失同样属于三级伤残，但标准中未见与卵巢损害相关的条款。卵巢是女性生殖系统的主要性器官，其对于女性的作用与睾丸对于男性的作用具有同样的地位。因此，在今后《保险伤残》的修订过程中，应考虑增补女性卵巢损害的相关内容。

众所周知，生殖系统在青春期逐渐发育成熟，至中晚年以后其功能逐渐开始衰退。若生殖系统损害发生在育龄期以前，通常会影响个体今后的生育能力。而损害发生在育龄期以后，尤其是晚年，生殖系统已经完成了既有的生育功能并逐渐发生衰退。因此，生殖系统功能在个体这两个阶段的重要性明显不一，其损害导致的伤残等级在这两个时期应当有所区别。而在《工伤伤残》、《交通伤残》和《保险伤残》中，对男性和女性生殖系统损害的伤残等级评定则完全一致，未对损伤致残发生的年龄阶段进行相应的区分，因此伤残等级的划分及条款的设计还存在较大欠缺。《医疗事故分级标准（试行）》对生殖系统损害的伤残等级评定区分了损害发生的阶段，分为未育妇女和育龄已育妇女两个阶段。但该标准仅只考虑了对女性生殖系统不同阶段的损害评定，男性生殖系统损害致残未分阶段进行考虑。而《致残分级》的条款设计不仅按照各器官结构破坏与功能丧失的程度进行划分，而且首次按照生殖系统损害的不同阶段分为未成年人阶段和成年人阶段分别进行伤残评定，较我国其他标准的设计更显合理和接近国际惯例。

（二）国内外相关残疾标准比较

从国内外生殖系统损害的相关残疾标准来看，各国残疾标准间存在较大差异。我国标准多基于生殖系统各生殖器官结构直接破坏与功能丧失的程度进行分级，未全面考虑各生殖器官损害在医疗终结后出现的相关症状和体征，以及对后续治疗的依赖程度，残疾评定纳入的评价指标及依据过于单一或简单，但在实际运用中可能操作相对简便。另外，我国各残疾标准中涉及生殖器官损害的相关标准纳入还不够全面、详细，没有涵盖生殖系统的全部内容，如《保险伤残》中缺乏女性卵巢损害相关的条款。除《交通伤残》中涉及阴囊损害的相关残疾条款外，其余我国残疾标准中均未见有阴囊、精索、精囊及前列腺损伤的相关条款。当出现上述类型的损伤时，鉴定时通常无标准可依，仅依据分级原则综合评定。相反，国外相关残疾标准几乎涵盖了所有可能损伤的生殖器官，尤其是美国及韩国，其残疾评定纳入的指标比较全面，涉及生殖系统损害后的症状与体征、解剖结构的改变、功能状况、对后续治疗的依赖程度及相应的客观检查结果。残疾的评定是按照上述多项指标进行全面综合考察，较我国残疾标准更趋完善。但也有例外，如欧洲指南，其生殖系统损害的标准仅按照直接损害的后果进行划分，标准的设计也相对比较粗略，与我国目前现行标准类似。从整体来说，《致残分级》在生殖系统损伤残疾条款的设置上较为合理，但个别器官损伤情形缺乏残疾评定条款。此外，在具体的生殖系统损害的伤残标准评定中也存在一些差异。我国生殖系统损害的伤残评定根据各生殖器官结构破坏与功能丧失的程度进行分级，分为三级至十级，对应全身伤残值为10%～80%。国外相关标准中生殖系统损害对应的全身伤残值范围各有不同，韩国生殖系统损害伤残值的范围为 0～35%，AMA 指南为 0～20%，欧洲指南为 6%～45%。若按 AMA 指南的规定，《致残分级》标准中生殖系统损害伤残值的范围为 0～20%，与该标准生殖系统损害残疾值的范围 10%～80%存在很大不同。例如，双侧睾丸完全丧失的全身伤残值，韩国为 13%，欧洲指南为 15%，美国为 15%，我国为 80%。总体而言，同一情形的生殖器官损害，我国伤残评定结果较国外整体偏高。

在考虑年龄对生殖系统功能的影响时，各国标准也存在一定的差异。韩国标准规定年龄<40 岁的男性，生殖系统损害的比例应该在标准的基础上增加 50%；年龄超过 65 岁的男性，损害的比例应该减少 50%。在评估女性生殖系统损害时，该标准将女性年龄按照 20～34 岁、35～44 岁、45～50 岁及 51 岁及以上分为 4 个年龄阶段，对女性每个年龄段的分娩功能和性功能分别赋予一定比例，从而根据女性患者相应年龄所对应的比例对生殖系统的损害程度进行适当修正。欧洲指南则根据男性和女性生殖系统损害是否会导致不孕不育进行评价，从而间接地考虑到了男性和女性生殖系统损害的年龄，因为只有育龄期的个体才会导致不孕不育，此期间生殖系统的损害对个体的影响较大。AMA 指南则规定<40 岁的男性和>65 岁的男性，评定人可以根据患者的年龄和发病前的性功能水平酌情调整伤残等级，分别上调或下调 10%。考虑到女性生殖系统损害同样受年龄的影响，在制定女性生殖系统损害标准时，根据损害发生的时期分为绝经前期和绝经后期，损害等级按照损害发生的阶段及损害的严重程度分别设定相应标准。强调在评估女性生殖器官损害时应充分考虑绝经前和绝经后妇女的生理差异，尤其是该妇女是否处于育龄阶段。

我国在《工伤伤残》、《交通伤残》和《保险伤残》中未对男女生殖系统损害致残发生的年龄阶段进行区分和调整，任何年龄阶段的生殖系统损害均适用该标准，未充分考虑到生殖系统的功能随着年龄变化而改变。《医疗事故分级标准（试行）》仅在对女性生殖系统损害的伤残等级评定时区分了损害发生的阶段，分为未育妇女和育龄已育妇女两个阶段，男性生殖系统功能同样受年龄的影响，不同年龄阶段男性和女性生殖系统的功能对个体的重要程度明显不同，在伤残等级条款的设计及考虑上明显有所欠妥。而《致残分级》则是我国首次按照男性和女性生殖系统损害的不同阶段分为未成年人阶段和成年人阶段分别进行伤残评定，比较充分地考虑到了不同年龄阶段生殖系统损害对个体的影响，较我国其他标准的设计及考虑更加全面。但与国外残疾标准相比，在不同年龄段生殖系统损害对个体的影响上，《致残分级》标准的设计仍有欠缺与不足。《致残分级》仅根据未成年人和成年人两个指标将男性和女性生殖系统损害简单地划分为两个阶段分别进行伤残评定，而附则 6.10 明确指出未成年人是指年龄未满 18 周岁者。因此，当男性和女性生殖系统损害发生在 18 岁以后时，应该采用成年人的条款进行评定。18 岁以后正是男性和女性生殖系统发育成熟，性功能及生殖功能活跃的时期，尤其是对于未婚未育的个体，此期间生殖系统损害对个体的影响应与未成年人一样重要，而不应该按照成年人的条款进行降级评定。韩国标准和 AMA 指南均将 40 岁和 65 岁作为男性生殖系统损害的节点，以绝经前期和绝经后期将女性生殖系统损害分为两个阶段分别评定，甚至根据女性的不同年龄段制定了对生殖系统损害程度的修正表，更加充分地考虑到了不同年龄段男性和女性生殖系统的生理差异。我国仅以 18 岁为节点对生殖系统损害的伤残等级进行调整明显还有所欠妥，在今后伤残标准修订的过程中，可以借鉴国外的伤残标准，制定适合我国不同年龄段生殖系统损害程度的修正方法。国内外不同标准对不同年龄段生殖系统损害的修正方法见表 10-24。

表 10-24　国内外不同标准间对不同年龄段生殖系统损害的修正方法

标准	修正方法
KAMS 指南	<40 岁的男性，损害比例在标准基础上增加 50%；>65 岁的男性，损害比例减少 50% 女性按照 20~34 岁、35~44 岁、45~50 岁及 51 岁及以上 4 个年龄段，对各年龄段的分娩功能和性功能分别赋予一定比例，根据年龄对应比例对生殖系统损害程度进行适当修正
AMA 指南	<40 岁的男性和>65 岁的男性，根据年龄和发病前的性功能水平酌情调整伤残等级，分别上调或下调 10% 根据女性生殖系统损害发生时期分为绝经前期和绝经后期，根据绝经前后规定评定残损的相应标准
欧洲指南	根据男性和女性生殖系统损害是否会导致不孕不育分别设定相应标准
《工伤伤残》	无
《交通伤残》	无
《保险伤残》	无
《医疗事故分级标准（试行）》	女性根据年龄分为未育妇女和育龄已育妇女两个阶段，分别设定相应条款；男性未进行区分
《致残分级》	按照男性和女性生殖系统损害的不同年龄阶段分为未成年人阶段和成年人阶段，分别设定相应条款

　　总的来说，国外生殖系统残疾标准的制定考虑得比较全面，残疾的评定是按照多项指标进行全面综合考察，较我国残疾标准考虑得更加完善。而与我国其他标准相比，《致残分级》标准从整体而言有了很大进步。但是，生殖系统损害的程度仍是根据生殖系统各生殖器官结构破坏与功能丧失的程度进行分级，未全面考虑到各生殖器官损害后残留的相关症状和体征、客观的实验室检查结果及后续治疗的依赖程度。伤残等级的高低应与各生殖器官损害后对患者今后的性功能、生育功能及日常生活的影响相关。因此，生殖系统损害后的伤残等级划分纳入的标准，在今后伤残标准修订的过程中，可以借鉴国外的伤残标准，结合生殖系统损害后残留的症状与体征、相应的实验室检查结果及后续治疗的依赖程度，综合考虑损害对患者今后的性功能、生育功能及日常生活活动能力的影响。

（占梦军　邓振华）

第十一章 内分泌系统损害

第一节 解剖生理概述

人体内分泌系统是机体的功能调节系统，通过分泌各种激素发布调节信息，全面调控与个体生存密切相关的基础功能活动，如维持组织细胞的新陈代谢，调节生长、发育、生殖与衰老等。内分泌系统主要由内分泌腺（包括垂体、甲状腺、甲状旁腺、肾上腺、性腺等）和内分泌组织（包括胰腺的胰岛、睾丸内的间质细胞、卵巢内的卵泡和黄体等）组成。内分泌腺和内分泌组织分泌激素，与神经系统、免疫系统相辅相成，共同调节和维持机体内环境的平衡与稳定，影响机体的各种行为。

一、垂 体

垂体为灰红色的椭圆小体，位于颅底蝶鞍的垂体窝内。垂体在神经系统和内分泌腺的协同调节中发挥重要作用。腺垂体的远侧部和结节部合称为垂体前叶，分泌生长激素（GH）、催乳素（PRL）、促甲状腺激素（TSH）、促肾上腺皮质激素（ACTH）、卵泡刺激素（FSH）及黄体生成素（LH）。神经垂体的神经部和腺垂体的中间部合称为垂体后叶，贮存和释放视上核、室旁核的神经内分泌细胞合成的抗利尿激素（ADH）和缩宫素（OT）。

垂体前叶受损害时，可导致甲状腺、肾上腺、性腺等功能异常。生长激素若分泌增多，幼年期可患垂体性巨人症，骨骼发育成熟后可导致肢端肥大症；若分泌减少，幼年期可患生长激素缺乏性侏儒症。催乳素分泌过多会导致溢乳和性腺功能减退。垂体后叶受损害时，抗利尿激素分泌减少可导致尿崩症，表现为排出大量低渗尿，引起严重口渴；分泌过多则可导致抗利尿激素分泌不当综合征，表现为尿量大减并高度浓缩，水潴留，引起低钠血症。

二、甲 状 腺

甲状腺为红褐色腺体，呈"H"形，分为左侧叶、右侧叶和中间的甲状腺峡，是人体内最大的内分泌腺。甲状腺激素（TH）由滤泡上皮合成，并以胶质形式储存于滤泡腔中，甲状腺是唯一能将生成的激素大量储存于细胞外的内分泌腺。TH 可提高神经兴奋性，调节新陈代谢，促进生长发育，影响器官、系统功能。甲状腺滤泡旁细胞（又称 C 细胞）能合成、分泌降钙素（CT）。CT 主要参与机体钙、磷代谢和稳态调节。

甲状腺发生损害时，甲状腺功能减退，可造成乏力、嗜睡、记忆力减退、体重增加、便秘、女性月经过多，小儿还可导致呆小症；甲状腺功能亢进则可导致易激动、烦躁失眠、心率增快、食欲亢进、大便次数增多、女性月经稀少及眼球突出，严重者可伴有小腿胫前黏液性水肿和昏迷。

三、甲状旁腺

甲状旁腺为棕黄色、黄豆大小的扁椭圆形腺体，位于甲状腺左、右侧叶的后面，位置较深且体积较小。甲状旁腺分泌甲状旁腺素，调节体内的钙、磷代谢，对于骨骼、消化系统、肾及神经系统的正常功能至关重要。

甲状旁腺有损害时，甲状旁腺素分泌不足可引起血钙降低，神经肌肉应激性增高，出现肌肉痉挛，严重者可导致手足抽搐或癫痫样全身抽搐；甲状旁腺素分泌过多则可导致高钙血症，早期表现为骨痛，远期则表现为典型的纤维囊性骨炎，临床表现为骨骼畸形、行走困难，若长期高血钙可导致肾结石，影响肾小管的浓缩功能，出现肾实质钙化，以及反复发作的肾绞痛及血尿。

四、胰　岛

胰腺呈灰红色、狭长、棱柱状，质地柔软，重 $82\sim117g$。胰腺位于腹膜后，位置深而隐蔽。胰岛损害引起糖尿病可导致患者多饮、多尿、多食和体重减轻，远期可造成微血管病变，引起糖尿病肾病、糖尿病视网膜病变及糖尿病足；低血糖可导致震颤、心悸和焦虑，长期低血糖可造成认知损害、行为改变、精神运动异常、癫痫发作，甚至昏迷，影响个体的生活质量。

五、肾　上　腺

肾上腺位于肾的上方，质软，呈淡黄色，左右各一，与肾共同包裹于肾筋膜内。肾上腺皮质有损害时，糖皮质激素分泌过多，促进蛋白质异化、脂肪沉积，主要沉积于面、颈、躯干和腹部，而四肢分布减少，表现为向心性肥胖、满月脸、皮肤紫纹、多毛、高血压、月经失调、性欲减退、糖耐量降低等。醛固酮分泌过多则可导致水钠潴留，引起高钠血症、低钾血症及碱中毒，甚至发生顽固性高血压；分泌过少可使钠离子、水排出过多，出现低血钠、高血钾、酸中毒和低血压。性激素分泌异常对成年男性影响不明显，但分泌过多可引起男童性早熟，女性可出现痤疮、多毛和男性化等表现。肾上腺皮质激素分泌减少时，临床表现为皮肤、黏膜及瘢痕处黑色素沉着增多、低血糖、食欲减退、肌力低下、易疲劳、体重减轻等。肾上腺髓质有损害时，可导致阵发性或持续性高血压和多器官功能及代谢紊乱。

六、性　　腺

睾丸是男性生殖腺，位于阴囊内，左右各一。睾丸实质由精曲小管和结缔组织间质构成。精曲小管上皮是精子生成的部位，睾丸间质细胞合成和分泌雄激素，包括脱氢表雄酮、雄烯二酮和睾酮，其中睾酮分泌量最多，生物活性最强。

卵巢是女性生殖腺，位于盆腔侧壁的卵巢窝内，可产生卵泡。卵泡排卵后转变为黄体，可分泌雌激素和孕激素。雌激素可刺激子宫、阴道和乳腺的生长发育，出现并维持女性第二性征。孕激素主要促进子宫内膜在雌激素作用基础上继续生长发育，为受精卵着床做准备，并促进乳腺发育，为哺乳做准备。

性腺有损害时，性早熟可导致成年后身材矮小，女性还可出现排卵障碍、月经异常和男性化；性腺功能减退则可导致第二性征、性功能减退，严重者可造成不孕不育及心理障碍。

第二节　AMA 指南内分泌系统残损评定

一、评 定 原 则

AMA 指南（第 6 版）关于内分泌系统残损评级主要是基于病史、治疗依从性负担（BOTC）、体格检查及临床辅助检查进行评估。AMA 指南明确了上述 4 个评定因素的规范性描述，病史通常是 AMA 指南（第 6 版）关于内分泌系统残损评级的关键因素，而 BOTC 通常为非关键因素，仅起调整作用。

在评估内科疾病造成的损害时，内科疾病治疗所需的药物种类及数量通常反映了病情的严重程度。例如，单一的抗高血压药物可以控制轻微的高血压；重度高血压则需要多种药物联合治疗，且药物服用频次更高。药物治疗疾病的同时还可能造成不良反应或潜在的影响，这些同样需要治疗，因此治疗药物越多，越需要纠正药物导致的不良反应。此外，病情严重时可能还需要饮食限制。药物数量、药物服用频次、药物副作用的治疗、饮食调整等因素构成了一个基础的度量标准，以评定某一特定疾病的严重程度，即 BOTC。

AMA 指南指出 BOTC 包括药物使用、饮食调整、必需检查（内分泌系统主要为日常血糖监测）及手术干预 4 个部分。根据不同的给药途径、药物使用频率、饮食调整程度、血糖监测频率得出相应分值，相加即可得出 BOTC 分值，手术干预被视为"需要治疗"，不计入 BOTC 分值。任何一种给药途径存在使用 2 种以上药物时，根据给药频率最高的药物计算药物使用分值。

此外，AMA 指南纳入了医源性内分泌损害，可以评估由激素药物治疗引起的体征、症状和生理效应。例如，口服泼尼松用于控制哮喘的体征和症状，可导致个体发展为医源性库欣综合征，则可将医源性库欣综合征视为主要损害进行评估。

二、内分泌系统各内分泌腺的区域残损评定

AMA 指南将内分泌系统损害分为下丘脑-垂体轴（HPA）、甲状腺、甲状旁腺、肾上

腺皮质、肾上腺髓质、胰岛、性腺、乳腺及代谢性骨病 9 个区域损害，评定标准分别见表 11-1～表 11-10。

（一）下丘脑-垂体轴永久性损害评定

HPA 永久性损害评定以病史为关键因素，BOTC 为非关键因素进行综合评定全身残损值。表 11-1 主要评估 HPA 损害导致的生长激素、抗利尿激素、催乳素异常，HPA 损害导致的促激素异常则根据相应靶腺体的标准进行评估。

表 11-1　下丘脑-垂体轴残损

	残损等级				
	0 级	1 级	2 级	3 级	4 级
WPI（%）	0	1～3	4～6	7～9	10～14
严重程度（%）		1/2/3	4/5/6	7/8/9	10/11/12/13/14
		（A/B/C）	（A/B/C）	（A/B/C）	（A/B/C/D/E）
病史 [a]	下丘脑-垂体轴疾病，无须治疗	下丘脑-垂体轴疾病，需间歇性治疗，无残留病灶	下丘脑-垂体轴疾病，需日常治疗，无残留病灶	下丘脑-垂体轴疾病，需治疗，轻微残留病灶	下丘脑-垂体轴疾病，需治疗，严重残留病灶
BOTC 分值	0 分	1～2 分	3～6 分	7～10 分	>11 分

注：a. 关键因素。

（二）甲状腺永久性损害评定

甲状腺永久性损害评定除了依据病史和 BOTC 以外，还根据体格检查情况进行评定（表 11-2）。甲状腺功能亢进患者的临床症状实际上都可以通过治疗得到纠正，同时不丧失日常生活活动能力。但 Graves 病导致的眼病在治疗后可能持续存在，甚至可能导致永久性容貌毁损（permanent cosmetic disfigurement）和（或）视力损害，严重者可导致失明，此部分残留症状应按照视觉系统损害进行评估。甲状腺功能亢进患者治疗后若持续存在心房颤动，应按照心血管系统损害进行评估。

表 11-2　甲状腺残损

	残损等级		
	0 级	1 级	2 级
WPI（%）	0	1～5	6～10
严重程度（%）		1/2/3/4/5	6/7/8/9/10
		（A/B/C/D/E）	（A/B/C/D/E）
病史 [a]	甲状腺疾病，无须治疗，无残留症状	甲状腺疾病，需治疗，无残留症状	甲状腺疾病，需治疗，残留症状
体格检查	甲状腺查体无异常	甲状腺肿或影响容貌的甲状腺结节（大小≤1.5cm）	甲状腺肿或影响容貌的甲状腺结节（大小>1.5cm）
BOTC 分值	0 分	1～3 分	≥4 分

注：a. 关键因素。

（三）甲状旁腺永久性损害评定

甲状旁腺永久性损害评定以病史、BOTC 和体格检查为依据，此外还需检测血清钙离子水平（表 11-3）。当甲状旁腺残留症状非常明显时，其他器官损害可以对该症状进行评定时，则不使用表 11-3 进行评定。例如，有严重的吞咽困难，可以使用消化系统对应区域残损进行评定。

表 11-3　甲状旁腺残损

	残损等级		
	0 级	1 级	2 级
WPI（%）	0	1～3	4～8
严重程度（%）		1/2/3	4/5/6/7/8
		（A/B/C）	（A/B/C/D/E）
病史 a	甲状旁腺疾病；无须治疗，无残留症状	甲状旁腺疾病；需药物或手术治疗，无残留症状	甲状旁腺疾病；需治疗，残留症状
体格检查 b	查体无异常，血清钙离子水平正常	查体无异常，血清钙离子水平正常	残留病理体征伴或不伴有血清钙离子水平异常
BOTC 分值	0 分	1～2 分	≥3 分

注：a. 关键因素。b. 仅用于区分残损等级 1 级和 2 级。

（四）肾上腺皮质永久性损害评定

肾上腺皮质永久性损害评定以病史为关键因素（表 11-4）。肾上腺皮质损害导致的性激素异常，不适用性腺的区域残损评定标准。肾上腺皮质损害导致的不孕不育，可适用性腺的区域残损评定标准，需分析致残参与度，避免重复评定。

表 11-4　肾上腺皮质残损

	残损等级			
	0 级	1 级	2 级	3 级
WPI（%）	0	1～3	5～9	10～20
严重程度(%)		1/2/3	5/7/9	10/15/20
		（A/B/C）	（A/B/C）	（A/B/C）
病史 a	肾上腺皮质疾病；无须治疗；无症状	肾上腺皮质疾病，需治疗；无提示活动性肾上腺皮质疾病的残留病理体征和（或）症状，生化检查结果无异常	肾上腺皮质疾病；需治疗；存在提示活动性肾上腺皮质疾病的残留病理体征和（或）症状，生化检查结果无异常	肾上腺皮质疾病；需治疗；残留病理体征和症状，生化检查结果异常
BOTC 分值	0 分	1～4 分	5～7 分	≥8 分

注：a. 关键因素。

（五）肾上腺髓质永久性损害评定

肾上腺髓质永久性损害通常影响多器官系统，而不是产生内分泌症状或体征。当其他器官、系统有不适合评定的体征或症状时，可基于这些症状对个体日常生活活动能力的干扰，以及用于控制这些症状的药物评定原发性内分泌损害（表11-5）。

表 11-5　肾上腺髓质残损

	残损等级				
	0级	1级	2级	3级	4级
WPI（%）	0	1～5	6～15	20～30	40～60
严重程度（%）		1/3/5	6/10/15	20/25/30	40/50/60
		（A/B/C）	（A/B/C）	（A/B/C）	（A/B/C）
病史 [a]	肾上腺髓质疾病，无须治疗；无症状	肾上腺髓质疾病、需治疗；无残留症状	多数情况下使用阻滞剂可控制儿茶酚胺过量分泌症状和体征	半数情况下使用阻滞剂可控制儿茶酚胺过量分泌症状和体征	少数情况下可使用阻滞剂控制儿茶酚胺过量分泌症状和体征
BOTC 分值	0分	1～3分	4～6分	7～10分	>11分

注：a. 关键因素。

（六）胰岛永久性损害评定

胰岛永久性损害评定分为糖尿病残损评定（表11-6）和低血糖残损评定（表11-7）。糖尿病导致的残损主要是通过药物需求、给药途径、血糖监测和饮食调整等干预日常生活活动能力来评定的（表11-6）。糖尿病造成的许多损害与它的长期并发症有关。因此，评定人需确定糖尿病患者是否存在血管病变、视网膜病变、肾病和神经病变，并对这些病变分别评定后进行联合计算。低血糖的损害评级遵循与糖尿病相同的原则（表11-7）。

表 11-6　糖尿病残损

	残损等级				
	0级	1级	2级	3级	4级
WPI（%）	0	1～5	6～10	11～15	16～28
严重程度(%)		1/2/3/4/5	6/7/8/9/10	11/12/13/14/15	16/19/22/25/28
		（A/B/C/D/E）	（A/B/C/D/E）	（A/B/C/D/E）	（A/B/C/D/E）
病史 [a]	生化检查提示血糖不耐受，无须治疗或饮食改变	生化检查提示糖尿病或代谢综合征，单一口服药物治疗和（或）饮食改变；未使用胰岛素	生化检查提示糖尿病，2～3 种口服药物或胰岛素治疗结合饮食控制可控制血糖水平	生化检查提示糖尿病，≥4种口服药物或使用胰岛素结合严格的饮食控制可控制血糖水平	生化检查提示糖尿病，任何治疗方案或饮食控制都无法持续性控制血糖水平；血糖水平异常病史
临床辅助检查	HbA1c水平正常[<0.06（<6.0%）]	HbA1c水平正常至偏高[<0.06～0.065（6.0%～6.5%）]	HbA1c 水平偏高[0.06～0.08（6.0%～8.0%）]	HbA1c 水平升高[0.081～0.10（8.1%～10%）]	HbA1c 水平明显升高[>0.10（>10%）]
BOTC 分值	0分	1～5分	6～10分	11～15分	≥16分

注：a. 关键因素。HbA1c. 糖化血红蛋白。

表 11-7 低血糖残损

	残损等级		
	0 级	1 级	2 级
WPI（%）	0	1～3	4～6
严重程度（%）		1/2/3	4/5/6
		(A/B/C)	(A/B/C)
病史 a	生化检查提示低血糖，无须治疗	生化检查提示低血糖，可通过治疗控制	生化检查提示低血糖，通过治疗无法控制
临床辅助检查	HbA1c 水平正常[<0.06（<6.0%）]	HbA1c 水平正常至偏高 [0.06 ～ 0.065（6.0%～6.5%）]	HbA1c 水平升高[0.06～0.08（6.0%～8.0%）]
BOTC 分值	0 分	1～5 分	≥6 分

注：a. 关键因素。HbA1c. 糖化血红蛋白。

（七）性腺永久性损害评定

评定性腺的永久性损害时应避免重复评定性腺功能紊乱导致的生殖系统损害，更应避免标准的误用（表 11-8）。性腺损害后未接受治疗一般不会立即导致严重疾病，同时性腺损害对患者的长期影响可通过药物治疗予以直接纠正，因此治疗实际上不是"必需的"。如果损害导致轻度症状且不影响日常生活活动能力或生育能力，则建议治疗；如果存在体态改变（身体或习性的男性化或女性化），则强烈建议治疗。

表 11-8 性腺残损

	残损等级			
	0 级	1 级	2 级	3 级
WPI（%）	0	1～5a	6～10	11～15
严重程度（%）		1/3/5	6/7/8/9/10	11/12/13/14/15
		(A/B/C)	(A/B/C/D/E)	(A/B/C/D/E)
病史 b	生化检查提示性腺功能紊乱；无症状	生化检查提示性腺功能紊乱；轻度症状；建议根据症状进行治疗	生化检查提示性腺功能紊乱；中度症状或躯体后遗症，强烈建议进行治疗	生化检查提示性腺功能紊乱；激素水平异常导致不孕不育
体格检查	无异常	无异常	体态轻微改变	因激素水平异常导致体重、体态异常
BOTC 分值	0 分	1～2 分	3～4 分	≥5 分 c

注：a. 若查体无异常，为损害 1 级。b. 关键因素。c. BOTC 包括因不孕不育间歇性使用药物或接受手术治疗。

（八）乳腺永久性损害评定

乳腺永久性损害评定以病史为关键因素。乳腺损害导致泌乳不足或溢乳，评定其 WPI 最大值为 3%，其中泌乳不足的评残对象只针对育龄期有生育能力的妇女（表 11-9）。外观异常评定是每侧乳房单独评定后再进行综合计算，单侧乳房的外观异常 WPI 可评为 1%～5%。男性乳房缺失导致的心理问题应按精神及行为障碍的残损进行评估，WPI 附加残损值不超过 3%。

表 11-9　乳腺残损

	残损等级		
	0 级	1 级	2 级 [a]
WPI（%）	0	1～5	10～15
严重程度（%）		1/3/5	10/15
		（A/B/C）	（A/B）
病史 [b]	无症状；乳房整形修复	哺乳障碍、溢乳症或单侧乳房缺陷；双侧乳房缺陷时，先分别评定单侧，再进行综合评定	乳房切除术后，整形手术或重建术无法修复乳房
体格检查	无	可能存在泌乳症状；单侧或双侧乳房外形轻微缺陷	双侧乳房切除术后缺如或乳房严重畸形，泌乳障碍

注：a. 单侧或双侧乳房切除对外形或心理的影响无明显差别。单侧乳房切除残损值为10%；双侧乳房切除的残损值为15%。
b. 关键因素。

（九）代谢性骨病所致永久性损害评定

代谢性骨病所致永久性损害以病史和临床辅助检查为评定指标（表 11-10）。代谢性骨病导致的骨折、脊椎塌陷或其他并发症的损害需结合相应器官、系统损害进行综合评定。

表 11-10　代谢性骨病所致损害残损

	残损等级		
	0 级	1 级	2 级
WPI（%）	0	1～3	4～5 [a]
严重程度（%）		1/2/3	4/5
		（A/B/C）	（A/B）
病史 [b]	骨质疏松症；无须治疗	骨质疏松症；需治疗	重度或难治性骨质疏松症
临床辅助检查	骨密度异常既往史，目前骨密度 T 值≥-1	骨密度异常既往史，目前骨密度-2 <T 值≤-1	骨密度异常既往史，目前骨密度 T 值≤-2

注：a. 病史和临床辅助检查均符合残损等级 2 级时，残损值为 5%；否则残损值为 4%。b. 关键因素。

第三节　欧洲指南内分泌系统残损评定

欧洲指南将内分泌系统的评残内容分为垂体、甲状腺、甲状旁腺、胰腺（主要针对糖尿病）、肾上腺皮质、性腺 6 个部分（表 11-11），主要依据内分泌损害后治疗依从性、治疗监测和疗效评定内分泌系统残损。然而，欧洲指南对内分泌系统损害对应的全身残损值设置较为简单和粗糙，一定程度上依赖于评定医师的经验和主观判断。

表 11-11　欧洲指南涉及内分泌系统的残损评定标准

评残内容	评定要点	WPI（%）
垂体	垂体功能减退（表现为垂体前叶和后叶功能完全丧失），需激素替代治疗、临床和生物学监测，根据疗效评定残损	20～45
	尿崩症，根据药物治疗对多尿的控制程度进行评定残损	5～20

评残内容	评定要点	WPI（%）
甲状腺	甲状腺功能亢进，伴生理功能受损、震颤、突眼（无视力影响）	5～8
	除此之外，还伴随对其他器官功能的影响	8～30
	甲状腺功能减退	0～5
甲状旁腺	甲状旁腺功能减退，主要根据生物学指标（血钙、血磷及甲状旁腺浓度）的异常程度和持续性症状评定残损	5～15
胰腺（主要为糖尿病）	非胰岛素依赖性糖尿病：非创伤直接导致；确定因果关系后，根据临床症状、血糖监测频率和治疗强度评定残损	5～10
	胰岛素依赖性糖尿病：根据病情稳定性、对患者社会生活影响程度及对药物治疗和医疗监测的需要程度评定残损	
	血糖控制不佳，全身不适，整体健康受损，需要密切医学检测	20～40
	通过胰岛素治疗良好控制病情，根据医疗监测需要程度评定残损	15～20
肾上腺皮质	肾上腺皮质功能不全：根据药物治疗和医疗监测的需要程度评定残损	10～25
性腺	根据激素替代治疗效果评定残损	10～25

第四节　国内外残疾标准比较

　　人体内各内分泌腺与其他器官组织是相互依赖的，一个腺体的功能损害可能表现为一个或多个腺体对应的功能障碍，进而影响到其他系统。我国残疾标准没有明确划分内分泌系统损害，评定各内分泌腺的伤残等级，而是在三级至十级相应伤残等级内罗列涉及内分泌损害的具体评残条款，主要涉及甲状腺、甲状旁腺、肾上腺、胰腺及性腺。AMA 指南基于人体八大系统予以划分，将下丘脑-垂体轴损害、甲状腺损害、甲状旁腺损害、胰岛（腺）损害、肾上腺皮质损害、肾上腺髓质损害、性腺损害及代谢性骨病归类于内分泌系统残损评残部分，并规定相应的 WPI。此外，AMA 指南为了操作方便，将乳腺也纳入内分泌系统损害。除了内分泌损害本身，AMA 指南还强调患者的治疗依从性负担、以区域残损评定的形式依次介绍内分泌系统损害的评残流程，注重患者的功能性评估，操作相对复杂，但能更准确地反映患者的内分泌系统残损水平，更符合 ICF 评残理念。欧洲指南涉及内分泌系统残损的评价指标较为单一，将其分为垂体、甲状腺、甲状旁腺、胰腺（糖尿病）、肾上腺皮质和性腺六个部分。

一、评残方法及等级

（一）评残方法

　　我国残疾标准主要以评定检查当时的临床症状和检验结果为评定指标，并设附录，对标准中所涉及的功能损害判定标准加以解释。在实际运用中操作简便，但条款设置相对有限，且未能考虑到内分泌损害医疗终结后患者对药物治疗的依赖程度，甚至相关病史特征，不能全面反映复杂的残疾情况。

目前我国残疾标准主要以原发性损伤—相应的临床症状与体征—实验室检查符合为基本逻辑原则，主要涉及外伤造成的残疾损害后果，未包括疾病的相关残疾评定，因此我国残疾标准的内分泌损害条款内容主要针对内分泌腺功能减退，未考虑到内分泌腺功能亢进造成的损害。另外，我国残疾标准涉及内分泌系统损害的相关标准还不够全面，未能涵盖内分泌系统的全部内容。例如，仅《致残分级》部分评残条款涉及尿崩症，性腺损害条款中仅涉及血睾酮、与雌激素相对缺乏相关的条款。在实践中，内分泌腺损伤情况多种多样，我国标准覆盖面较小，难免存在无条款适用的情况。

AMA 指南根据患者既往内分泌系统损害的病史、治疗依从性负担，同时结合出现的阳性症状和体征、辅助检查结果，在患者达到最大医疗改善状态后进行全面综合评残。AMA 指南针对各内分泌腺损害分别设立区域残损评定标准，既往病史是评残的关键因素，治疗依从性负担是非关键因素，仅起调整作用。与我国残疾标准不同的是，AMA 指南不仅针对外伤导致的损害，而且评定包括相关疾病导致的损害，此外还纳入了医源性内分泌损害。虽然 AMA 指南评残指标较多，操作、计算相对复杂，但全面反映了患者实际的内分泌损害状况。

欧洲指南十分注重患者治疗终结后的医疗依赖程度，根据损害后的具体治疗效果、治疗依从性及治疗的监测综合评定内分泌系统损害，与 AMA 指南较为相似。但欧洲指南评残指标过于简略，评定程序较为简单，评残结果范围波动较大，结果的准确性、科学性较大限度依赖评定人的经验。

（二）等级划分

以《致残分级》为主的国内残疾标准涉及内分泌系统损害伤残等级的分布均在三级至十级，对应致残率为80%~10%，主要基于各内分泌腺结构破坏与功能丧失程度进行分级。AMA 指南和欧洲指南均采用百分制，使用一种功能评估的数字化模式，以 WPI 量化内分泌系统各部位损害，评残结果是连续的，AMA 指南的 WPI 为 0~60%，欧洲指南的 WPI 为 0~45%。WPI 可实现不同残疾标准间相同器官或系统、同一标准间不同器官或系统的损害程度相互比较。我国现有残疾标准规定的伤残等级划分间距相差 10%，跨度较大且间断，缺乏各条款间横向与纵向比较指标，导致条款设置的连续性、平衡性欠佳。今后标准修订中可借鉴和转化 WPI，促进各器官或系统伤残条款和等级划分更加全面和均衡。

对于多处内分泌腺体损害，《致残分级》的条款规定的致残程度等级未考虑患者当前症状、体征及用药状况等，而《工伤伤残》及《保险伤残》标准对于多处同时同级别的损害可适用晋级原则，但有不同等级的多处损害时，吸收较轻的伤残，使得较轻伤残对于整体的损害不能被反映，低估了实际内分泌损害。AMA 指南则是对各处损害分别评定确定 WPI，然后根据组合值表确定最终 WPI。欧洲指南未明确复合伤残的计算规则。

二、关于垂体腺损害的评定

鉴于下丘脑与垂体在功能上相互依赖，AMA 指南将下丘脑、垂体视为一个整体，设立下丘脑-垂体轴的区域残损评定，根据既往病史、症状体征及治疗依从性负担进行评残。但该区域残损评定只针对抗利尿激素、生长激素及催乳素，最高 WPI 为 14%。若垂体腺损害引起的促激素异常，则视为促激素的靶器官受损，应根据靶器官损害的标准进行评定。

我国评残标准中仅《致残分级》涉及抗利尿激素损害导致的尿崩症，评定中以临床症状为主，即未经药物治疗的每日尿量。根据每日尿量的不同，将尿崩症分为轻、中、重三种程度，伤残等级分别为十级（10%）、八级（30%）、六级（50%），高于 AMA 指南对应的 WPI。欧洲指南除了尿崩症，还评定了全垂体功能低下的情形。对于重度尿崩症，按《致残分级》评定伤残等级为六级（50%），按欧洲指南计算，其 WPI 为 20%，而按 AMA 指南计算，其 WPI 为 14%，我国评残等级与国外评残结果差距较大。

三、关于甲状腺、甲状旁腺损害的评定

对于甲状腺、甲状旁腺损害导致的功能低下，《工伤伤残》及《致残分级》对应的伤残等级为四级（70%）至九级（20%）不等，而 AMA 指南关于甲状腺、甲状旁腺损害的最高 WPI 分别为 10%、8%，欧洲指南对应的最高 WPI 分别为 5%、15%，明显低于我国评残标准。

AMA 指南评定甲状旁腺损害时还纳入血清钙水平，评定依据是以医疗终结后遗功能障碍为主。而《致残分级》及《工伤伤残》评定依据以原发性功能障碍为主，以损害当时的临床症状和激素水平为指标，将甲状腺、甲状旁腺损害都分为轻度、中度、重度功能低下。但《致残分级》还针对未成年人的甲状腺损害设立独立条款，体现了标准制定的科学性。

四、关于肾上腺损害的评定

AMA 指南将肾上腺损害分成肾上腺皮质损害和肾上腺髓质损害，各设独立的区域残损评定标准，对应最高 WPI 分别为 20%、60%，均根据既往病史及治疗依从性负担进行评定。此外，AMA 指南将医源性库欣综合征纳入评定范围。欧洲指南是根据药物治疗及生物学监测的需要程度进行评定肾上腺功能不全，其 WPI 为 10%～25%。《致残分级》及《工伤伤残》则是分别基于肾上腺结构直接破坏及肾上腺皮质功能减退程度进行评定，肾上腺皮质功能减退根据临床症状及各激素水平进行评定。《致残分级》及《工伤伤残》未对肾上腺髓质损害的评定单独设立条款，而是在"肾上腺结构直接破坏"评定中包含肾上腺髓质损害。

对于肾上腺皮质功能明显减退的情形，《致残分级》评定为五级伤残（60%）、《工伤伤残》评定为四级伤残（70%），明显高于国外残疾标准。而对于双侧肾上腺缺失的伤残等级

评定，按照 AMA 指南的组合值表计算，其 WPI 为 68%，这与《致残分级》及《工伤伤残》规定的双侧肾上腺实缺失（损）为四级伤残（70%）相符合。

五、关于胰岛损害的评定

我国评残标准没有单独为胰岛损害设立条款，而是将胰岛损害归入胰腺结构直接破坏后需要药物治疗的条款。欧洲指南将糖尿病分为胰岛素依赖型和胰岛素非依赖型，规定胰岛素依赖型和胰岛素非依赖型的 WPI 分别为 15%～40%、5%～10%。

AMA 指南并不区分糖尿病类型，但分别评定了胰岛损害造成的糖尿病和低血糖，基于病史、药物需求、给药途径、血糖监测和饮食调整等干预 ADL 的能力来评定。此外，糖化血红蛋白被用于评估患者的治疗依从性负担。AMA 指南还指出如果胰腺切除术后患者的碳水化合物耐受正常，则不构成内分泌损害，此评残理念与我国评残标准一致。AMA 指南中糖尿病损害 WPI 最高为 28%，《致残分级》及《工伤伤残》中胰岛素依赖型糖尿病的条款分别对应四级伤残（70%）、三级伤残（80%），这可能是由于 AMA 指南内分泌系统损害残损评定并未纳入胰腺切除这一损害，而我国评残标准没有区分胰腺的内分泌及外分泌功能，同时还纳入胰腺切除的损害，导致残疾等级明显高于 AMA 指南。

六、关于性腺损害的评定

我国评残标准针对性腺损害，依据性腺的结构破坏及后遗功能障碍进行评定，但没有完全区分性腺的内分泌功能和生殖功能，只在部分条款中涉及血睾酮水平。欧洲指南根据激素替代治疗的结果进行性腺的内分泌损害评定，WPI 为 15%～25%。AMA 指南则根据性激素异常、症状体征及治疗依从性负担评定性腺内分泌损害，此外还纳入了由于性激素异常导致的不孕不育，WPI 最高为 15%。

七、小　　结

综上所述，AMA 指南功能性评残指标设置的理念具有一定的借鉴意义，如将医疗终结后的后续药物治疗纳入评定指标，以及单独评定各组织、器官结构破坏与不同系统、器官的功能损害后果。例如，胰腺、性腺损害后会分别造成内分泌和外分泌功能障碍，以及内分泌和生殖功能障碍，根据实际损害后果对各器官功能障碍进行评定，更细致地反映残损情况。内分泌功能障碍通常经过后续药物治疗可以取得较好的疗效，恢复正常的生理功能。若仅依据医疗终结后药物控制的内分泌功能状况进行评残，必定会忽略原发性损害，不能如实反映实际的内分泌损害。因此，我国评残标准可考虑将后续药物治疗纳入内分泌障碍评定指标，增加评定的科学性、客观性。

（裘诗文　邓振华　张　奎）

第十二章　脊柱及骨盆损害

第一节　解剖生理概述

脊柱由颈椎、胸椎、腰椎、骶尾骨及椎骨之间的连接构成，其主要功能是支撑躯体，参与胸腔、腹腔和盆腔的构成，保护体内脏器和脊髓并参与运动过程。脊柱内部自上而下形成一条纵行的狭窄管道，内有脊髓。虽然脊柱在一定程度上能够保护脊髓，但是由于其椎管较小，容积较固定，一旦发生较严重的椎骨骨折，易导致脊髓损伤。另外，由于脊柱各部位的解剖结构存在差异，脊柱运动的性质和范围是不同的。颈椎关节突的关节面略呈水平位，关节囊松弛，椎间盘较厚，故屈伸及旋转运动的幅度较大。胸椎与肋骨相连，椎间盘较薄，关节突的关节面呈冠状位，棘突呈叠瓦状，这些因素限制了胸椎的运动，故活动范围较小。腰椎椎间盘最厚，屈伸运动灵活。而骶尾椎体相互融合，几乎不能活动。

脊柱在结构支撑、力学传递及神经保护方面发挥着重要的作用。脊柱损伤及其造成的畸形、残疾在现代社会中也日益引起临床工作者的重视，但由于其解剖结构和损伤生物力学机制的复杂性，导致损伤后难以判断其稳定性，加上本身临床治疗难度较大，使得脊柱损伤患者的恢复较差，后期通常仍然会遗留不同程度的功能障碍。脊柱损伤轻者影响个体的承重及相应活动功能，重者则会压迫脊髓引起四肢瘫或截瘫，甚至引起神经源性膀胱或直肠，严重影响个体的生活质量，加重家庭和社会的负担。

骨盆由左、右髋骨和骶骨、尾骨及其间的骨连接围绕而成。骨盆是承接躯体上肢和下肢的重要中间纽带，在承重、行走运动方面具有重要作用。一旦骨盆发生严重损伤，经治疗终结后仍有可能造成个体承重能力减退、行动不便等，对患者日常生活活动会造成较大的影响。此外，盆腔内含有人体重要的组织、器官，一旦骨盆发生严重的骨折，对盆腔内的脏器也可能造成严重损伤，如泌尿生殖系统及消化系统的损伤，会对个体最基本的排泄、生育等功能产生重要的影响。

第二节　AMA 指南脊柱及骨盆残损评定

一、脊柱损伤的残损评定

AMA 指南采用循诊残损（diagnosis based impairment，DBI）法对脊柱损伤后的残损等级进行划分，即主要以脊柱损伤后的原发性损伤作为诊断基础，通过对脊柱损伤后的相关诊断进行证实，从而根据确证诊断比照相应的评定标准确定伤残等级。脊柱损伤后能够进行伤残评定的诊断不仅包括骨折和脱位，还包括软组织扭伤或拉伤、椎间盘突出、运动节段完整性的改变（alteration of motion segment integrity，AOMSI）、椎管狭窄、脊柱术后是否伴有假关节形成及术后的相关并发症。AMA 指南将脊柱损伤分为颈椎、胸椎和腰椎 3 个节段，并分别制定详细的评定标准，将残损程度分为 0～4 级。颈椎损害等级评定标准中每个等级对应的 WPI 分别为 0、1%～8%、9%～14%、15%～24%、25%～30%。胸椎损害等级评定标准中每个等级对应的 WPI 分别为 0、1%～6%、7%～11%、12%～16%、17%～22%。腰椎损害等级评定标准中每个等级对应的 WPI 分别为 0、1%～9%、10%～14%、15%～24%、25%～33%。每个等级又细分为 5 个不同的严重程度，分别对应不同的 WPI。不同节段同一性质的脊柱损伤中，胸椎对应的全身残损值最小，腰椎对应的全身残损值最大。总体来说，颈椎、胸椎和腰椎损害评定标准在制定的形式和考虑因素上大同小异，各节段椎体损害评定标准见 AMA 指南（第 6 版）。

AMA 指南（第 6 版）对脊柱损伤后残损评定的原则与方法进行了较大修改。AMA 指南（第 5 版）对于脊柱损伤后残损程度的评定，是采用诊断相关评估（diagnosis relating estimation，DRE）和活动度（range of motion，ROM）评估两种方法进行评价。其中，DRE 是残损评定时的首选方法，ROM 则适用于损伤较复杂且 DRE 难以适用的情形。而 AMA 指南（第 6 版）采用的 DBI 类似于 AMA 指南（第 5 版）描述的 DRE，但在某种程度上又进一步改良了第 5 版使用的 DRE。两者的主要区别在于，DBI 在直接根据脊柱损伤后的相关诊断比照相应的评定标准确定残损等级后，还要再根据患者的功能状况、体格检查和相关的临床辅助检查等非关键因素，进一步调整每个残损等级中对应的 WPI。

在残损评定及报告出具过程中，评定人员应对患者的病史、全部就诊记录及患者当前的症状对日常生活活动能力的影响进行全面、准确描述。除此之外，评定人员还应对患者进行仔细、全面的体格检查，同时还要对所有的相关实验室检查、影像学检查及其他辅助检查的结果进行审查和评估。

脊柱的具体残损等级，首先由作为"关键因素"的诊断结果和特定的标准确定初始残损等级，再由残损程度校正因子或"非关键因素"调整残损值。非关键因素包括功能史（FH）、体格检查结果（PE）和相关的临床辅助检查结果（CS）。但只有当评定人认为非关键因素是可靠的，并且与原发性损伤的诊断相关时，才考虑调整残损值。如果在基于诊断的残损评定标准中，存在某些特定诊断未包含的情形，即存在标准规定之外的残损情形。评定人员可以比照使用残损评定标准中类似的标准用于确定残损值。但在出具的报告中，评定人员必须充分解释类比评定的理由。

此外，如果脊柱骨折累及脊髓，且有脊髓损伤的相关病历资料记录，经康复治疗后仍然存在神经源性直肠或膀胱，或与脊髓损伤相关的神经源性性功能障碍和其他相关发现，应使用中枢及外周神经系统损害相关的残损评定标准进行额外的残损评定。最后应将神经性全身残损值与脊柱相关残损值相结合，并进行综合评定，以作为患者最终的 WPI。

二、骨盆损伤的残损评定

骨盆由髂骨、坐骨和耻骨三部分共同组成，围绕骶骨形成环状结构，其在个体承重方面起关键作用。此外，对于女性个体，骨盆的结构和功能在妊娠和分娩过程中也至关重要。耻骨联合分离在妊娠分娩后很常见，在评定残损时，应注意与因损伤造成的外伤性分离相鉴别。

骨盆残损等级的评定见表12-1。除了骨盆自身损伤的残损评定外，可能还涉及其他伴随损伤的评定，如脊柱损伤、坐骨神经损伤、髋关节损伤及泌尿生殖系统损伤和性功能障碍，这些损伤应根据相关系统的评定标准进行相应评定。

表 12-1 骨盆残损评定

	残损等级				
	0 级	1 级	2 级	3 级	4 级
WPI（%）	0	1～3	4～6	7～11	12～16
残损值	0	1、2、2、3、3	4、5、5、6、6	7、8、9、10、11	12、13、14、15、16
耻骨支骨折；髂骨、坐骨和（或）骶骨骨折	骨折无移位，骨折无畸形；无后遗症状或骨折愈合后无后遗症状	骨折无移位或轻度移位；骨折愈合且稳定，包括耻骨联合轻度分离（＞1cm 和＜3cm，与分娩无关）；后遗症状和体征	髂骨、坐骨、骶骨和尾骨骨折移位（＞1cm 和＜2cm）；手术或非手术治疗后，骨折愈合；或创伤后耻骨联合分离（≥3cm），后遗症状，无骨盆不稳定*	髂骨、坐骨、骶骨和尾骨骨折移位≥2cm；手术或非手术治疗后骨折愈合伴骨盆畸形愈合，骨盆不稳定；创伤后耻骨联合分离≥3cm，手术或非手术治疗后骨盆畸形愈合，骨盆不稳定*	骶髂关节脱位或骨折脱位伴骶髂韧带撕裂；骶骨横行骨折伴脊柱、骨盆脱位或术后出现严重并发症，如假关节、骨髓炎或骨盆不稳定*
髋臼骨折	骨折无移位，无畸形；无后遗症状或愈合后无后遗症状	根据髋关节活动受限程度评定（参考下肢评定）			

* 骨盆不稳定：仰卧位和负重位 X 线检查示骨盆位置不一。

骨盆的残损等级，首先由作为"关键因素"的诊断结果和特定的标准确定，然后由残损程度校正因子（非关键因素）进行调整，这些因素包括功能史、体格检查结果和相关的临床辅助检查。只有当评定人认为残损程度校正因子（非关键因素）是可靠的，并且与原发性损伤的诊断相关时，才考虑对残损等级进行适当修正。例如，达到最大医疗改善后，根据功能史、体格检查结果和相关的临床辅助检查结果，可以根据严重程度的不同，在确定的残损等级内进行适当的残损值调整。一般来说，检查没有异常的个体被评定为 0 级，而症状持续并伴有功能缺陷的个体被评定为 4 级。根据骨盆损伤后的功能史、体格检查结果和相关的临床辅助检查结果制定的等级调整规则见表 12-2～表 12-4。

表 12-2　骨盆损伤后的功能史

功能史	校正值				
	0	1	2	3	4
活动	无症状或间歇性出现症状	疼痛；剧烈活动后出现症状	疼痛；正常活动后出现症状	疼痛；轻微活动后出现症状	疼痛；静息状态出现症状，限于久坐活动
疼痛残损问卷得分（PDQ）	无疼痛残损（0分）	轻度疼痛残损（0~70分）	中度疼痛残损（71~100分）	重度疼痛残损（101~130分）	极重度疼痛残损（131~150分）

表 12-3　骨盆体格检查

体格检查	校正值				
	0	1	2	3	4
软组织	无压痛	轻微的局部压痛	中度到重度的局部压痛		
步态（注意：不适用于脊柱椎管狭窄或合并中枢神经系统评定的情况）	步态或站姿无异常	可自行起立；可平地行走，但行走于高地或坡道、爬楼梯、坐于深椅子和（或）长时间行走较困难	可自行起立；在辅助下平地短距离行走	起立和保持站立困难，无法独立行走	无法独立起立，需机械支持，和（或）辅助器具
畸形	无畸形	轻度畸形或骨盆倾斜	因骨盆骨折错位和（或）脱位致中度畸形或骨盆倾斜影响站姿或坐姿	严重畸形或骨盆倾斜，影响站姿或坐姿，站立或创伤后下肢长度不一致（≥2.5且<4cm）	创伤后下肢长度不一致（≥4cm）或假性关节炎或其他创伤后并发症造成的骨盆不稳定

表 12-4　骨盆临床辅助检查

临床辅助检查	校正值				
	0	1	2	3	4
影像学检查：放射学检查，骨扫描，磁共振扫描	未发现结构或功能异常	—	与症状或体征一致的影像学表现	—	影像学表现与骨折愈合不全或其他创伤后并发症（如感染）一致

第三节　KAMS 指南脊柱及骨盆残损评定

KAMS 脊柱残损指南主要根据 AMA 指南（第 5 版）和 McBride 方法制定。KAMS 指南规定，评估脊柱损伤的最佳时机是患者达到最大医疗改善时，当脊柱损伤患者的症状达到稳定状态时，应根据患者的诊断结果进行残损评估。一般来说，最大医疗改善发生于经过充分治疗后的 3 个月。但是在进行脊柱骨性融合手术，或伴有脊髓神经损伤的情况下，则会需要更长的治疗时间，最大医疗改善期一般超过 6 个月。

KAMS 指南将脊柱损伤的残损评定分为三类，分别为脊髓损伤、脊柱骨折和脊柱疾病。脊髓损伤是指脊柱损伤和脊髓疾病引起的损伤。KAMS 指南根据患者的站立和步态障碍的评定（表 12-5）、上肢的残损评定（表 12-6）、膀胱神经源性损害的残损评定（表 12-7）、性功能障碍评定综合评定脊髓损伤的残损。神经源性性功能障碍残损分为 1~2 级，其中性功能和反射尚存，但无自主意识为 1 级，对应 WPI 为 1%~10%；性功能丧失为 2 级，对应 WPI 为 11%~20%。

表 12-5　站立和步态障碍的评定标准

残损等级	WPI（%）	评定要点
1 级	1~14	可以行走，但乘升降梯困难；长距离（50m）行走困难；无法跑步；行走姿势明显异常；跛行步态
2 级	15~29	不能倾斜行走；不能利用升降梯行走；可以自椅子起身并保持站立姿势，但是不能自地面起身站立
3 级	30~49	在帮助下可以站起来并保持站立姿势；无法独立行走；在帮助下可自椅子起身并保持站立姿势
4 级	50~70	无法独立站立；需机械支撑和（或）辅助装置帮助站立；需轮椅帮助移动

表 12-6　上肢的残损评定标准

残损等级	WPI（%）	评定要点
1 级	1~9	上肢可进行自理活动，但手部进行精细活动困难 [a]
2 级	10~24	上肢无法进行手部精细活动 [a]
3 级	25~39	上肢进行自理活动困难 [b]
4 级	40~55	上肢无法进行自理活动

注：a. 手部精细活动，如写字、用筷子、系扣子、转移杯子。b. 上肢参与的自理活动，如吃饭、洗脸、洗澡、穿衣。

表 12-7　膀胱神经源性损害的残损评定标准

残损等级	WPI（%）	评定要点
1 级	1~10	具有一定程度的自主控制能力，但存在急迫或间歇性尿失禁
2 级	11~24	叩击或按压腹部出现排尿；尿失禁需使用保护垫
3 级	25~40	行膀胱造口术或尿管排尿；采用导管排尿

在脊柱骨折残损评定方面，KAMS 指南同样考虑到脊柱活动度评价的客观性较差，关节活动度法受限于测量方法的客观性和测量工具的准确性，常难以客观、准确地评价被鉴定人的残损状况，因此取消了采用 ROM 评定脊柱损伤的残损程度，仅以 DRE 进行评定。评定标准同样按照颈部、胸部和腰骶部 3 个节段分别进行规定，同时根据脊柱损伤引起的压缩性骨折的严重程度、骨折类型和手术治疗的结果进行标准的设定。

KAMS 指南根据各节段椎体压缩性骨折的程度制定的残损评定见表 12-8。在同一性质、同一程度的脊柱损伤中，胸椎对应的 WPI 最小，腰椎对应的 WPI 最大。此外，在脊柱多个节段损伤后综合残损计算方面也有特别规定，2 个或 2 个以上压缩性骨折的椎体，若相距大于 4 节椎体（如在 C_7 和 T_4 骨折），以损伤最严重的椎体所对应的 WPI 加上其余损伤相对较轻的椎体所对应的全身残损值的 1/2（最多可加 3 个椎体）作为最终的全身残损值。若 2 个或 2 个以上压缩性骨折的椎体相距不超过 4 节椎体（如 C_7 和 T_3 骨折），以损伤最严重的椎体所对应的全身残损值进行计算，其余损伤相对较轻的椎体每个按 3%计算

（最多可计算 2 个椎体，即最多可以增加 6%），然后将两者相加作为最终的 WPI。

表 12-8 椎体骨折的残损评定

残损等级	WPI（%）			椎体压缩程度
	颈部	胸部	腰部	
1 级	5	5	5	单个椎体压缩程度<25%
2 级	12	11	14	单个椎体压缩程度 25%～50%
3 级	20	17	24	单个椎体压缩程度>50%

当椎体附件发生骨折时，应根据骨折类型分为 2 种情况进行残损评定。若椎体附件发生骨折导致神经根受损，则根据神经根损伤的评定标准评估残损等级；若椎体附件骨折不累及椎管或仅存在软组织损伤，各节段脊柱的 WPI 均评定为 3%，但若存在 3 处以上的附件骨折，则在上述评定的基础上 WPI 再增加 3%。具体评定细则见表 12-9。

表 12-9 椎体附件骨折的残损评定

残损等级	椎体附件骨折	WPI（%）			评定要点
		颈部	胸部	腰部	
1 级	Ⅰ	3	3	3	未累及椎管
	Ⅱ				累及椎管
	Ⅲ	3	3	3	软组织损伤

KAMS 指南同时规定了脊柱功能障碍的分残损评定（表 12-10）。对于同一节段脊柱的残损等级，按照标准中相应的评定细则进行评定。而当损害累及颈椎、胸椎和腰椎多个脊柱节段时，应分别评定各个节段的 WPI，再将各个节段的 WPI 相加进行综合评定。此外，对于胸椎进行融合手术治疗的患者，伤残评定时应按照相应的评定细则降低一个等级评定。

表 12-10 脊柱功能障碍的残损评定

残损等级	WPI（%）	脊柱损伤
0 级	0	无后遗症状和客观体征
1 级	1～7	损伤经手术或保守治疗后遗留症状，但电生理检查无异常发现；单一椎体节段融合术后无后遗症状和体征
2 级	8～15	损伤经手术或保守治疗后遗留症状，且电生理检查异常；单一椎体节段融合术后遗留症状和体征；2～3 个椎体节段融合术后无后遗症状和体征（除活动受限）
3 级	16～25	2～3 个椎体节段融合术后遗留症状和体征；4 个以上椎体节段融合术后无后遗症状和体征（除活动受限）
4 级	26～35	4 个以上椎体节段融合术后遗留症状和体征

第四节　欧洲指南脊柱及骨盆残损评定

欧洲指南主要根据脊柱损伤后是否存在病史记载的确切骨折或韧带损伤、后遗的症状与体征、脊柱的活动状况及相应的影像学表现进行残损程度的划分，并按照颈椎、胸椎和腰骶部及尾椎 4 个部分分别进行评定（表 12-11）。欧洲指南规定，对于没有确切骨或韧带损伤，而是因其他原因引起脊柱间歇性疼痛需要治疗，且伴有脊柱活动受限的患者，应给予残损评定，但残损值 WPI 不超过 3%。

表 12-11　欧洲指南关于脊柱损伤的残损评定

损伤节段	评定要点	WPI
颈椎	无椎骨、椎间盘及韧带损伤既往史，由特定原因引起的间歇性疼痛反复发作，需服用镇痛药或抗炎药，伴颈部活动减少	最高 3%
	椎骨、椎间盘或韧带损伤既往史，疼痛频繁发作，伴持续性功能障碍	
	伴多个脊椎节段僵直，根据受累椎体数目确定残损值	15%～25%
	后遗颈部活动部分受限	10%～15%
	疼痛频繁发作伴客观存在的颈部活动度受限，需间歇性药物治疗	3%～10%
	关节融合术后或关节强直（无明显症状出现），根据受累椎体数目确定伤残值	3%～10%
胸椎	无椎骨、椎间盘及韧带损伤既往史，由特定原因引起的间歇性疼痛反复发作，需进行适当药物治疗，存在节段性活动受限	最高 3%
	椎骨、椎间盘或韧带既往损伤史	
	活动受限，疼痛不适，需定期治疗	3%～10%
	肩胛区持续疼痛不适，负重活动不能，脊柱前凸，放射检查提示胸椎生理曲度消失，需治疗	10%～15%
腰椎和腰骶部	活动受限，疼痛不适，需定期治疗	3%～10%
	疼痛频繁发作伴持续性不适，客观存在的活动明显受限	10%～15%
	临床症状和影像学表现均非常严重	最高 25%
尾椎	尾椎疼痛	最高 3%

表 12-12　欧洲指南关于骨盆损伤的残损评定

评定要点	WPI
一侧坐骨支骨折后遗疼痛	最高 2%
耻骨联合疼痛和（或）不稳定	2%～5%
骶髂关节脱位或骨折，后遗疼痛	2%～5%
耻骨联合和骶髂关节疼痛、不稳定	
骨盆负重尚可，步态正常	5%～8%
骨盆负重减弱，步态异常	8%～18%

在骨盆损伤残疾标准制定方面，更多的是考虑骨折后对个体日常生活造成的影响程度，如是否有后遗疼痛、是否造成负重能力下降及是否有行走功能障碍（表 12-12）。在骨盆骨折的发生部位上，更多地会考虑关节处的骨折，认为累及关节处的骨折通常会造成长期疼痛、负重能力下降，甚至行走功能障碍。因此，对于骶髂关节、耻骨联合处的骨折或脱位，其 WPI 通常较骨盆其他部位高。

第五节 国内外残疾标准比较

一、脊柱残损评定的比较

（一）我国相关残疾标准的比较

我国目前使用的残疾标准对脊柱损伤后残疾程度的评价依据主要分为两类。早期制定的残疾标准，如《交通伤残》和《保险伤残》，主要依据脊柱损伤后的原发性损伤并结合治疗终结后遗留的功能障碍对损伤后相应部位活动度的丧失程度进行综合评定。而近年的残疾标准，如《致残分级》和《工伤伤残》，则是完全采用脊柱损伤后的原发性损伤及相应手术治疗情形作为残疾程度评价的依据。

在具体条款的设计上，与《交通伤残》相比，《致残分级》取消了一些使用率极低的条款，如胸柱损伤影响呼吸功能。胸椎是胸廓的组成骨之一，但单纯的胸椎损伤一般不会对呼吸功能产生明显影响。只有在胸椎发生多发性骨折合并胸部其他组织器官严重损伤时，才可能出现因胸廓形态破坏、肺部损伤等多方面因素导致呼吸困难的情形。当脊柱损伤合并其他部分严重损伤出现呼吸困难时，可以采用《致残分级》中胸部损伤影响呼吸功能的相应条款进行评残。与《工伤伤残》相比，《致残分级》直接沿用了"脊柱骨折后遗留 30°以上侧弯或者后凸畸形"评定为六级伤残，不再以是否伴严重根性神经痛作为残疾的评价指标。虽然根性神经痛可以将肌电图检查作为一项客观证据，但是对鉴定人准确把握根性神经痛的严重程度还存在一定困难，通常比较依赖被鉴定人的相应主诉。《致残分级》取消伴严重根性神经痛作为残疾的评价指标，能够使脊柱损伤的评定更加客观准确，减少残疾评定的争议。此外，在《保险伤残》中，只有当脊柱骨折或脱位发生在颈椎或腰椎时，才可能达到相关条款的规定。对于胸椎骨折，特别是较严重的胸椎骨折者，在鉴定时通常无相应标准可依。而《致残分级》和《工伤伤残》在条款的设计中，脊柱损伤均不再限定为颈椎或腰椎，而是以脊柱或椎体等进行相应表述，进一步扩大了伤残评定的范围，使残疾标准的制定更加全面、科学和合理。

（二）国内外相关残疾标准的比较

通过与国外脊柱相关残疾标准进行比较可以发现，各国标准间既有相似之处，又存在一定的差异。

1. 评残方法 在伤残评定方法上，我国早期制定的残疾标准，如《交通伤残》和《保险伤残》，主要依据脊柱损伤后的原发性损伤与治疗终结后脊柱活动度的丧失程度进行综合评定，类似于 AMA 指南（第 5 版）中采用的 DRE 和 ROM 评定方法。美国医学会在使用 AMA 指南（第 5 版）多年后，因缺乏证据支持脊柱活动受限是伤残评定的一个可靠评价指标，因此在修订 AMA 指南（第 6 版）时，取消了采用 ROM 进行脊柱伤残评定的规定，并将 DRE 改良为 DBI。虽然称为 DBI，但与 DRE 评价类似，仍是以脊柱原发性损伤的诊断作为伤残评定的依据。韩国医学会则认为 ROM 客观性较差,采用 ROM 评价脊柱损伤的伤残程度,受测量方法客观性和测量工具准确性的影响,难以客观、科学地评定患者的残疾状况,故在脊柱损伤后的伤残评定方法上也只采用 DRE 法。AMA 指南(第 5 版)采用 ROM 进行脊柱损伤后的伤残评定,对我国既往残疾标准的制定影响较大。而我国近年来制定的残疾标准,如《致残分级》和《工伤伤残标准》,均不再以相应部位脊柱活动度的丧失程度作为伤残评定的依据,而是逐渐接近国际上使用的 DBI 或 DRE 评定方法,主要以脊柱损伤后的相关诊断作为伤残评定的依据,如椎体骨折的类型、数量、压缩程度、手术方式等。新标准以脊柱损伤的诊断作为残疾评定的依据,使标准的可操作性更强,评价方法更客观,能更有效减少残疾评定中的争议。

2. 评残指标 在评残指标的考虑上,国内外残疾标准在脊柱损伤后评残指标的考虑方面也存在一些异同,国内外常用的评残指标见表 12-13。对于脊柱的评残指标,AMA 指南的评残指标考虑最丰富,不仅包括外伤导致的骨折脱位、骨折数量、压缩性骨折的程度、运动节段性改变、手术类型、假关节形成及椎管狭窄等,还包括非外伤导致的一些病变,如慢性软组织的损伤、椎间盘突出及退行性改变。KAMS 指南在评残指标上与 AMA 指南相似。欧洲指南则主要强调损伤是否会影响活动,在评残指标中增加了尾椎疼痛。而我国评残标准在制定时大多以椎体骨折类型、骨折数量、压缩程度作为评残指标,早期制定的标准还侧重强调脊柱损伤后对个体关节活动的影响程度。

此外,在 AMA 指南、KAMS 指南及欧洲指南中,均有脊柱区软组织损伤后遗留功能障碍或相应症状而进行伤残评定的相关规定,但 WPI 均不超过 3%。而在我国各类伤残评定标准中,均未见软组织损伤后导致长期遗留症状体征或功能障碍而进行伤残评定的相关规定。只要损伤导致了心理、生理及解剖或功能上的永久性缺陷和异常,即为伤残。因此,对于脊柱区软组织损伤确有长期影响脊柱活动功能的,应给予与其损伤相当的伤残等级评定,从而可更好地维护受害者的合法权益。

表 12-13 国内外脊柱损伤的评残指标

评残指标	国外标准			我国标准			
	AMA 指南	KAMS 指南	欧洲指南	《致残分级》	《工伤伤残》	《保险伤残》	《交通伤残》
椎体骨折类型				√	√		√
椎体骨折数量	√	√		√	√		√
椎体压缩程度	√	√		√	√		√
是否影响活动度			√			√	√
是否影响呼吸							√
手术类型	√	√		√	√		
椎管狭窄	√	√		√			
假关节形成	√						
尾椎疼痛			√				
椎间盘突出	√			√		√	
软组织损伤	√	√	√				

3. 残疾等级划分 在残疾等级划分方面,AMA 指南及 KAMS 指南均将脊柱分为颈椎、胸椎、腰椎 3 个节段分别进行残损评定。而欧洲指南则在考虑颈椎、胸椎、腰椎 3 个节段的基础上,还考虑了尾椎的损伤。在各节段脊柱损伤对应的 WPI 中,AMA 指南颈椎损伤对应的 WPI 为 0~30%,胸椎损伤对应的 WPI 为 0~22%,腰椎损伤对应的 WPI 为 0~33%;KAMS 指南颈椎、胸椎、腰椎 3 个节段椎体骨折对应的 WPI 分别为 3%~20%、3%~17%、3%~24%;欧洲指南颈椎、胸椎、腰椎及尾椎 4 个节段脊柱损伤对应的 WPI 分别为 3%~25%、3%~15%、3%~25%、<3%。不难看出,在国外脊柱损伤的相关标准中,不同节段的脊柱损伤所对应的 WPI 是不同的,并且胸椎对应的 WPI 均小于颈椎和腰椎。此外,不同节段同一性质的脊柱损伤对应的 WPI 也不同。例如,在 KAMS 指南中,单个椎体压缩程度为 25%~50%,颈椎对应的 WPI 为 12%,胸椎为 11%,腰椎为 14%。而我国相关残疾标准将脊柱损伤分为二级至十级,《致残分级》对应的 WPI 为 10%~50%,《工伤伤残》对应的 WPI 为 10%~60%,《交通伤残》对应的 WPI 为 10%~90%,《保险伤残》对应的 WPI 为 20%~40%。总体而言,我国伤残评定结果较国外整体偏高,且《致残分级》等我国现行残疾标准均未体现不同节段间脊柱功能的差异性。颈腰段脊柱在参与人体相应的运动中起重要作用,而胸段脊柱在这方面的作用相对较弱,其损伤后对人体功能的影响通常较前者小。由于结构或器官对人体的功能不同,相同的损伤对人体功能的影响程度也不同,其残疾等级的高低应有所区别。因此,在今后伤残标准修订的过程中,可以借鉴国外的伤残标准,考虑不同节段脊柱的功能差异性。

二、骨盆残损评定的比较

骨盆是人体重要的负重结构,承担着上半身向双下肢传递的负重,其周围解剖结构复杂,损伤发生部位、骨折数量及骨折形态的多样化通常会造成治疗终结后遗留的情况不同,加上我国残疾评定标准的多样化,容易引起伤残评定结果产生较大的差异。

(一)我国相关残疾标准的比较

除《工伤伤残》外,我国其他伤残鉴定标准在骨盆损伤残疾标准制定方面基本类似,一方面按照骨盆骨折导致双下肢长度相差的程度,另一方面按照骨盆骨折经治疗后是否后遗畸形愈合及畸形愈合的程度设定相应条款,骨盆损伤的残疾等级在七级至十级。整体而言,我国不同标准在骨盆损伤的残疾等级评定中,均是按照治疗终结后遗留的结果进行评定,残疾评定的指标主要是基于客观检查和相关诊断进行。残疾评定的方法较为客观、简单,可操作性也较强。但《工伤伤残》中涉及骨盆损伤残疾评定的条款较少,残情分布欠均衡,目前标准中只有七级和十级的条款,今后在标准修订中可以适当增加八级和九级的条款。例如,"骨盆两处以上骨折或者粉碎性骨折"属于八级伤残;"骨盆骨折内固定术后"属于九级伤残。

(二)国内外相关残疾标准的比较

1. 残疾评定的方法与指标 与国外相关标准间进行比较可以发现,在骨盆损伤残疾评定中，国内外标准既有相似处，又有不同之处。相似之处在于，国内外的相关标准均强调骨盆损伤的残疾等级评定应基于治疗终结后遗留的状况及相关确证诊断进行评定。不同之处在于，国外标准除了关注相关确证诊断外，通常还考虑治疗终结后遗留的症状与体征，如 AMA 指南及欧洲指南。我国标准则主要考虑骨盆损伤后遗的客观检查结果，在后续是否会出现相关的症状和体征等方面考虑较少。虽然症状和体征的出现是一项主观指标，主要依靠患者的主诉，其可靠性和客观性较差，但由于治疗的手段、医疗水平及个体体质的不同，相同的骨盆损伤治疗终结后的情况可能不同，部分患者治疗终结后可能仍会出现相应的症状与体征，如长期的慢性疼痛、行走步态异常等，这将会对患者的日常生活与活动产生一定的影响。而适当的将这些主观指标考虑到残疾评定中，为有后遗症状与体征的患者给予一定的残疾等级，可能会更贴合法医学鉴定实践中遇到的各类情况，而 AMA 指南也正是这样做的。在对后遗症状与体征进行评估时，除了患者自身的主诉，还应详细审核相关就诊病历资料，做到两者相互印证，能够有效解决患者可能存在的伪装、夸大等情况。

2. 残疾等级划分 在残疾等级划分方面，我国残疾标准将骨盆损伤的残疾等级划分为七级至十级，WPI 为 10%～40%；AMA 指南将骨盆损伤的残疾等级划分为 0～4 级，WPI 为 0～16%；欧洲指南将骨盆损伤的残疾等级划分为 5 种情况，WPI 为 2%～18%。从整体上而言，我国相关残疾标准在骨盆残疾等级评定中的起评线较 AMA 指南及欧洲指南更高，整体的残疾率也更高。若将 AMA 指南中的 1 级残损的情况及欧洲指南中"一侧坐骨支骨折后疼痛"等情况应用于我国相关残疾评定标准中，则不构成残疾等级，而 AMA 指南及欧洲指南则会给予一定的残损值。我国以 10%作为残疾评定的起评线较高，在 10%以下的残疾率也应有所反映，即使再轻微的损伤也应有与其相适应的残疾率，从而获得相应的赔偿。

除了上述差异，在具体的残疾条款设定方面，我国相关标准对女性骨盆损伤导致的残疾等级评定设有特定的条款。例如，《致残分级》和《交通伤残标准》分别将"女性骨盆骨折骨产道变形、破坏"的伤残等级分别设定为八级和七级。女性骨盆形状、大小均会对分娩产生直接影响。我国相关残疾标准除考虑骨盆损伤后自身的治疗结果外，还进一步将女性育龄期、是否影响妊娠分娩等因素加以考虑，与 AMA 指南及欧洲指南单纯基于损伤因素进行残疾评定相比，更加全面、科学，具有一定的积极意义。

整体而言，在骨盆损伤残疾标准制定这一部分，我国残疾标准无论是在框架设置上还是在残疾等级分布上都比较合理，而且残疾评定的方法和残疾评定的指标都比较客观、科学。尤其是《致残分级》，既吸取了既往残疾标准制定的理念，又总结了法医临床鉴定多年的实践经验，条款的设置基本能够满足大多数残疾评定的需要，在部分条款的设置和考虑上，甚至比国外相关残疾标准更全面、合理。当然，在部分残疾评定的理念上也存在一定差异，如骨盆损伤后遗留的症状和体征是否应纳入残疾评定。残疾评定不应该仅考虑身体结构的破坏程度，更应该对患者今后自身的影响加以考虑。在今后残疾标准的修订中，可以适当地将这些主观指标考虑到残疾评定中。

（占梦军　邱丽蓉　邓振华）

第十三章 上肢损害

第一节 解剖生理概述

上肢连于胸廓外上部，通过肩部与颈部、胸部和背部相接。人类的站立使上肢获得了便于抓握和操作的活动度空间。上肢的整体构造具有骨骼轻巧、关节囊薄而松弛、无坚韧的侧副韧带、肌数目多且细长，运动灵活等特点。上肢分为肩、臂、肘、前臂、腕和手 6 个部分，涉及肩、肘、腕三大关节。广义的肩关节通过盂肱、肩锁、胸锁 3 个解剖学关节，以及喙锁、肩胛胸廓和喙肩弓与肩袖组成肩关节复合体，使肩关节获得比全身其他关节更大的灵活度，可做三轴运动。肘关节是由肱骨下端与尺骨、桡骨上端构成的复合关节，以肱尺关节为主做屈伸运动。肘关节是协调肩关节、前臂和腕关节的一个重要关节，其运动扩大了手和腕的功能活动半径和功能效率，其功能在上肢三大关节的比重也最大。腕关节是由手的舟骨、月骨和三角骨的近侧关节面作为关节头，桡骨的腕关节面和尺骨头下方的关节盘作为关节窝而构成的椭圆关节，可进行屈、伸、展、收和环转运动，掌侧韧带坚韧，导致后伸运动相对受限。在实践中，上肢残损的评价指标主要体现在解剖性（如肢体缺失、不等长等）、功能性（如关节活动功能丧失、肌肉功能障碍）和诊断性（如关节炎、关节成形术等）三个维度层面。

第二节 AMA 指南上肢残损评定

AMA 指南（第 6 版）进行肢体残损评定时，要求依据解剖区域相关疾病或损伤等出现并发症、后遗症等评定残损，即区域残损。该指南将上肢分为 4 个区域（由远端至近端）：指/手区，从腕掌关节到指尖；腕区，从腕掌关节到前臂中段；肘区，从前臂中段至肱骨中段；肩区，从肱骨中段至肩胛胸廓部。

上肢残损评定主要方法为循诊残损（DBI），要求依据区域、明确诊断、确定残损等级、根据校正因子调整残损值。依据区域残损划分原则，将上肢分为腕、肘、肩三区，分别规定各区循诊残损等级。残损等级由关键因子，即各类诊断的疾病、相关并发症、后遗功能障碍等确定。每个残损等级对应一定的残损值范围。

除循诊残损评定外，上肢残损章节还规定了周围神经损伤（神经卡压综合征单独规定）、复杂区域疼痛综合征（CRPS）、肢体缺失和关节活动度（ROM）的评定方法。

一、上肢循诊残损评定

（一）上肢循诊残损评定

AMA 指南上肢循诊残损评定包括腕、肘、肩区，评定项目包括软组织损伤、韧带/骨骼/关节损伤及关节成形术后等。

（二）校正因子

AMA 指南上肢残损评定的非关键因素包括功能史、体格检查和临床检查。功能史是依据影响日常生活活动能力的功能性症状严重程度进行调整，其中简化版上肢功能障碍问卷（Quick DASH）评分可以辅助评定人进行判断。体格检查主要依据鉴定检查过程中的阳性发现来调整严重程度。临床检查主要包括影像学检查和神经肌电图检查。

二、周围神经损伤

上肢周围神经损伤的残损评定主要包括确定具体受累神经和判断遗留感觉和运动障碍严重程度。该部分不适用于神经卡压所致残损。具体评定方法如下：定位受损神经；依据神经系统检查结果，将感觉和运动障碍程度进行分级（表 13-1）；查臂丛神经残损表和外周神经残损表，分别确定感觉和运动障碍的残损范围和相应的默认 C 等残损值；根据功能史和临床辅助检查（即神经电生理检查）对默认残损值进行校正（因神经系统查体已用于定义残损值，故不再据此调整残损值）；合并运动和感觉残损值，作为上肢残损值。

表 13-1   感觉和运动障碍程度分级

	残损等级				
	0 级	1 级	2 级	3 级	4 级
严重程度	正常	轻度	中度	重度	极重度或完全丧失
感觉障碍	敏感性和感觉正常	体表触觉敏感性异常；单纤维异常（敏感性降低），两点辨别正常（≤6mm）	体表触觉敏感性异常伴有感觉异常；单纤维异常（敏感性降低），两点辨别异常（>6mm）	体表痛觉和触觉感受能力降低；保护性敏感度降低	体表痛觉和触觉感受能力丧失
运动障碍	正常（5 级肌力）	4 级肌力	3 级肌力	2 级肌力	0～1 级肌力

三、肢 体 缺 失

肢体缺失残损值随着残肢的逐渐缩短而增加，根据缺失平面查表确定残损值（表 13-2）。但多数情况下，肢体缺失残损值需基于缺失平面、残肢近端问题，以及 GMFH、GMPE 和 GMCS 进行调整，参考 AMA 指南上肢缺失残损表。默认残损值（C）和较低残损值与本节具有一致性，故校正过程不可能将残损值降低到截肢水平相关值以下。然而，残肢近端问题可能会增加残损（即可能导致 D 等或 E 等残损），适用于校正因子进行校正。肢体缺失可合并残肢近端 DBI 或 ROM 残损，但不能同时与两者结合评定。如果与 ROM 相结合，除非有其他需要考虑的重要校正因素，否则应采用上肢缺失残损表默认的残损值。

表 13-2 上肢不同缺失平面残损

缺失水平	指残损值（%）	手残损值（%）	上肢残损值（%）	全身残损值（%）
拇指				
指间关节	50	20	18	11
掌指关节	100	40	36	22
1/2 掌骨		41	37	22
腕掌关节处掌骨		42	38	23
示指或中指				
远指间关节	45	9	8	5
近指间关节	80	16	14	9
掌指关节	100	20	18	11
1/2 掌骨		21	19	11
腕掌关节处掌骨		22	20	12
环指或小指				
远指间关节	45	5	5	3
近指间关节	80	8	7	4
掌指关节	100	10	9	5
1/2 掌骨		12	11	7
腕掌关节处掌骨		13	12	7
手				
除拇指外各指掌指关节处		60	54	32
所有指掌指关节处		100	90	54
前臂/手				
二头肌附着点至掌指关节以远，五指均缺失			94～90	56～54
臂/前臂				
三角肌附着点至二头肌附着点以远			95	57
臂				
三角肌附着点和近端			100	60
肩关节以远缺失			100	60
肩胛胸廓（前半部）以远缺失				70

四、上肢关节活动受限相关残损

关节活动受限是损伤不良后果的表现，在大部分情况下均应有原发性损伤的诊断相对应，可以应用循诊残损确定残损等级，ROM 则作为残损评定非关键性因素（校正因子）调整残损级别内部的残损值。当关节活动度丧失为最佳评定方法或该残情无循诊残损可依时（如烧伤后瘢痕所致的关节活动度丧失），应单独根据关节活动度丧失情况确定残损等级，此时关节活动度丧失为一种独立的评定方式，只有在特殊情况下才可以参与其他残损进行复合计算（如截肢残损评定时，残余肢体活动受限可以与截肢残损复合计算）。

评定流程包括：①使用量角器测量双侧主动和被动关节活动度。②以健侧为对照，依据表 13-3～表 13-5 确定关节各向运动单位的严重程度和残损值。③如只有 1 个关节受累，则以各项运动单位残损值之和为关节最终残损值；如多个关节受累，则多个关节之间应用公式 $A\%+B\%（1-A\%）=AB\%$ 进行复合计算，确定残损值。④依据表 13-6 得出最终残损值对应的活动度 GM。⑤查表得出功能史校正值（GMFH），大于最终残损值对应的 GM 时，则利用校正公式"净校正值 =（GMFH–活动度 GM）"求得净校正值，再依据表 13-7，确定最终残损值。例如，若净校正值为 2，则增加的残损值为第 3 步计算出的残损值×10%。若 GMFH 低于活动度 GM，则残损值不变。

表 13-3　腕关节活动度

	校正值				
	0	1	2	3	4
严重程度	正常	轻度	中度	重度	关节僵硬
活动度（与健侧相比）	≥90%	61%～90%	31%～60%	≤30%	
腕关节活动方位					
70%腕关节功能					
屈曲*	≥60°=0	30°～50°=3%UEI	20°=7%UEI	≤10°=9%UEI	-10°～+10°=21%UEI +20°～+40° 或 -20°～-40°=25%UEI ≥+50°或≤-50°=40% UEI
背伸*	≥60°=0	30°～50°=3%UEI	20°=7%UEI	≤10°=9%UEI	
30%腕关节功能					
桡偏*	≥20°=0	10°=2%UEI	0°=4%UEI	尺偏≥10°=12% UEI	尺偏 0°～10°=9%UEI 桡偏10°或尺偏20°=14% UEI 桡偏≥20°或尺偏≥30°=18%UEI
尺偏*	≥30°=0	20°=2%UEI	10°～0°=4%UEI	桡偏≥10°=12% UEI	

* 活动度对应的上肢残损值（UEI，%）。

表 13-4 前臂/肘关节活动度

	校正值				
	0	1	2	3	4
严重程度	正常	轻度	中度	重度	关节僵硬
活动度(与健侧相比)	≥90%	61%~90%	31%~60%	≤30%	
肘关节活动方位					
60%肘关节功能					
屈曲*	≥140°=0	110°~130°=3% UEI 70°~100°=8% UEI	60°~20°= 27%UEI	≤10°=40% UEI	80°=21%UEI 50°~70°或 90°~100°= 25% UEI ≤40°或≥110°=38% UEI
背伸*	0°=0	伸直受限 10°~40°= 2%UEI 50°~60°=5%UEI	伸直受限 70°~90°= 11%UEI	≥90°=30% UEI	
40%肘关节功能					
旋前*	≥80°=0	70°~50°=1%UEI	40°~20°=3%UEI	≤10°=10% UEI	20°旋前=8%UEI 30°~60°旋前或 10°旋前~20°旋后=15% UEI ≥70°旋前或≥30°旋后=25%UEI
旋后*	≥70°=0	60°~50°=1%UEI	40°~20°=2%UEI	≤10°=10% UEI	

* 活动度对应的上肢残损值（UEI，%）。

表 13-5 肩关节活动度

	校正值				
	0	1	2	3	4
严重程度	正常	轻度	中度	重度	关节僵硬
活动度（与健侧相比）	≥90%	61%~90%	31%~60%	≤30%	
肩关节活动方位					
50%肩关节功能					
屈曲*	≥180°=0	90°~170°=3% UEI	20°~80°=9%UEI	≤10°=16% UEI	20°~40°屈曲=15% UEI 10°屈曲至背伸或≥50°屈曲=25%UEI
背伸*	≥50°=0	30°~40°=1% UEI	10°背伸~10°屈曲 =2% UEI	≥10°屈曲=10% UEI	
30%肩关节功能					
外展*	≥170°=0	90°~160°=3%UEI	20°~80°=6%UEI	≤10°=10% UEI	20°~50°外展=9%UEI ≤10°或≥60°外展=16%UEI
内收*	≥40°=0	10°~30°=1% UEI	0°~30°外展=2% UEI	≥40°外展=10% UEI	
20%肩关节功能					
内旋*	≥80°IR=0	50°IR~70°IR=2% UEI	10°ER~40°IR=4% UEI	≤20°ER=8%UEI	20°~50°IR=6%UEI ≥60°IR 或 10°IR~ER=0
外旋（ER）	≥60°ER=0	50°ER~30°IR=2%UEI	50°IR~40°IR=4% UEI	60°IR=9%UEI	—

* 活动度对应的上肢残损值（UEI，%）。

表 13-6　活动度校正值

	校正值				
	0	1	2	3	4
手部、腕、肘或肩关节		总活动度残损值 <12%UEI	总活动度残损值 12%~23%UEI	总活动度残损值 24%~42%UEI	总活动度残损值 >42%UEI

表 13-7　功能史净校正值

	净校正值			
	0	1	2	3
功能史校正值与 ICF 活动度分级比较（前者较后者）	一致	高 1 级	高 2 级	高 3 级
活动度残损值增加	不变	总活动度残损值×5%	总活动度残损值×10%	总活动度残损值×15%

第三节　KAMS 指南上肢残损评定

KAMS 指南规定，上肢残损按以下顺位进行评定：①肢体缺失（表 13-8）；②关节挛缩；③上肢疾病（包括关节成形、失稳、脱位和畸形）；④无力；⑤指尖感觉丧失；⑥血管淋巴疾病。当上肢同一关节/部分存在较高顺位残损类别时，无须评定较低顺位残损类别。当多种残损类别存在特殊贡献时，可以增加/替代上肢残损类别，使每个关节达到最大致残率。如果两种残损类别致残率分别为 A（%）和 B（%），则通过复合公式[$A+$（$100-A$）$\times B/100$]计算总致残率（%）。其余残损表可参考 KAMS 指南上肢残损篇章。

表 13-8　上肢肢体缺失残损

部位	残损值（%）
肩胛胸廓截肢	110
肩关节离断	100
肱骨（三角肌嵌入以上）	100
肱骨（三角肌嵌入以下）—前臂（二头肌嵌入以上）	95
前臂（二头肌嵌入以上）—手（掌骨）	93
手（从掌指关节到所有指）	90
手（从掌指关节—除拇指外到所有指）	54
腕掌关节	38
掌骨	37
掌指关节	36
拇指间关节	18
第 2 和第 3 指掌指关节	18
第 2 和第 3 指近指间关节	14
第 2 和第 3 指远指间关节	8
第 4 和第 5 指掌指关节	9
第 4 和第 5 指近指间关节	7
第 4 和第 5 指远指间关节	5

第四节 欧洲指南上肢残损评定

欧洲指南中与上肢残损相关的条款分布于神经系统（第 2 和第 8 条）、骨关节系统（第 33 和第 34 条）、血管系统（第 53 条）和皮肤（第 73 条）章节。残损评定内容主要涉及周围神经损伤后遗症、肢体缺失、关节强直和活动受限等类型。各条款相应致残程度直接以 WPI 表示，无须如前述指南通过上肢残损值进行转换。此外，主要条款对优势与非优势侧上肢赋予不同 WPI，且前者均略高于后者。欧洲指南上肢残损条款如表 13-9 所示。

表 13-9 欧洲指南上肢残损条款

上肢残损相关条款	WPI（%）	
	D	ND
第 2 条 周围神经损伤后遗症		
第 2-2-a 条 上肢全瘫（臂丛神经完全病变）	65	60
第 2-2-b 条 正中-尺神经麻痹	45	40
第 2-2-c 条 桡神经麻痹		
三头肌支以上	40	35
三头肌支以下	30	25
第 2-2-d 条 正中神经麻痹		
臂	35	30
腕	25	20
第 2-2-e 条 尺神经麻痹	20	15
第 2-2-f 条 腋神经麻痹	15	12
第 2-2-g 条 肌皮神经麻痹	10	8
第 2-2-h 条 脊神经麻痹	12	10
第 2-2-i 条 胸上神经麻痹	5	4
第 8 条 神经痛		
第 8-3 条 颈肩神经	上限 12	
第 33 条 肢体缺失		
第 33-1 条 上肢完全缺失	65	60
第 33-2 条 臂缺失（肩部活动可）	60	55
第 33-3 条 前臂缺失	50	45
第 34 条 关节强直和僵硬		
第 34-1-a 条 肩关节固定或强直于功能位		
肩胛骨固定	30	25
肩胛骨活动可	25	20
第 34-1-b 条 肩关节活动受限		
上举和外展限制于 60°伴有旋转功能完全丧失	22	20
上举和外展限制于 60°，其他运动完全可能	18	16
上举和外展限制于 90°伴有旋转功能完全丧失	16	14
上举和外展限制于 90°，其他运动完全可能	10	8
上举和外展限制于 130°，其他运动完全可能	3	2

续表

上肢残损相关条款	WPI（%）	
	D	ND
内旋功能丧失，不伴其他方位活动受限	6	5
外旋功能丧失，不伴其他方位活动受限	3	2
第 34-2-a 条　肘关节固定或强直于功能位		
旋前旋后功能尚存	24	20
旋前旋后功能丧失	34	30
第 34-2-b 条　肘关节活动受限		
屈曲完全，伸展受限超过 90°	15	12
屈曲完全，伸展受限 90°	12	10
屈曲完全，伸展受限 20°	2	1
伸展完全，屈曲上限 120°	2	1
伸展完全，屈曲上限 90°	12	10
伸展完全，其余情形屈曲	15	12
第 34-3-a 条　肘关节强直于旋前旋后功能位	10	8
第 34-3-b 条　肘关节旋前旋后活动受限		
旋前活动受限	0～6	0～5
旋后活动受限	0～4	0～3
第 34-4-a 条　腕关节固定或强直于功能位		
旋前旋后功能尚存	10	8
旋前旋后功能丧失	20	16
第 34-4-b 条　腕关节活动受限		
功能范围内屈曲受限	0～4	0～3
功能范围内背伸受限	0～6	0～5
尺偏功能丧失	1.5	1
第 53 条　影响动脉、静脉和淋巴管的后遗症		
第 53-1-b 条　上肢动脉（取决于功能残损情况，例如肌力减退、体温过低等）	5～10	
第 53-3-a 条　上肢淋巴管（淋巴水肿）	上限 10	

注：WPI. 全身残损值；D. 优势侧；ND. 非优势侧。

第五节　国内外标准比较分析

在涉及上肢残损的国内外主要现行标准，不同标准之间在评定方法、等级划分和评价内容等方面均存在异同。本节将从不同维度对上述国内外标准进行比较分析，为我国上肢残疾评定相关内容进一步修订和完善提供参考与建议。

一、评定方法

在上肢残损评定中，AMA 指南（第 6 版）以 DBI 为主要方法。该方法主要基于某一特定诊断，使用为此目的而设计的残损评定表分配残损等级。通过综合考虑功能状态、体格检查和临床检测结果相关信息，进一步修正残损等级内的残损值。与先前版本相比，此种变化将标准化和简化评定过程，提供更统一的评定方法，促进更高的评定者间信度和一致性。KAMS 指南在整合 AMA、McBride 及其他组织机构相关评估方法基础上建立了法定残损大类（6 类）的顺位评残法。欧洲指南和我国标准中均未体现具体的方法分类，仅在鉴定原则与判断依据中对于如何评定做出简要概述。《致残分级》提出依据人体组织、器官结构破坏、功能障碍及其对医疗、护理的依赖程度，适当考虑由于残疾引起的社会交往和心理因素影响，综合判定致残等级。欧洲指南的使用守则中无数学公式计算伤残的方法，而更依赖评定人所具有的经验与常识。根据受评人完成正常活动和日常生活时的困难程度（理论最大值为 100%）量化患者后遗症残损值。此外，欧洲指南的具体应用要视情况而定，在预设残损值的地方可以直接使用该值进行评定；在设定残损值范围的地方，则在最小与最大残损值之间选择；量表未设定精确残损值或范围的地方，必须根据观察到的功能丧失情况结合已规定条款和临床量化情况进行类比评定，并考虑量表的总残损值。此外，欧洲指南尚规定对于左利手者，右上肢残疾程度适用于左上肢，反之亦然。考虑到我国鉴定工作往往先行于明确诊断，然后了解功能史和进行体格检查，同时参考相关辅助检查结果。AMA 指南提供的以循诊为主的评定方法较好地遵循上述鉴定程序和思维，最大限度实现鉴定工作的标准化，评定方法最为科学、有效。尽管 AMA 指南规定表面看似较其他国内外标准烦琐、复杂，但是其在骨骼肌肉系统残损章节提供了一致的评定方法，值得我国日后在标准修订时借鉴与参考。

二、等 级 划 分

我国标准伤残等级所反映的残损值为离散分布，而国外标准则是连续分布（UEI%涵盖 0～100%），后者使相同上肢残损等级的不同残损程度得以横向或纵向量化比较，也便于后期赔偿比例的细化；我国评残标准中 10 个等级对应残损值呈均匀分布，而以 AMA 指南为代表的残损 5 个等级对应残损值范围则呈非均匀递增分布，如残损等级 4 级可覆盖 50%残损值。此外，就单侧上肢而言，我国《致残分级》和《保险伤残》最高残损均为五级（WPI 为 60%），与 AMA 指南和 KAMS 指南中单侧上肢最高残损值相同（不含肩胛胸廓缺失 WPI 为 66%），但略低于欧洲指南（WPI 为 65%）和《工伤伤残》（WPI 为 70%）。在上肢残损占人整体残损权重方面，我国《致残分级》和《保险伤残》与 AMA 指南和 KAMS 指南具有良好对应性。从实践角度来看，连续非均匀的残损值分配相较于离散均分的残损等级划分更为全面、客观、均衡，便于同级不同严重程度残情和复杂残情等的比较。

三、评 价 内 容

我国三大标准针对上肢残损的评价内容主要包括肢体缺失、ROM 和周围神经残损三方面；其他条款多为诊断性评价内容。AMA 指南评价内容以诊断性残损为主，周围神经、肢体缺失、CRPS 和 ROM 为补充。KAMS 指南涉及肢体缺失、关节挛缩、上肢疾病、肌力减退、指尖感觉丧失和血管淋巴疾病 6 个方面。欧洲指南与我国评残标准类似，主要涉及周围神经损伤后遗症、肢体缺失和 ROM，而神经痛、脉管疾病和皮肤残损等少数条款为补充。分析上述各标准评价内容不难发现，国内外均将包括诊断性残损、肢体缺失、ROM 和周围神经残损在内的指标作为上肢残损的重要评价内容。

（一）诊断性残损

上述国内外六大标准均涉及诊断性残损条款，但在具体评价内容和条款数量方面存在异同。我国评残标准和欧洲指南基本上将该类残损作为主要评价内容的补充。具体来看，《工伤伤残》涉及条款最多，一级至十级伤残基本上均有涉及，且其对职业病相关残损单独做出分级规定，符合该标准适用人群特点；《致残分级》评价内容相对最丰富，其与《保险伤残》均对骨折畸形愈合所致上肢不等长和骨骺（板）损伤进行规定，相关条款均对应低级别残情（十级、九级伤残），但后者较前者对条款适用要求更为严格（如前者骨骺损伤适用于未满 18 周岁的青少年，但后者则仅用于儿童）。AMA 指南则以客观诊断为主要评定方法和内容，大部分残损都以此确定残损值，并提供了上肢不同区域的量化 DBI 表，均从软组织、肌肉/肌腱、韧带/骨骼/关节三个层面进行具体循诊残损设置，涉及 52 项上肢残损诊断。对于多处残损，通过复合公式进行多项残损的自由组合计算，基本涵盖大多数上肢残情。然而，AMA 指南在 DBI 表中更关注残损诊断对应的原发性损伤/疾病，除关节（半）脱位、成形术后遗失稳、感染等并发症在 DBI 部分进行详细后遗残损值设置外，更为常见的上肢骨折诊断在 DBI 部分只关注 ROM 正常情形。因其转换 WPI 不足 5%，故我国仅有《工伤伤残》十级伤残"身体各部位骨折愈合后无功能障碍或轻度功能障碍"与之对应，少数以后遗关节活动功能障碍为主者则独立使用 ROM 进行评定（国内外残疾标准转换 WPI 和伤残等级对比见下文）。KAMS 指南诊断性残损包括关节成形、失稳、脱位和畸形四类，以及由此扩展的众多具体条款，基本是在参考 AMA 指南的基础上制定的，构成上肢第三顺位残损类别。

（二）周围神经损伤

我国三大标准相关条款分级主要以上肢和重要神经（正中神经、桡神经和尺神经）受累数目、部位和程度为依据进行设立，但三者针对上肢神经损伤致残规定在分级维度和条款定级方面存在较大差异。《致残分级》分别从单肢瘫、手肌瘫和肢体大关节活动相关肌群肌力下降 3 个维度对臂丛及其分支神经损伤所致肌肉力量功能障碍进行说明，尽管存在一定程度的条款竞合，但残情规定最为丰富和全面。此外，《致残分级》适用指南对手肌瘫类型、上肢重要神经、适用情形等均赋予明确定义，较另外两个标准更具可操作性。值得注意的是，《工伤伤残》尚有考虑中毒性周围神经病所致感觉障碍，而另外两个标准均仅对神经损伤所致运动功能障碍进行规定。

欧洲指南相较《致残分级》，对可能受累臂丛分支进一步细化并规定相应残损值，是现行标准中唯一考虑优势侧与非优势侧上肢瘫对上肢功能影响的残疾标准。但其仅规定了臂丛及其分支神经完全麻痹的残情，不完全麻痹评定对评定人经验依赖程度高，主观性和自由裁量空间过大。KAMS 指南对存在明确神经受累的肌肉功能障碍（MMT 0～2 级）依据神经损伤章节进行评定。KAMS 指南较前述标准考虑了手感觉功能障碍对上肢功能影响，且对无明确神经受累（如因骨质丢失所致）的肌肉功能障碍（MMT 3～4 级）进行单独规定，考虑手部和肩、肘大关节不同运动轴位肌群肌力损害所致残损值的差异，较我国评残标准更为全面且便于实际操作。AMA 指南对臂丛及其几乎所有分支神经损伤（卡压神经病残损单独评定）规定残损值，针对不同神经损伤对肢体功能影响差异赋值，且充分考虑了感觉（CRPS 单独评定）和运动功能障碍分别对上肢功能的影响，并提供了详细的操作指南和残损值规定，残情覆盖最为丰富、全面。通过对 AMA 指南中单纯臂丛神经（含上、中、下干）或其重要分支损伤所致单肢运动功能障碍的 WPI 和伤残等级近似转换对比，《致残分级》中五级至十级残损设置可以很好地解决 AMA 指南大部分上肢神经损伤所致运动障碍残情，且两者残损定级具有较好的一致性（表 13-10）。此外，尽管《致残分级》和AMA 指南关于运动功能障碍程度分级均采用徒手 6 级肌力检测法，但前者重点关注 2～4 级肌力，采用"肌力区间"进行残情设置，避免了后者神经残损"肌力定点"设定的机械性，更便于实际灵活操作和判断。但必须指出的是，尽管目前国外标准中上肢神经损伤所致感觉功能障碍分级仍主要依靠主观检查，依然存在被检查者不配合而造成残情过高的情况，但上肢感觉功能障碍同样对日常生活活动能力产生较大影响。因此，借鉴国外标准建立感觉功能障碍所致残损的评价指标和适用指南具有较大现实意义。

表 13-10　上肢周围神经残损致运动障碍转换 WPI 和伤残等级对照

周围神经残损	AMA 指南严重程度（中位默认 WPI，%）	《致残分级》	
		近似等级	近似等级适用条款编号
臂丛神经（C_5～C_8，T_1）	轻度（7.8）	十级	5.10.1.6）
	中度（22.8）	九级或八级	5.9.1.7）
	重度（37.8）	七级或六级	5.7.1.6）
	极重度（52.8）	五级	5.5.1.6）
上干神经（C_5，C_6）	轻度（5.4）	十级	5.10.1.6）
	中度（15）	九级	5.9.1.7）
	重度（28.2）	八级	视具体情况适用
	极重度（39.6）	七级或六级	视具体情况适用
中干神经（C_7）	轻度（3）	十级	5.10.1.6）
	中度（7.8）	十级	5.9.1.7）
	重度（13.2）	九级	视具体情况适用
	极重度（18.6）	九级	视具体情况适用
下干神经（C_8，T_1）	轻度（5.4）	十级	5.10.1.6）
	中度（15）	九级	5.9.1.7）
	重度（26.4）	八级	视具体情况适用
	极重度（36.6）	七级或六级	视具体情况适用

续表

周围神经残损	《致残分级》		
	AMA 指南严重程度 （中位默认 WPI，%）	近似等级	近似等级适用条款编号
正中神经（前臂中段以上）	轻度（3.6）	十级	5.10.1.6)
	中度（10.2）	十级或九级	5.10.1.6) 或 5.9.1.7)
	重度（17.4）	九级	5.9.1.5) 或 5.9.1.7)
	极重度（24）	八级	5.9.1.5) 或 5.9.1.7)
正中神经（前臂中段以下— 总神经）	轻度（0.6）	十级	5.10.1.6)
	中度（2.4）	十级	5.9.1.5)
	重度（3.6）	十级	5.9.1.5)
	极重度（5.4）	十级	5.9.1.5)
桡神经（上臂区伴三头肌障 碍）	轻度（3.6）	十级	5.10.1.6)
	中度（10.2）	十级或九级	5.9.1.7)
	重度（15）	九级	5.9.1.5) 或 5.9.1.7)
	极重度（22.8）	八级	5.9.1.5) 或 5.9.1.7)
桡神经（肘区伴三头肌功能 保留）	轻度（3）	十级	5.10.1.6)
	中度（7.8）	十级	5.9.1.7)
	重度（13.2）	九级	5.9.1.5) 或 5.9.1.7)
	极重度（18.6）	九级	5.9.1.5) 或 5.9.1.7)
尺神经（前臂中段以上）	轻度（3.6）	十级	5.10.1.6)
	中度（10.2）	十级或九级	5.10.1.6) 或 5.9.1.5) 或 5.9.1.7)
	重度（17.4）	九级	5.9.1.5) 或 5.9.1.7)
	极重度（24）	八级	5.9.1.5) 或 5.9.1.7)
尺神经（前臂中段以下— 总神经）	轻度（3）	十级	5.10.1.6)
	中度（7.8）	十级或九级	5.10.1.6) 或 5.9.1.5)
	重度（13.2）	九级	5.9.1.5)
	极重度（18.6）	九级	5.9.1.5)
腋神经	轻度（3）	十级	5.10.1.6)
	中度（7.8）	十级	5.9.1.7)
	重度（13.2）	九级	5.9.1.7)
	极重度（18.6）	九级	5.9.1.7)
肌皮神经	轻度（1.8）	十级	5.10.1.6)
	中度（6）	十级	5.9.1.7)
	重度（9.6）	十级或九级	5.9.1.7)
	极重度（13.2）	九级	5.9.1.7)

（三）肢体缺失

上述六大标准在上肢缺失残损中所定缺失平面及残损值具有一定差异（表 13-11）。我国评残标准的缺失平面划分在肘关节以上和腕关节以上，分级依据主要参考上肢缺失平面和肢体缺失数目，根据残端骨性标志加以确定。相同/似缺失致残情形下，《致残分级》与《保险伤残》评定等级基本一致，但较《工伤伤残》结果低约一级。此外，《致残分级》与《工伤伤残》在两肢以上缺失残损评定中，兼顾上下肢对日常活动影响的差异性，较《保险伤残》考虑更为全面。国外标准关于肢体缺失平面的规定尚包括肩关节及其周围平面，以 AMA 指南和 KAMS 指南规定更为细化，且肘关节以上相应残损值设置与保险和分级标准一致性较好，但其肩关节以下不同截肢平面的对应残损值差异度不大，我国评残标准借鉴意义不大。值得注意的是，欧洲指南在该类残损中也对优势侧与非优势侧肢体缺失残损值采取分设模式。

表 13-11　国内外标准肢体缺失平面比较

缺失平面	WPI（%）					
	《工伤伤残》	《保险伤残》	《致残分级》	AMA 指南	KAMS 指南	欧洲指南*
肩胛胸廓（前半）				70	70	
肩关节				60	60	65/60
三角肌附着处以上				60	60	
三角肌附着处以下				58～55	57	
二头肌远侧肌腱附着处以下				58～55	56	
肘关节以上/臂	70	60	60			60/55
腕关节以上/前臂	60	50	50			50/45

* 优势侧/非优势侧。

（四）ROM

在《致残分级》、KAMS 指南和欧洲指南中，ROM 是评定上肢功能的主要内容和重要指标。《致残分级》对于单纯骨关节损伤后遗功能障碍，一般与对（健）侧关节功能比较计算功能丧失值，通过方向均分法计算功能丧失程度；因肢体大关节骨性损伤合并周围神经损伤后遗功能障碍，关节功能丧失程度评定采用综合检验关节被动活动度与相应肌群肌力水平方法，参照标准附录表 C-4～C-9 进行评定。欧洲指南和 KAMS 指南关于 ROM 残损均有对应表格，根据各轴向的活动度直接查表即可得出相应的残损值。欧洲指南同前述其他上肢残损评价内容一样，对优势侧和非优势侧同一损伤做出不同残损值规定，具有一定的借鉴意义。我国评残标准 ROM 相关条款分级主要是以涉及关节个数及其功能丧失程度为依据确定的。虽然《工伤伤残》、《保险伤残》和《致残分级》均对上肢大关节功能丧失程度进行了一定的量化，但《致残分级》量化程度明显高于其他两个标准。《致残分级》将关节功能丧失程度划分为≥25%、≥50%、≥75% 和强直于非功能位四类，依次对应单关节残情十级至七级，在中低级别残情范围分布均衡。值得注意的是，AMA 指南也将上肢大关节功能丧失程度划分为轻度（>10%）、中度（≥40%）、重度（≥70%）和强直（根据固定位置进一步细化）四类，相似程度 ROM 残损若转化为《致残分级》的伤残等级，则与上述单关节残情级别涵盖范围具有较好的一致性（十级至七级）（表 13-12）。《工伤伤残》附录 A 将关节功能丧失程度大致划分为 <33%、33%、67%/僵直于功能位

和关节功能完全丧失四类，故相同关节功能丧失程度通常较《致残分级》评定级别更高。同时，上述分级基本对应中高级别残情条款，导致中低级别残情条款应用频次较低（表 13-12）。轻度功能障碍（<33%）的"零下限"设置将"有伤无残"与"因伤致残"界限模糊，且无功能障碍具体计算方法或参照标准的相关内容，故依关节功能丧失程度评定无法真正落实。《保险伤残》将关节功能丧失程度划分为部分和完全两类，且当肢体功能完全丧失时才达到该标准要求（除骨折累及关节面后遗功能障碍为十级伤残），条款要求最高。值得注意的是，《致残分级》与《工伤伤残》尚考虑上下肢和不同关节功能完全丧失对日常活动影响的差异性，兼顾关节功能位与非功能位对致残率的影响，较《保险伤残》考虑更为全面。

表 13-12　上肢三大关节功能丧失程度分级与转换 WPI 和伤残等级对照表

标准	关节功能丧失程度（分级）	
	程度	等级（WPI）
《致残分级》	0~25%	
	25%~50%	十（10%）
	50%~75%	九（20%）
	≥75%	八（30%）
	强直固定于非功能位	七（40%）
《工伤伤残》	0	十（10%）
	0~33%	十（10%）
	33%	/（/）
	67%/僵直于功能位	七（肩、肘）（40%）
	非功能位关节僵直、固定或周围其他原因致关节连枷状或严重不稳	五（肩、肘）/七（腕）（60%/40%）
AMA 指南#	0~10%	/
	10%~40%	腕　十（6%）
		肘*　十（3%^{L}；7.8%^{H}）
		肩　十（7.2%）
	40%~70%	腕　九（13.2%）
		肘*　八（22.8%）
		肩　九（16.2%）
	≥70%	腕　八（25.2%）
		肘*　六（42%）
		肩　七（37.8%）
	根据强直固定位置细化	腕　九/八/七（18%^{L}；34.8%^{H}）
		肘*　九/八（12.6%^{L}；22.8%^{H}）
		肩　九/八（14.4%^{L}；28.2%^{H}）

注：#. 因 AMA 指南（第 6 版）分别考虑上肢三大关节权重（肩 60%，肘 70%，腕 60%），根据各关节活动轴向分类式给出一定范围 ROM 对应残损值，故本表中转换 WPI 和相应伤残等级仅代表实际取值近似均值；*. 肘关节转换 WPI% 和相应伤残等级不包含前臂旋前/旋后功能；L. 低值；H. 高值。

AMA 指南关于 ROM 的规定多数情况下仅作为 DBI 的补充以调整残损值。在无诊断可循且活动度丧失为最佳评定方法时，才会单独使用。AMA 指南（第 6 版）使用半定量计算法（各关节运动轴向分类式给出一定范围 ROM 对应残损值），代替了第 5 版的定量计算法（根据图表中 ROM 值直接比对残损值），既有原则性，又体现了一定的灵活性。目前，除《保险伤残》外，国内外其余标准均（或多或少）有功能位与非功能位活动障碍（包括强直固定）对上肢日常活动差异化影响的体现，以《致残分级》和 AMA 指南对关节功能位规定最为详尽，且两者各关节功能位一致性良好（表 13-13）。为了反映上肢大关节在日常活动中的权重，国外指南均在残损值设置上体现了各大关节所占一肢功能比例，我国评残标准中体现出各关节在一肢功能丧失的权重差异性的是目前已废止的《交通伤残》。值得注意的是，AMA 指南尚考虑关节各轴向运动在相应关节功能中的权重（表 13-14），而我国评残指南采用方向均分法，无法体现各关节轴向运动的在生理功能方面的差异。

表 13-13 不同标准上肢三大关节功能位

功能位	《致残分级》	AMA 指南	KAMS 指南
肩关节	前屈 20°～40°	后伸 20°～前屈 40°	前屈 30°
	外展 20°～50°	内收 20°～外展 50°	外展 30°
	外旋 30°～50°	内旋 30°～外旋 50°	内旋 20°～30°
肘关节	屈曲 80°～90°	屈曲 80°～90°	屈曲 80°
		旋前 20°	旋后 20°
腕关节	掌屈 10°～背屈 10°	掌屈 10°～背屈 10°	掌屈 0°
	尺偏 10°～桡偏 5°	尺偏 10°～桡偏 0°	尺偏 0°～10°

表 13-14 AMA 指南上肢大关节功能权重

关节	运动轴向	关节功能权重（%）	上肢功能权重（%）
肩关节	屈曲	24	60
	后伸	6	
	外展	12	
	内收	6	
	内旋	6	
	外旋	6	
前臂/肘关节	旋前/后	28	70
	屈/伸	42	
腕关节	屈/伸	42	60
	尺/桡偏	18	

（李　洋）

第十四章 下肢损害

第一节 解剖生理概述

下肢的主要作用为支撑体重和移动，具体表现为站立、行走、下蹲、爬高及维持身体的直立姿势。完成下肢功能需骨支架完好，各关节屈伸活动度达功能位，以及下肢系列肌群提供动力、对抗重力等。因此，关节充分的稳定性、肌肉的强大有力是下肢的结构基础。下肢骨由下肢带骨和自由下肢骨组成。下肢带骨即髋骨，自由下肢骨包括股骨、髌骨、胫骨、腓骨、7块跗骨、5块跖骨及14块趾骨。

本章介绍的下肢主要涉及股骨、髌骨、胫骨、腓骨，连接的关节为髋关节、膝关节、踝关节，髋骨在"脊柱及骨盆损害"章节进行介绍，足骨（跗骨、跖骨与趾骨）在"足部损害"章节进行介绍。髋关节由股骨头与髋臼相对构成，属于球窝关节，髋关节的功能是以支撑体重、行走为主。膝关节由股骨下端、胫骨上端和髌骨组成，是人体最大、最复杂的关节，辅助结构有内关月板，以及丰富的韧带，膝关节主要是沿两个轴做运动，在冠状轴做屈伸运动，垂直轴做旋转运动。踝关节是由胫骨下端、腓骨下端及距骨滑车构成，为滑车关节，关节囊前后薄而松弛，两侧由韧带加强，可在冠状轴上做屈伸运动。踝关节具有步行支撑的作用。除骨关节外，下肢的结构还包括对应的肌肉、神经、血管等软组织。

下肢残损的评定指标主要包括肢体缺失、关节活动度、周围神经残损、肢体不等长及诊断性残损。下肢缺失平面是依据解剖区域进行划分，分为髋、膝、踝。关节是骨骼系统中相邻两骨之间的功能性连接，主要由关节面及其软骨、关节囊、关节腔，以及周围的韧带等结构组成。下肢各关节特有的形态、一定的活动范围和稳定性可维持下肢的承重、站立、行走等功能。关节活动范围即关节活动度，在目前法医临床学实践中，关节活动度丧失程度是下肢功能评价的重要指标之一。下肢周围神经是指腰骶丛及其重要分支（如股神经、坐骨神经、腓总神经、胫神经等），周围神经损伤可导致所支配的肢体关节相关肌群功能障碍及所支配的感觉障碍，从而影响下肢的各项功能。创伤、骨关节感染等可导致肢体不等长，会影响人体外观与功能，如步态异常、骨关节炎、腰背疼痛和脊柱侧凸等。

第二节 AMA指南下肢残损评定

AMA指南下肢残损评定是依据解剖区域评定残损，即区域残损。AMA指南将下肢分为 3 个区域（由远端至近端）：①足踝区，从胫骨中段到足趾尖；②膝区，从股骨中段到胫骨中段；③髋区，从髋关节到股骨中段。下肢残损评定的主要方法为循诊残损（DBI），要求依据客观"诊断"而不是主观"检查"确定残损值。依据区域残损，制定下肢 3 个区域的循诊残损表，分别为足踝区残损表、膝区残损表、髋区残损表。

一、下肢循诊残损评定

基于诊断，并查询循诊残损表确定残损等级后，根据功能史、体格检查和临床辅助检查调整残损程度，确定最终残损值。功能史是依据功能症状不同程度影响活动水平来进行调整（表 14-1）。体格检查主要是依据在鉴定检查过程中的阳性发现来调整严重等级程度（表 14-2）。临床辅助检查包括影像学检查和肌电图检查，影像学检查用于关节炎分级，AMA 指南认为软骨间隙或关节间隙是下肢关节炎患者疾病分期和损伤的最佳影像学指标（表 14-3）。

表 14-1 下肢功能史

	校正值				
	0	1	2	3	4
功能障碍	正常	轻度	中度	重度	极重度
步态	正常	痛性跛行，站姿不对称而更换鞋和（或）使用矫形器矫正	有客观明显病变基础的痛性跛行，站姿不对称；使用外部矫正装置（如足踝矫形器）、常规使用手杖或拐杖辅助或下肢静脉功能试验阳性	疼痛步态或床椅转移，行动不稳定，需辅具（双手杖或双拐杖）帮助或 KAFO 支架	行动能力完全丧失
AAOS 下肢辅具或其他评估清单	正常	轻度功能障碍	中度功能障碍	重度功能障碍	几乎丧失所有功能

注：KAFO. 膝关节、踝关节、足部矫形器。

表 14-2 下肢体格检查

	校正值				
	0	1	2	3	4
功能障碍	正常	轻度	中度	重度	极重度
观察和触诊结果（压痛、肿胀、肿块，或有捻发感）	无一致的发现	与记录一致的触诊轻微发现，望诊无异常	与记录一致的触诊中度异常，望诊异常	与记录一致的触诊重度异常，望诊中度或中重度异常	与记录一致的触诊极重度异常，望诊重度异常
稳定性	稳定	1 级（轻微）不稳定	2 级（中度）不稳定	3 级（重度）不稳定	严重不稳定
膝区		Lachman 试验 1 级；轻微关节松弛	Lachman 试验 2 级；中度关节松弛	Lachman 试验 3 级；严重关节松弛	多方向不稳定
对位不良或畸形	与健侧一致	轻度	中度	重度	极重度
活动受限	无	轻度受限或固定于功能位	中度受限	重度受限	极重度受限

续表

	校正值				
	0	1	2	3	4
肌肉萎缩（与健侧对比）	<1cm	1.0～1.9cm	2.0～2.9cm	3.0～3.9cm	≥4cm
双下肢长度不等	<2.0cm	2.0～2.9cm	3～4.9cm	5.0～5.9cm	≥6cm

表 14-3　下肢临床辅助检查

	校正值				
	0	1	2	3	4
功能障碍	正常	轻度功能障碍	中度功能障碍	重度功能障碍	极重度功能障碍
影像学检查	无可用的影像学检查或相关结果	临床检查证实诊断；轻度病理改变	影像学检查证实诊断；中度病理改变	影像学检查证实诊断；重度病理改变	影像学检查证实诊断；极重度病理改变
X线检查					
关节炎[a]		软骨间隙正常或与健侧相比间隙缩小<25%；关节单侧囊性改变；游离体<5mm	软骨间隙存在；与健侧相比，缩小25%～50%；关节两侧囊性改变；游离体≥5mm 或多个游离体；放射学检查提示轻度创伤后关节病或缺血性坏死	软骨间隙存在；与健侧相比，缩小>50%；放射学检查提示中度创伤后关节病或缺血性坏死	无软骨间隙；放射学检查提示重度创伤后关节病或缺血性坏死
踝关节稳定性[b]		前后位应力片：与健侧相比，间隙增宽 2～3mm 或内翻 5°～9°	前后位应力片：与健侧对比，间隙增宽 4～6mm 或内翻 10°～15° 侧位应力片：前抽屉试验较健侧相对移位 4～6mm	前后位应力片：与健侧对比，间隙增宽>6mm 或内翻>15° 侧位应力片：前抽屉试验较健侧相对移位>6mm	
对位					
足/踝[c]		韧带联合无损伤；任意平面上愈合畸形：成角或旋转畸形<5°	足外旋位踝关节前后位 X 线片示，与健侧对比，韧带联合松弛分离 任意平面上愈合畸形：成角或旋转畸形 5°～15°	任何方位上愈合畸形：成角或旋转畸形>15°	严重的多平面愈合畸形
膝关节[d]		单一平面成角或旋转畸形<10°	单一平面成角或旋转畸形 10°～20°	1～2 个平面成角或旋转畸形>20°	严重的多平面愈合畸形
髋关节[e]		适当位置的股骨截骨术	未达最佳位置的股骨截骨术		
神经传导检查	正常	传导延迟［感觉和（或）运动］	运动传导阻滞	部分轴索损害	全部轴索损害或失神经化

续表

	校正值				
	0	1	2	3	4
神经电生理检查（肌电图检查）*	正常	损伤后 3 周至 9 个月行针极肌电图检查，至少 2 处受损伤神经支配的肌肉出现 1+以上纤颤电位和正锐波。如果初次肌电图检查在伤后 9 个月以上进行，至少 1 处肌肉出现多相肌电位高波幅，且该肌肉的募集轻度或更大程度减少	损伤后3周至9个月行针极肌电图检查，至少2处受损伤神经支配的肌肉出现 2+以上纤颤电位和正锐波。如果初次肌电图检查在伤后 9 个月以上进行，至少 2 处肌肉出现多相肌电位高波幅，且该肌肉的募集中度或更大程度减少	损伤后3周至9个月行针极肌电图检查，在至少 3 处受损伤神经支配的肌肉出现 3+以上纤颤电位和正锐波。如果初次肌电图检查在伤后9个月以上进行，至少 3 处肌肉出现多相肌电位高波幅，且该肌肉的募集重度或更大程度减少	损伤后3周至9个月行针极肌电图检查，在至少 3 处受损伤神经支配的肌肉出现 4+以上纤颤电位和正锐波。如果初次肌电图检查在伤后 9 个月以上进行，至少 2 处肌肉没有运动单位（纤维脂肪替代肌肉）

注：a. X 线软骨间隙已用于循诊残损评定时，不参与校正。b. X 线应力检测关节间隙已用于循诊残损评定，不参与校正。c. X 线检查提示成角畸形已用于循诊残损评定时，不参与校正。d. X 线检查提示成角畸形已用于循诊残损评定时，不参与校正。e. X 线检查提示成角畸形已用于循诊残损评定时，不参与校正神经传导检查。*注意：如果检查结果只符合某残损等级部分标准，则使用临近较低等级进行残损定级。

二、周围神经损伤评定方法

下肢周围神经损伤评定仅适用于客观证据证明的特定神经损伤，包括感觉和运动神经结构。具体方法如下。

（1）定位受损的神经。

（2）依据体格检查将感觉和运动障碍准确分级（表 14-4）。

（3）查表分别确定感觉和运动的残损范围。

（4）使用功能史（表 14-2）、临床辅助检查（表 14-3）调整残损等级。

（5）合并运动和感觉障碍残损值，作为下肢残损值。

表 14-4 外周神经感觉和运动障碍分级

	残损等级				
	0级	1级	2级	3级	4级
严重程度	正常	轻度	中度	重度	极重度或功能完全丧失
感觉障碍	敏感性和感觉正常	主观感知觉异常但有轻触觉和针刺/钝觉	轻触觉受损，但可识别针刺觉与钝觉	不能识别针刺觉与钝觉，敏感性尚存	感觉缺失，敏感性消失
运动障碍	肌力正常	4 级肌力	3 级肌力，残余力量超过 50%	2 级肌力	0~1 级肌力

三、下肢肢体缺失

肢体缺失是基于缺失平面确定残损等级，并根据功能史、体格检查和临床检查进行调整（表 14-5）。

表 14-5　下肢肢体缺失残损

	残损等级				
	0级	1级	2级	3级	4级
残损范围	0	1%～13%LE	14%～25%LE	26%～49%LE	50%～100%LE
严重程度		A/B/C/D/E	A/B/C/D/E	A/B/C/D/E	A/B/C/D/E
残损值（缺失平面）		2/2/2/3/4	20/20/20/22/24	45/45/45/47/49	62/62/62/68/70
		（跖趾关节处2～5足趾缺失）	（第1跖骨缺失）	（中足）	（后足部）
		5/5/5/6/7	22/22/22/24/25	40/40/40/42/44	70/70/70/72/74
		（指间关节水平拇趾缺失或第2～5跖骨缺失）	（跖趾关节水平第1～5趾缺失）	（经距骨）	（膝以下，＞3英寸）
		12/12/12/13/13			80/80/80/82/84
		（跖趾关节水平拇趾缺失）			（膝以下，＜3英寸膝关节离断，膝以上缺失）
					90/90/90/92/94
					（膝以上至大腿中部以远缺失）
					100/100/100/100/100
					（膝盖以上至大腿近端以远缺失，髋关节离断）

注：3英寸≈7.62厘米。

四、下肢关节活动度残损

关节活动度（ROM）大部分情况下均有相对应的诊断，可以应用循诊残损确定残损等级，将 ROM 作为校正因子调整严重程度。但 ROM 仍然有一些残情不在"循诊"之列。在这种情况下，只能根据 ROM 丧失确定残损等级。AMA 指南规定，无诊断可循时，可依据 ROM 评定残损。

评定流程如下。

（1）使用量角器测量双侧关节主动活动度。

（2）以健侧为对照，查询表 14-6～表 14-8 确定各活动方位 ROM 丧失的严重程度和残损值。

（3）若只有 1 个关节受累，则以各活动方位残损值之和为该关节最终残损值；若有多个关节受累，则应用 AB 复合公式进行计算，确定多关节活动受限复合残损值。

（4）查表 14-9 获得最终残损值对应的残损等级。

（5）查表 14-1 确定功能史校正因子值，大于残损等级时，根据净校正公式（净校正值=功能史校正因子–残损等级）求得净校正值，再查表 14-10，确定最终残损值；功能史校正因子值小于残损等级时，残损值不变。例如，净校正值为 2 时，则增加的残损值为第 3 步得到的残损值的 10%。

表 14-6　踝关节运动障碍残损

	严重程度		
	轻度	中度	重度
残损值	7%LEI	15%LEI	30%LEI
活动方位			
跖屈	11°～20°	1°～10°	僵直
屈曲性挛缩（马蹄足畸形）		10°～19°	>19°
背伸	10°～0°（中立位）		

表 14-7　膝关节运动障碍残损

	严重程度		
	轻度	中度	重度
残损值	10%LEI	20%LEI	35%LEI
活动方位			
屈曲	80°～109°	60°～79°	<60°
屈曲性挛缩	5°～9°	10°～19°	>19°

表 14-8　髋关节运动障碍残损

	严重程度		
	轻度	中度	重度
残损值	5%LEI	10%LEI	20%LEI
活动方位			
屈曲	80°～100°	50°～79°	<50°
伸展	10°～19°	20°～19°	≥30°
屈曲性挛缩			
内旋	10°～20°	0°～9°	
外旋	20°～30°	0°～19°	
外展	15°～25°	5°～14°	<5°
内收	0°～15°		
外展性挛缩	0°～5°	6°～10°	11°～20°

表 14-9　ICF 活动度丧失分级

	残损等级				
	0 级	1 级	2 级	3 级	4 级
下肢功能	正常	轻度障碍	中度障碍	重度障碍	极重度障碍或功能完全丧失
残损范围	0	1%～13% LE	14%～25% LE	26%～49% LE	50%～100% LE

表 14-10　功能史净校正因子

	净校正值			
	0	1	2	3
查表 14-1 获得的值较查表 14-9 获得的值	一致	高 1 级	高 2 级	高 3 级
活动度残损值增加	不变	总活动度残损值×5%	总活动度残损值×10%	总活动度残损值×15%

第三节　KAMS 指南下肢残损评定

表 14-11　肢体缺失残损

肢体缺失平面	下肢残损值（%）
半骨盆造口术后	110
髋关节离断术后	100
膝以上	
近端	100
中段	90
远端	80
膝关节离断术后	80
膝以下	
膝下 8cm 以内	80
膝下 8cm 以上	70

KAMS 指南中下肢是以解剖结构、功能、诊断为基础进行残损评定。解剖结构破坏的评定包括肢体不等长、关节强直、肢体缺失、皮肤缺失、周围神经损伤和血管疾病（表 14-11~表 14-16）。功能评定包括活动度丧失和肌力减退（表 14-17~表 14-20）。基于诊断的评定适用于骨折、畸形、韧带不稳、半月板切除术、创伤后关节炎、足关节融合和下肢关节置换（表 14-21~表 14-24）。KAMS 指南根据疼痛、关节功能障碍、辅具的使用及日常生活活动受影响的情况评定下肢膝、髋关节置换术后的残损程度制定评分表，具体见 KAMS 指南下肢篇章内容。

下肢残损评定主要程序：①明确诊断；②确定受检者的损伤是否达到了最大医疗改善；③明确原发性损伤后遗结构畸形或功能障碍的解剖部位（骨盆、髋部、股部、膝部、足部或足趾）；④根据适用方法查表计算残损值；⑤明确和计算与周围神经系统损伤有关的损伤；⑥明确和计算与外周血管系统有关的所有损伤；⑦将每侧的下肢残损值转换为整体残损值。

表 14-12　下肢长度不等残损

双下肢长度差异（cm）	0~1.4	1.5~2.9	3.0~4.9	5.0~9.9	≥10
下肢残损值（%）	0	5	10	20	35

表 14-13　膝关节强直残损

活动方位	关节强直	下肢残损值（%）
屈曲	0~20°	67
	20°~29°	73
	30°~39°	92
	≥40°	100

续表

活动方位	关节强直	下肢残损值（%）
外翻	0~9°	12
	20°~29°	25
	≥30°	33
内翻	10°~19°	12
	20°~29°	25
	≥30°	33
内/外旋转不良	10°~19°	12
	20°~29°	25
	≥30°	33

表 14-14　髋关节强直残损

活动方位	活动范围	LEI（%）	活动方位	活动范围	LEI（%）
屈曲	0°~15°	85	内收	5°~9°	25
	15°~24°	70		10°~14°	37
	25°~39°	50		≥15°	50
	40°~59°	70	外展	5°~14°	25
	60°~75°	85		15°~24°	37
	≥75°	100		≥25°	50
内旋	5°~9°	12	外旋	10°~19°	12
	10°~19°	25		20°~29°	25
	20°~29°	37		30°~39°	37
	≥30°	50		≥40°	50

表 14-15　踝关节强直残损

活动方位	活动范围	下肢（足部）残损值（%）	活动方位	活动范围	下肢（足部）残损值（%）
背屈	≥20°	42（60）	外翻	5°~9°	3（4）
	10°~19°	33（47）		10°~19°	8（11）
	0°~9°	25（35）		20°~29°	12（47）
跖屈	0°~9°	25（35）		≥30°	25（53）
	10°~19°	30（43）	内翻	5°~9°	8（11）
	20°~29°	37（53）		10°~19°	12（17）
	≥30°	47（67）		20°~29°	25（35）
内旋	0°~9°	8（11）		≥30°	37（53）
	10°~19°	12（17）	外旋	10°~19°	8（11）
	20°~29°	25（35）		20°~29°	12（17）
	≥30°	37（53）		30°~39°	25（35）
				≥40°	37（53）

表 14-16　下肢血管损害残损

	残损等级				
	1级	2级	3级	4级	5级
下肢残损值（%）	5	15	30	60	90
临床表现	无跛行，静息时无疼痛，一过性水肿，体格检查时未扪及血管搏动；皮下组织轻微缺损；放射学检查见动脉钙化；动脉或静脉无症状扩张	平均速度步行＜100米时，间歇性跛行或穿戴弹性护具不能完全控制持续性中度水肿，或提示血管损伤的单一足趾截肢，无痛性残肢愈合	平均速度步行25～100米时，间歇性跛行或穿戴弹性护具仅能部分控制重度水肿，或提示血管损伤的单侧肢体多足趾截肢，已愈合	平均速度步行＜25米时，间歇性跛行或穿戴弹性护具不能控制重度水肿，或提示血管损伤的双侧肢体多足趾截肢，已愈合	静息时持续性重度疼痛或提示血管损伤的踝关节或以上平面以远双下肢截肢或双足所有足趾截肢

表 14-17　踝关节活动度丧失残损

活动方位	活动范围	下肢残损值（%）
跖屈（自中立位）	20°～29°	2
	10°～19°	11
	5°～9°	19
	0°～5°	25
屈曲挛缩	10°～19°	15
	≥20°	29
背屈（自中立位）	0°～5°	25
	6°～10°	15

表 14-18　膝关节活动度丧失残损

活动方位	活动范围	下肢残损值（%）
屈曲	80°～110°	10
	60°～79°	20
	＜60°	35
屈曲挛缩	5°～10°	10
	10°～19°	20
	≥20°	35
内翻	0°（中立位）～2°	10
	1°～7°	20
	8°～12°；内翻＞12°时，每增加2°，残损值增加2%	35
外翻	10°～12°	10
	13°～15°	20
	16°～20°；外翻＞20°时，每增加2°，残损值增加1%	35

表 14-19　髋关节活动度丧失残损

活动方位	活动范围	下肢残损值（%）	活动方位	活动范围	下肢残损值（%）
屈曲	80°～100°	5	内旋	10°～20°	5
	50°～79°	10		0°～9°	10
	25°～49°	20	外旋	20°～30°	5
	＜25°	35		0°～19°	10
屈曲挛缩	10°～19°	5	外展	15°～25°	5
	20°～29°	10		5°～14°	10
	＞30°	20		＜5°	20
外展挛缩	0°～4°	5	内收	0°～15°	5
	5°～9°	10			
	10°～19°	20			
	20°+	35			

表 14-20　下肢肌力残损值评定

下肢关节	活动方位	肌力分级				
		0 级*	1 级*	2 级*	3 级	4 级
髋关节	屈曲				7	5
	伸展				26	12
	外展				19	17
膝关节	屈曲				12	8
	伸展				12	8
踝关节	跖屈				17	12
	背屈				17	8
	内翻				8	4
	外翻				8	4

注：表中数值为下肢残损值（%）。* 0～2 级肌力评定见神经损伤相关章节。

表 14-21　髋部循诊残损

部位和诊断	下肢残损值
股骨颈骨折	
畸形愈合	30%+活动度残损值
骨不愈合	37%+活动度残损值
股骨中段骨折	
成角或旋转	
10°～14°	25%
15°～19°	45%
≥20°	每增加 1°，残损值增加 2%，上限为 62%

表 14-22 膝部循诊残损

部位和诊断	下肢残损值
膝关节脱位或半脱位伴不稳定	7%
髌骨切除术	
部分切除	7%
完全切除	22%
内侧或外侧半月板切除	
部分切除	2%
完全切除	7%
内侧和外侧半月板切除	
部分切除	10%
完全切除	22%
交叉韧带松弛	
轻微（＜5mm）	7%
中度（5～10mm）	17%
重度（＞10mm）	25%
副韧带松弛	
中度（5～10°）	2%
重度（＞10°）	7%
胫骨骨折，对位不良	
10°～14°	20%
15°～19°	30%
＞20°	超过20°时，每增加1°，残损值增加2%

表 14-23 踝部损害残损

部位和诊断	下肢残损值
胫骨下段骨折	
创伤性关节炎（关节间隙消失＞1/2）	25%
胫骨远端关节内粉碎性骨折	7%
胫骨远端关节内骨折	根据踝关节障碍程度评定

表 14-24 髋、膝关节置换残损

关节置换	下肢残损值（%）
髋、膝关节置换术后	
恢复良好，85～100分	35
恢复一般，50～84分	50
恢复差，低于50分	75
踝关节置换术后	
踝关节活动度≥20°	20
踝关节活动度＜20°	25

第四节　欧洲指南下肢残损评定

欧洲指南有关下肢的伤残评定主要包括肢体缺失、关节强直及活动受限三大类（表 14-25～表 14-31）。

表 14-25　下肢缺失残损

缺失水平	WPI（%）
髋关节离断或股部近端以远（无法安装义肢）	65
髋关节离断或股部近端以远（无坐骨支撑）	60
膝关节以上离断	50
膝关节离断	40
膝关节以下离断	30

表 14-26　髋关节损害残损

残损分类	WPI（%）
关节强直于功能位	30
关节活动受限	
有伴随症状（如影像学改变、肌萎缩等），比关节强直更严重	40（最高）
完全无法屈曲	17
屈曲 0°～30°	13
屈曲 0°～70°	7
屈曲 0°～90°	4
完全无法伸展	2
伸直不能达 20°	4
外展功能丧失	6
内收功能丧失	1
外旋功能丧失	3
内旋功能丧失	1

表 14-27　膝关节活动度丧失残损

残损分类	WPI（%）
关节强直于功能位	25
关节活动受限	
屈曲 0°～30°	20
屈曲 0°～50°	15
屈曲 0°～70°	10
屈曲 0°～90°	5
屈曲 0～110°	2
伸直<-10°	0
伸直-10°	3
伸直-15°	5
伸直-20°	10
伸直-30°	20

表 14-28　膝关节韧带松弛残损

残损分类	WPI（%）
侧方	
<10°	0~5
>10°	5~10
前方	
等角	2~5
旋转	5~10
后方	
等角	3~7
旋转	7~12
复合	
复合旋转	10~17

表 14-29　膝关节内外翻畸形残损

残损分类	WPI（%）
外翻	
<10°	0~3
10°~20°	3~10
>20°	10~20
内翻	
<10°	0~4
10°~20°	4~10
>20°	10~20

表 14-30　膝关节其他类型残损

残损分类	髌股关节综合征	半月板损伤后遗症
WPI（%）	0~8	0~5

表 14-31　踝关节残损

残损分类	WPI（%）
关节强直于功能位	10
关节活动受限	
跖屈	
跖屈功能完全丧失	5
0°~10°	5
0°~20°	4
0°~30°	2
背屈	
背屈功能完全丧失	5
0°~5°	5

续表

残损分类	WPI（%）
0°～5°	3
0°～5°	1
马蹄足畸形	15（最高）
关节韧带松弛	2～6

第五节　国内外残疾标准比较

一、评 定 方 法

在下肢残损评定方法中，AMA 指南以循诊残损评定为主，KAMS 指南采用了解剖性、功能性和诊断性残损三类方法，我国残疾标准及欧洲指南均无专门的下肢评定方法。我国的残疾标准主要依据总则的残疾评定原则，且表述类似。

从操作上看，AMA 指南评残相对复杂，涉及的计算较为烦琐，但计算结果更能适应实际情况的多样性，更准确，也更符合评残理念。KAMS 指南及欧洲指南操作相对简单，大多数残损通过查表即可快捷得出致残率。上述指南均对应 WPI 或由下肢残损值转化为WPI，在涉及多器官或同一器官多部位的残损情况时，可直接复合计算，复合计算的方法有概率论的数理基础，已广泛应用和长期印证，具有科学性。我国残疾标准将致残等级划分为十级，即一级（人体致残率 100%）到十级（人体致残率 10%），每级致残率相差 10%，通常可直接找到相应的致残等级，同时得到对应的致残率，操作简便。但在涉及多残损时，缺乏统一的计算方法，不同的鉴定标准计算方法不一致，《工伤伤残》和《保险伤残》采取的是晋级原则，《致残分级》遵循先每处伤残分别定级，再"每增加一处伤残，增加多少赔偿比例"的原则，这可能造成赔偿不一致，引发鉴定争议甚至混乱的问题。

国内外下肢残损的主要评价指标对比见表 14-32。其中 AMA 指南的内容最为详尽和丰富，欧洲指南的条目最少。我国《致残分级》的条款相对较为丰富、范围较广，但较AMA 指南仍显单一，缺乏更全面、客观的评残体系。

表 14-32　国内外残疾标准下肢评价残疾指标

评价指标	《致残分级》	《工伤伤残》	《保险伤残》	AMA 指南	KMAS 指南	欧洲指南
肢体缺失	√	√	√	√	√	√
关节活动度	√	√	√	√	√	√
周围神经残损	√	√		√	√	
肢体长度	√	√	√	√	√	
诊断性残损	√	√	√	√	√	
CRPS				√		
皮肤损伤	√		√	√		
血管损伤	√			√	√	

二、等 级 划 分

我国的评残标准均采用"十等级"评定原则，最终评定结果为伤残等级。AMA 指南采用 5 个等级，每个等级划分残损范围，最终评定结果包括残损等级和残损值。KMAS 指南与欧洲指南则无等级，是直接以下肢残损值或全身残损值作为最终评定结果。由上可知，我国评残标准的致残率是间断的，每级之间致残率相差 10%，有较大的跨度；而国外标准评定的残损值是连续的，均有具体的值，因此更加全面、客观与均衡。

单侧下肢在我国《工伤伤残》的最高残损等级为三级，致残率为 80%；在《保险伤残》的最高残损等级为五级，致残率为 60%；在《致残分级》的最高残损等级为六级，致残率为 50%。单侧下肢在 AMA 指南最高残损值为 40%，KMAS 指南为 40%，欧洲指南为 65%。通过以上比较，在下肢残损所占人整体残损的权重方面，国内外标准具有较大差异。

三、评价指标对比

1. 下肢肢体缺失   目前国内外指南的缺失平面及残损值均存在差异。我国评残指南的缺失平面在膝以上及膝以下（或踝以上），而国外标准的缺失平面包括髋部。其中 AMA 指南与 KAMS 指南在膝以上及膝以下平面更为细化，分为近端、中部、远端等。我国评残指南同一平面的残损值普遍较国外标准高，在各平面的具体细化上未考虑截肢平面对义肢安装的影响而予以区分残损值。具体比较见表 14-33。

表 14-33   国内外标准下肢截肢平面比较

缺失部位	缺失平面（WPI，%）					
	《工伤伤残》	《保险伤残》	《致残分级》	AMA 指南	KAMS 指南	欧洲指南
髋				髋关节离断（40）	髋关节离断（40）	髋部高位截肢不能安装义肢（65）无坐骨支撑（60）
膝	膝以上（70）	膝以上（60）	膝以上（50）	膝以上近端（40）中部（36～38）	膝以上近端（40）中部（36）远端（32）膝关节离断（32）	大腿截肢（50）膝部截肢（40）
	膝以下（60）	踝以上（50）	踝以上（40）	膝以下残肢少于 3in（32～34）残肢大于 3in（28～30）	膝以下残肢少于 8cm（32）残肢大于 8cm（28）	小腿截肢（30）
踝	踝以下（50）					

注：3in≈7.62cm。

2. 关节活动度（ROM） 《致残分级》、KAMS 指南及欧洲指南的肢体功能评定主要依据 ROM 丧失情况。AMA 指南的肢体功能依据客观诊断定级，ROM 大部分归在"诊断"之下，用于内调残损值。在特殊情况下，ROM 也将单独被使用，作为补充的评定方法。在我国《工伤伤残》及《保险伤残》中关于关节活动度的要求较高。在《工伤伤残》中要求关节功能完全丧失或重度功能障碍，而在《保险伤残》中要求肢体功能完全丧失。《致残分级》、KAMS 指南、欧洲指南及 AMA 指南均量化了关节活动度受限的情形，同时考虑了关节强直功能位或非功能位。《致残分级》是分别测量伤侧及健侧的各轴向活动度，分别计算各轴向活动度丧失的百分比，再除以轴向数，最终得到该关节的功能丧失百分比，比照条款得出伤残等级。而 KAMS 指南及欧洲指南均有对应表格，根据各轴向的活动度直接查表即可得出相应的残损值。当将 AMA 指南用关节活动度作为下肢残损的评定方法时，则为半定量的计算方法，根据各轴向活动度大小给出一个残损范围，再根据校正因子，如步态异常等功能情况综合评定残损值。比较国内外标准，髋、膝关节测量的轴位均一致，踝关节在我国残疾标准及 AMA 指南仅考虑了跖屈、背伸，KAMS 指南还考虑了内旋、外旋。另外，AMA 指南下肢诸关节的权重是有差异的，且各关节残损的评估是依据其活动范围对日常活动能力的不同影响而分别设置了残损值。髋关节占下肢功能的 100%，膝关节占下肢功能的 67%，踝关节占下肢功能的 62%，而我国残疾标准除《致残分级》对踝关节的权重有所考虑外，《工伤伤残》及《保险伤残》均无各关节的权重差异，仅简单地以关节活动丧失程度的高低设定伤残等级，未考虑各活动范围对日常活动能力影响的差异。在关节活动度的正常参考值及功能位方面，国内外标准的规定也存在差异。不同标准中下肢三大关节功能位、关节活动度正常参考值见表 14-34 及表 14-35。

表 14-34　不同标准中关节功能位

关节	《致残分级》	法医学关节活动度检验规范	AMA 指南	KAMS 指南	《保险伤残》、《工伤伤残》及欧洲指南
髋关节	屈曲 25°~40°	屈曲 25°~40°	屈曲 25°~40°	屈曲 25°~40°	
	外展 5°~内收 5°	外展 5°~内收 5°	中立位外展内收	中立位外展内收	
	外旋 10°~内旋 5°	外旋 10°~内旋 5	中立位外旋内旋	中立位外旋内旋	无
膝关节	伸直 0~屈曲 30°	伸直 0~屈曲 30°	屈曲 10°~15°	屈曲 10°~15°	
踝关节	背屈 0~跖屈 20°	背屈 0~跖屈 20°	中立位	中立位	

表 14-35　不同标准中关节活动度正常参考值

关节	活动方向	《保险伤残》	《致残分级》	AMA 指南	KAMS 指南	欧洲指南
髋	前屈	130°~140°	≥121°	>100°	>100°	>90°
	后伸	10°~15°	≥11°	<-10°	<-10°	>20°
	外展	30°~45°	≥41°	>25°	>25°	>20°
	内收	20°~30°	≥16°	>15°	>15°	-
	内旋	40°~50°	≥41°	>20°	>20°	>10°
	外旋	30°~40°	≥41°	>30°	>30°	>30°

关节	活动方向	《保险伤残》	《致残分级》	AMA 指南	KAMS 指南	欧洲指南
膝	屈曲	120°～150°	≥130°	≥110°	>110°	>110°
	伸直	过伸 5°～10°	≤-5°	<-5°	<-10°	<-10°
踝	背屈	20°～30°	≥16°	>10°	>10°	>15°
	跖屈	40°～50°	≥41°	>20°	≥30°	>30°

3. 周围神经损伤　在《工伤伤残》中关于下肢周围神经的损伤主要通过足部肌瘫进行评定，在《致残分级》中除了足部肌瘫，还设有 2 个部分肌群肌力下降的原则性条款，均未考虑感觉功能障碍。KAMS 指南是依据髋、膝、踝部位各肌群的肌力分别评定残损值，相对《工伤伤残》及《致残分级》更全面，并区分由于各部位功能不同，损害引起的残损值也有差异。AMA 指南是依据具体的神经结构（如闭孔神经、腓浅神经等），再分别确定感觉和运动的残损范围，合并运动和感觉障碍的残损值作为最终残损值。AMA 指南中周围神经损伤的评定更具有全面性，依据神经结构的不同功能分别评残，充分考虑了损伤对人体功能的影响。但在实际操作中也存在比较大的困难，关于感觉障碍的分级主要依靠主观检查，易出现被检查者不配合而造成残情程度评定过高的情况。

4. 肢体长度　在国内外标准中，除了欧洲指南，其他标准均以下肢不等长作为残损的指标，但国内外划分依据有较大差异。其中 KAMS 指南的残损要求最低，下肢不等长只要达 1.5cm 则考虑定残，其余标准均要求至少不等长 2cm。从条款数目方面比较，除了《工伤伤残》仅有 2 个条款，其余标准均有 4 个条款。《工伤伤残》的伤残等级跨度为六级至七级（相当于全身残损值 40%～50%）；《保险伤残》与《致残分级》伤残等级跨度为七级至十级（相当于全身残损值 10%～40%）。在我国残疾标准中，《致残分级》及《保险伤残》的条款数目及残损级别的对应性较好，而《工伤伤残》残损值较高。KAMS 指南全身残损值为 2%～14%，相对较低；AMA 指南不以肢体长度作为直接定级的指标，仅作为校正因子参与调整残损值。该指标在国内外标准中的差异较大。具体定级分类见表 14-36。

表 14-36　国内外标准下肢不等长的残损比较

下肢不等长度（cm）	WPI（%）				
	《工伤伤残》	《保险伤残》	《致残分级》	AMA 指南（校正因子值）	KAMS 指南
1.5					2
2	40	10	10	1	
3				2	4
4	50	20	20		
5				3	8
6		30	30	4	
8		40	40		
10					14

5. 循诊残损 尽管我国残疾标准及 AMA 指南、KAMS 指南都涉及诊断的条款，但差异较大。我国残疾标准及 KAMS 指南仅将诊断作为评定残损的补充方法。我国残疾标准的诊断条目较 KAMS 指南相对较少、单一，内容也较为简单。而 AMA 指南区别于现有的国内外指南，以客观诊断为主要的评定方法，大部分残损都以此确定残损值，并提供了量化的循诊残损表。AMA 指南列出 64 项下肢残损诊断，可评定为不同的残损等级，再依据校正因子调整残损值。如果存在多处残损，还可通过复合公式进行多项残损的自由组合并计算。因此，AMA 指南以诊断为基础的残损种类和数量非常庞大，可涵盖大多数下肢残损情况。我国残疾标准分别以原发性损伤及医疗终结后并发症、后遗症设置条款。以《致残分级》为例，"一侧髌骨切除"为原发性损伤中的条款；"一侧膝关节交叉韧带、半月板伴侧副韧带撕裂伤经手术治疗后，影响功能"，则为原发性损伤后遗功能障碍中的条款。而 AMA 指南则主要以原发性诊断为基础确定残损级别，依靠后遗临床体征、功能情况等调整严重等级。例如，"右踝关节炎伴关节间隙消失"，原发性诊断为残损 3 级，再依据"痛性跛行，常规使用拐杖，右踝活动障碍"等功能情况在级别内调整残损值。

（郑 娇 罗宇鹏 邓振华）

第十五章 手部损害

第一节 解剖生理概述

手位于上肢远端，包括手指、手掌及手腕，主要由骨骼、关节、软组织组成。手部的骨骼包括腕骨、掌骨和指骨，关节包括桡尺远侧关节、桡腕关节、腕骨间关节、腕掌关节、掌指关节、指间关节，软组织包括皮肤、皮下组织、肌肉、关节囊、滑膜囊等。

手的解剖结构精细、功能复杂，手部的运动主要包括抓、握、夹、捏等基本动作。手功能的实现依赖于各指指体的完整、感觉功能及运动功能的正常运行。手在整体功能中的地位十分重要。

一、骨 与 关 节

腕骨包括 8 块骨，其中近侧列 4 块、远侧列 4 块。从桡侧到尺侧腕骨的分布顺序为手舟骨、月骨、三角骨、豌豆骨构成近侧列，大多角骨、小多角骨、头状骨、钩状骨构成远侧列。桡腕关节及腕骨间关节参与腕关节的所有运动方位，如背屈、掌屈、尺偏及桡偏。掌骨共有 5 块，从桡侧到尺侧顺序排列为第 1～5 掌骨。指骨共有 14 块，除拇指外各手指有 3 块，从近侧到远侧为近节指骨、中节指骨及远节指骨；拇指有 2 块骨，为近节指骨及远节指骨。第一腕掌关节（拇指基底关节）是一种鞍状关节，参与拇指的内收、外展及对掌运动，使拇指能够进行对掌运动及对指运动，从而实现把握及操作物品的能力，同时特定地辅助捏、抓、抛、掷等手部动作。第 2～5 腕掌关节的活动范围由桡侧向尺侧逐渐扩大，示指底部的运动程度较小，小指底部的运动程度较大，从而促进了手掌的握杯动作。掌指关节及指间关节的运动包括屈曲和伸展，两者协调配合完成抓、握等活动，是完成书写、画图、穿针等日常动作的基本精细运动。

二、支配手部的神经

正中神经接受来自 C_7、C_8 及 T_1 的神经纤维。正中神经支配前臂屈侧及尺侧的屈腕肌和环指、小指指深屈肌以外的所有屈肌。腋部损伤的主要体征为拇指、示指、中指屈曲功能障碍，前臂屈肌萎缩，拇指不能外展、对掌和对指，大鱼际肌萎缩，手掌面的桡侧 3 指半皮肤感觉障碍。肘部损伤的病理体征同腋部损伤特征。腕部损伤的主要体征表现为拇指不能外展、对掌和对指，大鱼际肌萎缩，拇、示指捏物功能障碍，手掌面的桡侧 3 指半皮肤感觉功能障碍。

尺神经主要由 C_8、T_1 的神经纤维组成。尺神经主要支配尺侧腕屈肌和环、小指指深屈肌及手内肌。腋部损伤的主要体征为前臂支配肌和手内在肌均存在功能障碍，表现为腕关节屈曲不能，环指和小指末节屈曲功能障碍，小鱼际肌、骨间肌、第 3 和 4 蚓状肌萎缩，存在爪手畸形，Froment 征（+），手指内收、外展功能障碍；手部尺侧半和尺侧 1 个半手指的感觉功能障碍。肘部损伤的主要病理体征同腋部损伤。腕部损伤的主要体征为尺侧腕屈肌和环、小指指深屈肌功能保存，小鱼际肌、骨间肌、第 3 和 4 蚓状肌萎缩，存在爪手畸形，Froment 征（+），手指内收、外展功能障碍；手部尺侧半和尺侧 1 个半手指的感觉功能障碍。

桡神经来自 $C_5 \sim C_7$ 的神经纤维。桡神经主要支配上臂、前臂的伸肌群和肱桡肌。腋部损伤的主要体征为上臂、前臂的伸肌群和肱桡肌萎缩，伸肘、伸腕、伸指和前臂旋后功能障碍，呈垂腕畸形。上臂外侧和前臂背侧皮肤、手背桡侧感觉功能障碍。上臂段损伤表现为伸肘功能尚可，伸腕、伸指和前臂旋后功能障碍。上臂外侧和前臂背侧皮肤、手背桡侧感觉减退。前臂段损伤表现为伸腕功能基本正常，拇指桡侧外展功能受限，各掌指关节伸直功能受限，手虎口区麻木。

第二节 AMA 指南手部残损评定

一、评 定 原 则

AMA 指南（第 6 版）"上肢残损"章节规定了手部残损评定内容。本节重点阐述手指/手（digit，D）的区域残损评定。

AMA 指南首先明确规定了手指/手的范围是从腕掌关节到指尖的部位，包括腕掌关节、掌指关节及指间关节。其次评定原则以循证残损（DBI）为主，即通过"诊断"这一关键因素确定初始残损等级，再通过校正因子/非关键因素调整残损值。校正因子包括功能史、体格检查和临床检查。

此外，AMA 指南还提供周围神经损伤、复杂性局部疼痛综合征（CRPS）、肢体缺失和关节活动度（ROM）的残损评定方法。

最后，AMA 指南明确包含手在内的单侧上肢残损的计算流程，即分别计算上述 DBI、周围神经损伤、肢体缺失残损等和 ROM 残损对应的上肢残损值（upper extremity，UEI），然后对上述 UEI 进行代数和相加，得到单侧上肢残损对应的总上肢残损值（其中 DBI 评定法和 ROM 残损评定对应的 UEI 任选其一），最终转换成 WPI。涉及双侧上肢残损的复合评定时，需要分别计算单侧上肢对应的 WPI，再依据组合值表进行加权复合计算。

二、评 定 方 法

（一）DBI 评定法

DBI 评定法是手部残损乃至上肢残损评定中最主要的方法。其主要原则是基于某特定的"诊断"类型确定残损的初始等级，再通过校正因子调整上肢残损值，得到 DBI 评定法对应的最终 UEI。关于 DBI 评定法中涉及的"诊断"类型，依损伤部位分为软组织损伤、肌肉/肌腱损伤、韧带/骨/关节损伤。首先明确涉及手指的相关"诊断"类型，通过在区域残损表格找到相同或类似的残损类型，根据客观严重程度予以初始定级。手指残损表格的所有残损值均为手指残损值（digit impairment，DI）。用于残损评定的诊断必须与病史及评定时所见一致。损伤的评定以鉴定当时被鉴定人的情况为基础进行。如果有 1 个以上诊断时，那么采用与病因相关损伤评级最高的诊断进行残损值计算。某些诊断可能跨越 1 个以上类别，此时需要与体格检查或临床试验的特定客观结果相关联。某些特殊诊断在表中没有涉及，参考表中相似诊断进行类比。

然后，通过校正因子予以调整：先明确 3 个校正因子的程度分级和对应赋值（表 15-1～表 15-3），再通过校正方式得出净校正值。

最后，得出的手指残损值根据不同手指部位予以转换成手部残损值、UEI、WPI。当涉及同一手指的多诊断类型且损害诊断类型互相独立时，可累加计算其手指残损值；当涉及多手指损害时，在手的残损值水平予以计算，残损值不能超过手指的 100%。上肢对全身的换算系数为 60%，手对上肢的换算系数为 90%，拇指对手的换算系数为 40%，示指和中指对手的换算系数为 20%，环指和小指对手的换算系数为 10%。

表 15-1　功能史校正值

	0 分	1 分	2 分	3 分	4 分
级别定义	无异常	轻度异常	中度异常	重度异常	极重度异常
	无症状	剧烈活动时症状/疼痛发作；+/–药物控制症状	日常活动时症状/疼痛发作；+/–药物控制症状	低于日常（轻微）活动时症状/疼痛发作；+/–药物控制症状	休息时症状/疼痛发作；+/–药物控制症状
		生活可自理	尚可自理，无须辅助	自理活动需辅助	无法自理
Quick DASH 评分	0～20 分	21～40 分	41～60 分	61～80 分	81～100 分

表 15-2　体格检查校正值

	0 分	1 分	2 分	3 分	4 分
级别定义	无异常	轻度异常	中度异常	重度异常	极重异常
望诊和触诊发现（压痛、肿胀、肿块或摩擦感）	无一致发现	轻微触诊异常，与病史记录一致，望诊无异常	触诊中度异常，与病史记录和望诊所见一致	触诊重度异常，与病史记录和望诊重度异常一致	触诊极重度异常，与病史记录和望诊重度异常一致
稳定性手/指/拇	稳定	1 度不稳定（轻微）韧带受压疼痛，但受压无分离	2 度不稳定（中度）疼痛且轻微分离	3 度不稳定（严重）疼痛且受压关节分离>5mm	完全不稳定重度不稳定

续表

	0分	1分	2分	3分	4分
腕关节		病史记录存在弹响，但体格检查无复现	病史记录存在弹响，且体格检查可复现		
较健侧腕关节过度内外偏（被/主动）		被动<10° 主动<20°	被动10°~20° 主动20°~30°	被动>20° 主动>30°	
肩关节		1度不稳定（轻微）；可半脱位	2度不稳定（中度）；易半脱位	3度不稳定（严重）；麻醉/镇静可脱位	
对齐/变形	正常个体（与对侧对称）	轻度	中度	重度	极重度
活动度	无	较健侧轻微下降。手部残损中总指手区残损值<20%DI。腕、肘和肩区残损中总关节残损值<12%UEI。	较健侧中度下降。手部残损中总指手区残损值为20~39%DI。腕、肘和肩区残损中总关节残损值为12~23%UEI。	较健侧重度下降。手部残损中总指手区残损值为40~70%DI。腕、肘和肩区残损中总关节残损值为24~42%UEI。	较健侧极重度下降。手部残损中总指手区残损值>70%DI。腕、肘和肩区残损中总关节残损值>42%UEI。
肌肉萎缩（与健侧相比）	<1cm	1.0~1.9cm	2.0~2.9cm	3.0~3.9cm	≥4.0cm

表 15-3　临床检查校正值

	0分	1分	2分	3分	4分
严重程度	无异常	轻度异常	中度异常	重度异常	极重异常
影像检查	无可用临床检查或相关发现	临床检查证实诊断，轻度病理改变	临床检查证实诊断，中度病理改变	临床检查证实诊断，重度病理改变	临床检查证实诊断，极重度病理改变
肩关节			临床检查证实以下诊断之一：肩袖撕裂、SLAP 或盂唇损伤，二头肌腱病理改变		临床检查证实以下一种以上诊断：肩袖撕裂、SLAP 或其他盂唇病变，二头肌腱病理改变
X线					
关节炎		软骨间隙正常或轻度关节间隙变窄或不伴有骨赘形成	中度关节间隙变窄伴有单侧或双侧囊性变和（或）骨赘形成；轻度创伤后关节炎影像学证据；不伴塌陷的无血管性坏死	重度关节间隙变窄伴有双侧囊性变和（或）骨赘形成；或者伴有骨质塌陷/碎裂的无血管性坏死	无软骨间隙；重度创伤后关节炎影像学证据
关节松弛（基于应力试验）		不稳定性<10°	不稳定性为10°~20°	不稳定性为 20°~30°	不稳定性>30°

续表

	0分	1分	2分	3分	4分
腕骨		桡月角为 11°~20°；舟月角为 61°~70°；舟月间隙 3~5mm；三角月骨台阶分离>1mm；轻度月骨平移	桡月角为 21°~30°；舟月角为 71°~80°；舟月间隙 6~8mm；三角月骨台阶分离>2mm；中度月骨平移	桡月角>30°；舟月角>80°；舟月间隙>8mm；三角月骨台阶分离>3mm；重度月骨平移	
神经传导检测	正常	感觉和（或）运动传导延迟	运动传导阻滞	部分轴突缺失	完全轴突缺失或完全失神经化
电诊断检测 [注：如果 EMG 检测结果符合某一特定级别部分（非全部）标准，则邻近较低级别用于残损评定级别]	正常	伤后 3 周至 9 个月，针极 EMG 在至少 2 块受损神经支配的肌肉中显示至少 1+纤颤电位和正锐波。伤后 9 个月以上初次 EMG 检测显示至少 1 块肌肉多相肌电位高波幅，且该肌肉募集至少轻度减少	伤后 3 周至 9 个月，针极 EMG 在至少 2 块受损神经支配的肌肉中显示至少 2+纤颤电位和正锐波。伤后 9 个月以上初次 EMG 检测显示至少 2 块肌肉多相肌电位高波幅，且该肌肉募集至少中度减少	伤后 3 周至 9 个月，针极 EMG 在至少 3 块受损神经支配的肌肉中显示至少 3+纤颤电位和正锐波。伤后 9 个月以上初次 EMG 检测显示至少 3 块肌肉多相肌电位高波幅，且该肌肉募集至少重度减少	伤后 3 周至 9 个月，针极 EMG 在至少 3 块受损神经支配的肌肉中显示至少 4+纤颤电位和正锐波。伤后 9 个月以上初次 EMG 检测显示至少 2 块肌肉无运动单位（纤维脂肪替代肌肉）

（二）指神经损害的评定

涉及上肢周围神经损害的评定内容主要包括指神经、臂丛及周围神经、卡压综合征的残损评定，该部分残损值可与 DBI 对应残损值予以相加计算。本部分重点阐述涉及指神经的残损评定方法。

指神经损伤所致的手部感觉功能障碍是基于感觉敏感性障碍程度和感觉功能障碍的范围予以评定，步骤如下。

（1）确定感觉障碍程度。基于两点辨别试验或单丝压力阈值试验，将感觉障碍分为无感觉缺失、部分感觉缺失和完全感觉缺失，表 15-4 仅适用于指神经损伤所致的损害。

表 15-4　感觉障碍程度分级

两点辨别试验（mm）	单丝压力阈值试验（g）	感觉缺失	感觉障碍程度（%）
≤6	≤2.83	无	0
7~15	3.22~6.65	部分	50
>15	>6.65	完全	100

（2）确定感觉功能障碍的范围。指神经损伤可以发生在从指尖到掌指关节任何水平。感觉功能障碍的范围主要评定其指神经的横向感觉缺失、桡侧或尺侧 1 根指神经的纵向感觉缺失的累及程度，即受累长度百分比。

（3）参照表 15-5 或表 15-6 确定残损值。部分横向感觉缺失为涉及双侧指神经的 50% 感觉损失（两点辨别试验为 7～15mm），按相应的指长百分比计算，可获得截指残损值的 25%。完全横向感觉缺失为 100% 的感觉损失（两点辨别试验＞15mm），累及双侧指神经，并获得相应级别截指残损值的 50%。

表 15-5　拇指及小指感觉缺失

受累长度比例（%）	手指残损值（%）					
	横向感觉缺失		纵向感觉缺失			
	双侧指神经		尺侧指神经		桡侧指神经	
	完全	部分	完全	部分	完全	部分
100	50	25	30	15	20	10
90	45	23	27	14	18	9
80	40	20	24	12	16	8
70	35	18	21	11	14	7
60	30	15	18	9	12	6
50	25	13	15	8	10	5
40	20	10	12	6	8	4
30	15	8	9	5	6	3
20	10	5	6	3	4	2
10	5	3	3	2	2	1

表 15-6　示指、中指、环指感觉缺失

受累长度比例（%）	手指残损值（%）					
	横向感觉缺失		纵向感觉缺失			
	双侧指神经		尺侧指神经		桡侧指神经	
	完全	部分	完全	部分	完全	部分
100	50	25	20	10	30	15
90	45	23	18	9	27	14
80	40	20	16	8	24	12
70	35	18	14	7	24	11
60	30	15	12	6	18	9
50	25	13	10	5	15	8
40	20	10	8	4	12	6
30	15	8	6	3	9	5
20	10	5	4	2	6	3
10	5	3	2	1	3	2

（4）如果同一指双侧指神经受累，但是受累长度或严重程度不同，则分别评价尺侧和桡侧感觉损伤，再将结果相加。

（5）根据上肢残损值转化表将手指损伤转换为手、上肢和全身残损值。

值得注意的是，如果同一手指存在多种损伤类型，则在转换之前应先将所有损伤所致该指的残损值合并为该指损伤的综合残损值。各指侧对感觉功能的相对重要性不同，如拇指和小指尺侧 60%、桡侧 40%，其余手指尺侧及桡侧的数值则相反。但如果小指被切除了，环指的尺侧对应感觉功能的相对值则变为 60%、桡侧变为 40%。手指背侧体表感觉功能障碍未纳入残损评定。

（三）手指缺失

手指缺失残损等级取决于缺失水平，以及指体残端功能史、体格检查及临床检查结果的调整。如果指体缺失伴有神经损伤，不能将神经损伤与被截肢部分的感觉丧失进行评估。根据缺失水平查表确定初始级别及默认残损值，再根据残端功能史、体格检查及临床检查对默认残损值进行校正。

1. 指体缺失　各指占单手的权重系数：拇指为 40%，示指和中指分别为 20%，环指和小指分别为 10%。每一关节水平的缺失占整个手指的相对残损值：拇指指间关节处缺失占拇指的 50%；拇指掌指关节处缺失占拇指的 100%；其余 4 指远侧指间关节处缺失占该指的 45%，近侧指间关节处缺失占该指的 80%，掌指关节处缺失占该指的 100%。根据转换表，转换成手的残损值（hand impairment，HI）、UEI 及 WPI。

2. 掌骨平面缺失　掌指关节及掌骨平面缺失对应残损值见表 15-7。

表 15-7　掌指关节及掌骨平面缺失对应残损值

缺失平面	残损值	
	HI（%）	UEI（%）
除拇指外所有手指掌指关节	60	54
所有手指掌指关节	100	90
拇指掌骨中段	41	37
拇指腕掌关节	42	38
示指中指掌骨中段	21	19
环指小指掌骨中段	12	11
示指中指腕掌关节	22	20
环指小指腕掌关节	13	12
所有手指掌骨中段		91
所有手指腕掌关节		92
腕部（无论近端还是远端）		93

存在多指缺失时，先确定每一指缺失占该指的残损值，查表转换为手部残损值后相加合并，综合手部残损值不能超过 100%，再根据上肢残损值转换表转换为上肢残损值或全身残损值。

（四）ROM 残损评定

关节活动度作为体格检查的校正因子，对 DBI 评定法认定的初始残损等级进行等级内调整。根据关节运动丧失的不同程度确定校正因子（表 15-8）。

表 15-8 ROM 校正因子

校正因子	严重程度	关节活动度
0	正常	
1	轻度	正常运动范围的 60%～90%（平均 75%）
2	中度	正常运动范围的 30%～60%（平均 45%）
3	重度	小于正常运动范围的 30%（平均 15%）
4	极重度	关节强直

在残损评定中，关节活动度的残损评定与 DBI 评定相互独立。当缺乏对应诊断性残损或诊断性残损合并关节活动度为最合适评定指标时，而残情存在明显的关节功能障碍时，建议单独以 ROM 对应的残损值进行评定。此外，ROM 也适用于以下 2 种情况的评级情形：①评定肢体缺失残损等级时，除缺失平面外，可能还需结合残端活动丧失程度，主要考虑将邻近关节活动丧失程度作为残损评定指标；②主动活动度对应残损值大于循诊残损值时，应单独使用关节活动丧失评定残损。

1. 手指关节活动度的测量方法与技术 AMA 指南（第 6 版）关于手指各关节主动活动的测量技术和方法是沿用自 AMA 指南（第 5 版）。拇指包含指间关节、掌指关节及腕掌关节 3 个关节。其中指间关节与掌指关节的运动方式为屈伸运动，腕掌关节主要为对掌、内收及桡侧外展。拇指对掌及内收测量指标为距离（cm），屈伸运动及外展则测量运动角度（°）。示指、中指、环指及小指均包含远侧指间关节、近侧指间关节及掌指关节 3 个关节，运动方式均为屈伸运动。关节活动度的测量需要同时评估主动运动和被动运动；当主动活动不完全，必须对被动运动进行测量。AMA 指南针对手部每一关节的每一运动单元设置了关节活动障碍换算图表。对于多轴关节，将关节运动障碍分配至各个运动单元，所以同一关节不同轴向运动的功能障碍直接相加，即为该关节运动功能障碍程度。关节活动受限可表现为屈曲运动受限、伸展运动受限和关节僵直，相应运动功能障碍（I，impairment）分别表示为 IF（%）、IE（%）、IA（%）。评定手功能障碍时，先按下述步骤分别计算每指运动障碍对该指功能影响程度，然后将每指功能障碍换算成该指功能受限累及手功能障碍程度，同一手的各指换算值直接相加即为该手功能障碍程度。双手受累时分别计算出单手功能障碍程度后，按照 AB 复合公式 $A\% + B\%（100\% - A\%）$ 计算得手功能障碍程度。

2. 拇指运动功能障碍 拇指共 5 项运动，与 3 个关节有关：第一腕掌关节（CMC）、第一掌指关节（MCP）、指间关节（IP）。各项运动占拇指运动功能的百分比见表 15-9。

根据测量的关节活动度查对应关节功能障碍转换图（或表）得到运动受限致该关节功能障碍程度，同一关节屈曲功能障碍程度与伸展功能障碍程度相加即为该关节功能障碍程度，拇指对掌、内收及桡侧外展障碍程度相加即为第一腕掌关节功能障碍程度。由于拇指功能（100%）按比例直接分配到每一运动单元，因此每一运动单元的残损百分比可直接相加得到拇指的残损百分比（表 15-10～表 15-12）。

表 15-9 各项运动占拇指运动功能的百分比

关节	运动方式	占拇指运动功能比例（%）
指间关节	屈伸运动	15
掌指关节	屈伸运动	10
腕掌关节	对掌	45
	内收	20
	桡侧外展	10
合计		100

表 15-10 拇指指间关节功能障碍换算

V（°）	IF（%）	IE（%）	IA（%）
+30	15	0	15
+20	13	0	13
+10	11	0	11
0	8	1	9
10	6	2	8
20*	4	3	7
30	4	5	9
40	3	7	10
50	2	9	11
60	1	11	12
70	1	13	14
80	0	15	15

注：* 功能位；V（°）. 实测关节活动度；IF（%）. 屈曲功能障碍程度；IE（%）. 伸展功能障碍程度；IA（%）. 强直位功能障碍程度。

表 15-11 拇指掌指关节功能障碍换算

V（°）	IF（%）	IE（%）	IA（%）
+40	10	0	10
+30	9	0	9
+20	8	0	8
+10	7	0	7
0	6	0	6
10	5	1	6
20*	4	1	5
30	3	3	6
40	2	5	7
50	1	8	9
60	0	10	10

注：* 功能位；V（°）. 实测关节活动度；IF（%）. 屈曲功能障碍程度；IE（%）. 伸展功能障碍程度；IA（%）. 强直位功能障碍程度。

表 15-12　拇指腕掌关节功能障碍转换

距离（cm）	内收运动		距离（cm）	对掌运动		角度（°）	桡侧外展运动			
							运动受限			关节强直
	运动受限	关节强直		运动受限	关节强直		外展受限	内收受限		
8	20	20	0	45	45	15	10	0		10
7	13	19	1	31	40	20	9	1		10
6	8	17	2	22	36	25	7	1		8
5	6	15	3	13	31	30	5	1		6
4	4	10	4	9	27	35	3	3		7
3	3	15	5	5	22	40	2	3		7
2	1	17	6	3	24	45	0	8		8
1	0	19	7	1	27	50	0	9		9

3. 示指、中指、环指、小指运动功能障碍　示指、中指、环指及小指运动对应手指关节主要包括掌指关节（MCP）、近侧指间关节（PIP）及远侧指间关节（DIP）。上述各关节运动方式包括屈曲、背伸运动。对任何一手指关节运动受限，根据测量的屈曲与背伸运动范围，通过查阅功能障碍转换图（或表）得出 IF（%）、IE（%），两者相加即为该关节功能障碍致该指运动功能障碍程度[I（%）=IF（%）+IE（%）]。若关节僵硬，则查图（表）计算其 IA（%）。由于示指、中指、环指、小指运动功能并不是按比例分配到每一运动单元，因此每一关节的功能障碍不能直接相加，而应采用 AB 复合公式予以计算，其中 A 为两者间较大的数值。当一指 3 个关节同时受累时，先将最大的 2 个百分比进行合并，再将合并值与另一个百分比进行合并得到该指总功能障碍程度（表 15-13～表 15-15）。

表 15-13　示指、中指、环指、小指远侧指间关节功能障碍换算

V（°）	IF（%）	IE（%）	IA（%）
+30	45	0	45
+20	42	0	42
+10	39	0	39
0	36	0	36
10	31	2	33
20*	26	4	30
30	21	12	33
40	15	20	35
50	10	29	39
60	5	37	42
70	0	45	45

注：* 功能位；V（°）. 实测关节活动度；IF（%）. 屈曲功能障碍程度；IE（%）. 伸展功能障碍程度；IA（%）. 强直位功能障碍程度。

表 15-14   示指、中指、环指、小指近侧指间关节功能障碍换算

V（°）	IF（%）	IE（%）	IA（%）
+30	80	0	80
+20	73	0	73
+10	66	0	66
0	60	0	60
10	54	3	57
20	48	7	55
30	42	11	53
40*	36	14	50
50	30	25	55
60	24	36	60
70	18	47	65
80	12	58	70
90	6	69	75
100	0	80	80

注：* 功能位；V（°）. 实测关节活动度；IF（%）. 屈曲功能障碍程度；IE（%）. 伸展功能障碍程度；IA（%）. 强直位功能障碍程度。

表 15-15   示指、中指、环指、小指掌指关节功能障碍换算

V（°）	IF（%）	IE（%）	IA（%）
+20	60	0	60
+10	54	3	57
0	49	5	54
10	44	7	51
20*	38	10	48
30	33	12	45
40	27	27	54
50	22	41	63
60	17	56	73
70	11	71	82
80	6	85	91
90	0	100	100

注：* 功能位；V（°）. 实测关节活动度；IF（%）. 屈曲功能障碍程度；IE（%）. 伸展功能障碍程度；IA（%）. 强直位功能障碍程度。

4. 手指关节 ROM 评定与 WPI 转换   手各指的运动功能权重系数同指体缺失评残时，各指相对整手权重值一致：拇指为 40%，示指和中指分别为 20%，环指和小指分别为 10%。各指运动功能障碍程度乘以该指在手功能的权重系数，即该指运动功能障碍致该手运动功能障碍程度，同一手各指功能障碍程度转换值可以直接相加，得出多指功能障碍致该手运动功能障碍程度。如果双手均有手指功能障碍，先分别计算出各指活动受限致该侧

手/上肢功能障碍程度，按照 AB 复合加权计算残损值，即双手/上肢运动障碍致双手功能障碍程度。

表 15-10～表 15-15 中各指关节活动范围是根据正常人关节活动范围平均值得出的。在实际评残时，个体的关节活动度可能小于表中的范围。出现这种情况时（双侧对比，健侧关节活动度亦未达正常范围），应该分别查表计算健侧和伤侧的关节功能障碍程度，再从伤侧的关节运动障碍程度中扣除健侧关节运动障碍程度。如果健侧关节活动范围大于正常范围，伤侧关节与对侧对比存在活动受限，但是测量值在正常活动范围的情况下，可以用该关节活动范围运动最大功能障碍的 2% 表示存在的功能障碍程度。

第三节　KAMS 指南手部残损评定

一、评 定 原 则

KAMS 指南大部分评定方法和原则与 AMA 指南（第 5 版）一致。手的损伤评定采用上肢残疾评估方法。KAMS 指南将上肢残疾的评估分为 6 个残损类别，并按肢体缺失、关节活动受限、上肢疾病、肌力损失、手指感觉丧失及血管和淋巴疾病残损顺序进行评定。当上肢同一关节或部分存在较高顺位残损类别时，无须评定较低顺位残损类别。当多种残损类别存在特殊贡献时，可以增加或替代上肢残损类别，使每个关节达到最大残损值。如果两种残损类别残损值分别为 A（%）和 B（%），则通过 AB 复合公式计算总残损值（%）。手部残损评定以肢体缺失、关节活动受限及上肢疾病残损评定为主。

手部残损评定应遵守以下原则。各关节处肢体缺失残损值即为该关节的最大功能损害占比，双侧肢体缺失需合并双侧残损值。通过关节活动的起点与终点测量其活动范围，以主动活动度为准测量关节活动受限程度。当存在器质性损伤，如神经损伤时，主动活动度和被动活动度不同，需要对器质性损伤的原因进行评估。如果主动活动度远低于被动活动度且没有明确的器质性损伤的原因，则必须根据被动活动度评定残损。关节成形术或结构畸形造成的躯体残损，需根据疾病本身进行评估。如果关节活动受限的残损值低于根据疾病评估的残损值，那么则根据疾病评定残损。如果关节存在疾病，但不属于上述疾病类型，则可以根据肌力损失进行评定。

二、评定方法及内容

（一）指体缺失

拇指在腕掌关节、掌骨、掌指关节及指间关节处离断的残损值（UEI）分别为 38%、37%、36% 及 18%。示指和中指在掌指关节、近侧指间关节及远侧指间关节处离断的残损值（UEI）分别为 18%、14% 及 8%。环小指在掌指关节、近侧指间关节及远侧指间关节处离断的残损值（UEI）分别为 9%、7% 及 5%。表 15-16 总结了手部肢体缺失致一上肢残损值。当缺失发生在表 15-16 中列出的标准位置时，可降低残损值，考虑到义肢行业的发展，多种辅助器械的使用可以降低致残程度。

表 15-16　手部肢体缺失致一上肢残损值

缺失部位	一上肢残损值（%）
一手全指从掌指关节离断	90
一手除拇指外均从掌指关节处离断	54
拇指腕掌关节处离断	38
拇指掌骨离断	37
拇指掌指关节处离断	36
拇指指间关节处离断	18
第 2、3 指掌指关节离断	18
第 2、3 指近侧指间关节离断	14
第 2、3 指远侧指间关节离断	8
第 4、5 指掌指关节离断	9
第 4、5 指近侧指间关节离断	7
第 4、5 指远侧指间关节离断	5

（二）关节活动受限

关节活动受限残损评定主要以测量关节活动度或距离为依据进行评定。关节活动受限分为完全活动受限和部分活动受限，其中完全活动受限指关节活动范围为 0，处于僵直状态。各指关节活动受限残损值根据实测关节活动度或距离查找下述对应表格（表 15-17～表 15-21）即可。同一指多个关节活动受限则采用 AB 复合公式进行合并。由于一手功能是按比例分配至各指，拇指占 40%、示指和中指分别占 20%、环指和小指分别占 10%。因此各指的残损值简单相加即为一手残损值。手的残损值乘以 90% 的权重值即可转换为一上肢残损值。

拇指关节活动测量包括掌指关节屈伸、指间关节屈伸、桡侧展收、拇指内收及对掌。其中掌指关节屈伸、指间关节屈伸及桡侧展收测量指标为关节活动角度，拇指内收及对掌测量指标为距离。拇指内收测量指标为拇指指间关节掌侧指横纹到小指掌指关节的距离，正常范围为 0～8cm。拇指对掌测量指标为拇指指间关节掌侧指横纹到远端掌横纹的最大距离，正常范围为 0～8cm。表 15-17～表 15-21 展示了拇指各指关节活动受限致一手残损值。拇指的掌指关节屈伸、指间关节屈伸及桡侧展收活动障碍的评定是根据实测关节屈曲及伸展角度查表，横轴与纵轴交叉点即为对应残损值。如果角度在表中相邻数值之间，则采用较低的残损值进行评定，如果两个残损差值 >4%，则采用两者的均值进行评定。拇指内收及对掌则根据关节活动受限类型及实测的最小或最大距离查表进行。其余 4 指各关节活动均为屈伸活动，该指南分别设置了示指和中指、环指和小指各关节功能障碍所致残损值表格，与表 15-17 和表 15-18 相似，评定方法与拇指掌指关节及指间关节一致，根据实测受累关节屈曲与伸展角度查表，横、纵轴的交叉点即为该指关节功能障碍所致一手残损值。

表 15-17 拇指掌指关节屈伸活动障碍致一手残损值（%）

伸展（°）	屈曲（°）										
	−40	−30	−20	−10	0	10	20	30	40	50	60
−60											4
−50										4	3
−40									3	2	2
−30								2	2	2	1
−20							2	2	2	1	1
−10						2	2	2	1	1	0
0					2	2	2	1	1	0	0
10				3	2	2	2	1	1	0	0
20			3	3	2	2	2	1	1	0	0
30		4	3	3	2	2	2	1	1	0	0
40	4	4	3	3	2	2	2	1	1	0	0

表 15-18 拇指指间关节屈伸活动障碍致一手残损值（%）

伸展（°）	屈曲（°）											
	−30	−20	−10	0	10	20	30	40	50	60	70	80
−80												6
−70											6	5
−60										5	5	4
−50									4	4	4	4
−40								4	4	3	3	3
−30							4	3	3	2	2	2
−20						3	3	2	2	2	2	1
−10					3	2	2	2	2	1	1	1
0				4	3	2	2	2	1	1	1	0
10			4	3	2	2	2	1	1	0	0	0
20		5	4	3	2	2	1	1	1	0	0	0
30	6	5	4	3	2	2	1	1	1	0	0	0

表 15-19 拇指桡侧展收活动障碍致一手残损值（%）

内收（°）	外展（°）								
	0	15	20	25	30	35	40	45	50
−50									4
−45								4	3
−40							3	1	2
−35						2	2	1	1
−30					2	2	1	0	0
−25				3	2	2	1	0	0
−20			4	3	2	2	1	0	0
−15		4	3	3	2	1	0	0	0
0	4	3	2	1	1	0	0	0	0

表 15-20   拇指内收障碍致一手残损

拇指内收	距离（cm）	部分挛缩 [最小距离（cm）]	完全挛缩[到关节僵 直的距离（cm）]
拇指指间关节掌侧指横纹到小指掌指关节的距离，	8	8	8
正常范围为 0～8cm	7	5	8
	6	3	7
	5	2	6
	4	2	4
	3	1	6
	2	1	7
	1	0	8
	0	0	8

表 15-21   拇指对掌障碍致一手残损

拇指对掌	最大距离（cm）	部分挛缩（cm）	完全挛缩（cm）
拇指指间关节掌侧指横纹到远端掌横纹的最	0	18	18
大距离，正常范围为 0～8cm	1	12	16
	2	9	14
	3	5	12
	4	4	11
	5	2	9
	6	1	10
	7	0	11
	8	0	12

（三）上肢疾病

上肢疾病主要包括行关节成形术的疾病、关节不稳定、关节脱位和结构畸形。KMAS 指南规定手部关节不稳定及关节脱位的残损等级依据关节挛缩和结构畸形的标准予以评定。因此手部上肢疾病的评定方法主要包括关节成形术及手部结构畸形两部分。

1. 关节成形术   包括置换型及切除型，残损值根据关节成形术的位置进行评定（表 15-22）。当关节成形术后遗留关节功能障碍时，两者就高评定，不能叠加评残。

2. 手部结构畸形   主要包括手指侧偏畸形及旋转畸形。残损值的计算方法是相关系数乘以掌指关节处截肢残损值（表 15-23）。拇指、示指和中指、环指和小指残损值（UEI）分别为 36%、18% 及 9%。手指侧偏角度大于 10° 时则可视为畸形。根据侧偏角度不同分为轻度、中度、重度，如表 15-23 所示，根据侧偏程度查找对应残损相关系数。手指骨错位排列致旋前或旋后会影响手指的功能。当手指结构畸形没有影响关节活动度时才使用结构畸形进行评定，同一手指的结构畸形不能和关节挛缩重复评定。

表 15-22　手部骨关节成形术后致一上肢残损值

手指	位置	置换型（%）	切除型（%）
拇指	腕掌关节	9	11
	掌指关节	2	3
	指间关节	4	5
示、中指	掌指关节	4	5
	近侧指间关节	2	3
	远侧指间关节	1	2
环、小指	掌指关节	2	2
	近侧指间关节	1	1
	远侧指间关节	1	1

表 15-23　手指侧偏和旋转残损相关系数

侧偏程度	残损相关系数（%）	旋转程度	残损相关系数（%）
轻度：<10°	0	轻度：<15°	10
中度：10°～30°	10	中度：15°～30°	20
重度：>30°	20	重度：>30°	30

（四）肌力减退

肌力减退的残损值评定独立于关节活动受限、上肢疾病的残损评定。手部的肌力减退其原发性损伤主要包括术后的肌腱韧带断裂、无神经血管损伤的筋膜间室综合征和骨质疏松引发的肌无力。神经损伤引起的相应肌力减退应视为神经功能障碍予以评残处理。同样，由疼痛引起的主观肌力减退也不包括在内。

握力测试和捏力测试用于评估手和前臂的肌力减退程度。

握力测试：站立位，上臂垂直，肘关节屈曲 90°，腕关节中立位，测试 3 次采用平均值。偏差小于 20%，即认可此残疾状况。

捏力测试：测试 3 次取平均值。双侧均有异常时，KAMS 指南以韩国人平均水平为正常参考值。当单侧受累时，使用肌力减退系数［减退肌力/正常肌力=肌力减退系数（%）］来评估手肌力减退程度。当双侧均受累或健侧肌力测量困难时，肌力减退相关系数采用韩国人平均水平。肌力减退系数为 50%～75% 时，一上肢残损值为 10%；肌力减退系数>75% 时，一上肢残损值为 20%。

（五）手指感觉功能障碍

在评估上肢功能障碍时，应首先单独评估纯粹的手指感觉丧失，再与上肢其他残损评定予以复合评残。手指感觉缺失的评估是通过两点辨别测试或感觉神经检查来评估的。两点辨别试验小于 15mm 则被认为是感觉损失。感觉损失的残损值取决于感觉神经对每根手指的重要性，每指的残损值可以合并。拇指、示指和中指、环指和小指横向感觉损失对应一上肢残损值分别为 8%、4% 和 2%，纵向感觉损失对应一上肢残损值分别为 4%、2% 和

1%。感觉功能障碍与其他残疾采用 AB 复合公式进行综合评定。

第四节　欧洲指南手部残损评定

一、评定原则

欧洲指南中将手的残损评定分为优势侧和非优势侧，优势侧所占全身功能的权重比例高于非优势侧。优势侧一手缺失所致残损值 WPI 为 50%，而非优势侧 WPI 则为 45%。手损伤的评定首先需要明确患侧为优势侧还是非优势侧。

二、评定方法

（一）指体缺失

指体缺失的评定是以缺失水平为依据，根据缺失水平确定 WPI。

1. 一手完全缺失　优势侧 WPI 为 50%，非优势侧 WPI 为 45%。

2. 单手指部分缺失　具体见表 15-24 和表 15-25。

表 15-24　拇指缺失（包括第 1 掌骨）

缺失部位	优势侧 WPI（%）	非优势侧 WPI（%）
远节指骨 1/2 以远缺失	8	6.5
指间关节以远缺失	12	10
近节指骨 1/2 以远缺失	15	13
掌指关节以远缺失	21	18
拇指指骨+第 1 掌骨远端 1/3 以远缺失	24	20.5
拇指指骨+第 1 掌骨 1/3 以上部分缺失	26	22

表 15-25　各指指体缺失（除拇指外）

缺失部位	缺失平面	优势侧 WPI（%）	非优势侧 WPI（%）
示指指骨缺失	远侧指间关节以远缺失	3	3
	近侧指间关节以远缺失	5.5	5
	掌指关节以远缺失	8	7
中指指骨缺失	远侧指间关节以远缺失	3	3
	近侧指间关节以远缺失	5.5	5
	掌指关节以远缺失	8	7
环指指骨缺失	远侧指间关节以远缺失	2	2
	近侧指间关节以远缺失	3.5	3
	掌指关节以远缺失	5	4

续表

缺失部位	缺失平面	优势侧 WPI（%）	非优势侧 WPI（%）
小指指骨缺失	远侧指间关节以远缺失	2	2
	近侧指间关节以远缺失	4	3.5
	掌指关节以远缺失	6	5

3. 多根手指缺失的复合计算公式

情形 1：多根手指（除拇指外）指体缺失，计算如下。

2 根指缺失，总 WPI=WPI 代数和×（1+45%）。

3 根指缺失，总 WPI=WPI 代数和×（1+65%）。

4 根指缺失，总 WPI=WPI 代数和×（1+45%）。

情形 2：拇指（不包括第 1 掌骨）联合其余各指缺失，计算如下。

拇指合并 1 根指，总 WPI=（拇指 WPI+多指缺失总 WPI）。

拇指合并 2 根指，总 WPI=（拇指 WPI+多指缺失总 WPI）×（1–5%）。

拇指合并 3 根指，总 WPI=（拇指 WPI+多指缺失总 WPI）×（1–10%）。

拇指合并 4 根指，总 WPI=（拇指 WPI+多指缺失总 WPI）×（1–20%）。

（二）关节僵直或活动受限

欧洲指南规定拇指的功能位为腕掌关节的外展、前屈，掌指关节及指间关节的轻度屈曲，其余手指的功能位为屈曲 20°～30°。一指体（除拇指以外）涉及多关节活动受限，应使用小于 1/3 或 2/3 的手指关节强直评分。活动受限的计算方式是以活动受限范围与正常活动范围的比值乘以此处关节强直的伤残值。手指各指（除拇指外）的正常活动范围：掌指关节和近侧指间关节，示指和中指为 20°～80°，环指和小指为 30°～90°；远侧指间关节，均为 20°～70°。拇指各关节活动范围应与健侧进行对比。

1. 拇指 具体见表 15-26。

表 15-26 拇指各关节僵直对应 WPI

僵直部位	优势侧 WPI（%）	非优势侧 WPI（%）
腕掌、掌指及指间关节均僵直于功能位	16	14
腕掌关节僵直于功能位	8	7
掌指及指间关节僵直于功能位	8	7
掌指或指间关节僵直于功能位	4	3.5

2. 其余四指 具体见表 15-27。

表 15-27 其余四指各关节僵直对应 WPI

僵直部位	优势侧 WPI（%）	非优势侧 WPI（%）
示指或中指的关节僵直于功能位	6	5
环指的关节僵直于功能位	4	3

续表

僵直部位	优势侧 WPI（%）	非优势侧 WPI（%）
小指的关节僵直于功能位	4.5	4
示指或中指的关节僵直于过屈位	8	7
环指的关节僵直于过屈位	8	4
小指的关节僵直于过屈位	6	5
示指或中指的关节僵直于过伸位	7	6
环指的关节僵直于过伸位	4.5	3.5
小指的关节僵直于过伸位	5	4

（三）感觉功能障碍

欧洲指南只对手掌感觉障碍进行评定。该指南规定感觉缺失的残损值是感觉缺失指体节段对应该节段指体缺失时残损值的75%。感觉减退则根据严重程度、感觉减退程度及功能影响程度（如握物），残损值为对应节段指体缺失时残损值的50%～75%。

第五节　国内外残疾标准比较

手部的残损评定不仅涉及同一手多指体结构破坏与功能障碍共存的综合评定，同时还涉及双手在整体功能的不对等性、双手在上肢功能的重要性等问题。涉及手功能障碍的评定，我国残疾标准主要是在附录中体现"权重计算法"与"查图表法"两种计算方式；前者以《人体损伤程度鉴定标准》（两院三部2013年8月30日联合发布，简称《损伤程度》）、《保险伤残》为主（本章仅讨论伤残鉴定及分析《保险伤残》），后者以《工伤伤残》、《致残分级》为主。权重计算法旨在通过对手的每一处指骨及掌骨相当于一手功能的权重值分配为基准，计算每一处指体缺失、手指关节活动受限的相应手功能丧失权重值（%）；查图表法主要是设置手缺损的对应丧失分值图、手指关节功能障碍的对应丧失分值表，一一对应计算再累加计算一侧手功能丧失值，对双手进行AB加权复合计算。感觉功能障碍按照手运动功能障碍的50%予以计算。我国残疾标准主要侧重考查手功能障碍的两个方面，即指体缺失与活动受限，以及感觉功能障碍。与之对应的是，国外残疾标准侧重考查的内容相对较多。以AMA指南为例，以DBI方法为基准，伴随指神经损伤、指体缺失及关节活动度残损等综合评定，将手功能纳入上肢残损评定的中间环节，体现区域残损评定和功能性评估的评残理念。KAMS指南则强调实用性，评残亮点在于突出关节成形术等手术治疗、肌力减退及感觉功能障碍的分级、测试方法，值得借鉴。欧洲指南涉及手功能障碍的评残内容与我国残疾标准较为一致，但不同的是该指南对双手做出优势侧和非优势侧的判定，更能体现标准制定的人性化。

本节重点探讨以《致残分级》为主的我国残疾标准，选择性地对比分析国外残疾标准中的亮点评残理论、指标与方法，分析目前《致残分级》中存在的不足之处，为日后我国此类残疾标准的修订与完善提供一定参考与借鉴。

一、评残指标及方法

(一)评残指标

国内外残疾标准常用于评价手功能障碍的指标见表 15-28。

我国残疾标准《致残分级》主要通过条款列举对应手功能丧失分值,而附录规定手功能丧失分值的计算方式:侧重从手指缺失、关节活动受限及感觉障碍予以计算。此外,《致残分级》还涉及手部肌力减退及皮肤瘢痕的评残条款。相对而言,《保险伤残》条款相对单一,仅涉及结构缺失、功能障碍及感觉功能障碍。

AMA 指南首先以 DBI 作为手功能障碍的主要评残方法,其诊断类型包括软组织损伤(手指疼痛、轻微及严重的皮肤损伤)、肌肉/肌腱损伤(拉伤或扭伤、腱鞘炎及肌腱断裂伤)、韧带/骨/关节损伤(创伤后退行性关节病、关节脱位/扭伤、骨折、关节成形术或关节僵直);其次辅以 3 个校正因子予以调整 DBI 对应的残损值,校正因子分别对应功能史、体格检查、临床检查。此外,AMA 指南涉及手功能障碍的评定指标还包括指神经损伤(指感觉功能障碍的程度及范围)、指体缺失及 ROM 残损,评定指标相对全面。KAMS 指南是在 AMA 指南(第 5 版)的基础上予以修订的,故其评定内容与 AMA 指南相似。而欧洲指南评残依据与我国残疾标准相似,但其评残指标突出了手部优势侧与非优势侧对应的 WPI 不一致,更能反映患者的真实残疾水平。

表 15-28 国内外主要残疾标准涉及手功能障碍的指标

评残指标	国外残疾标准			我国残疾标准	
	AMA 指南	KAMS 指南	欧洲指南	《致残分级》	《保险伤残》
手指缺失	√	√	√	√	√
手指关节活动受限	√	√	√	√	√
感觉功能障碍	√	√	√	√	√
肌瘫(肌力减退)		√		√	
手部皮肤瘢痕				√	
手指疼痛	√				
皮肤损伤	√				
肌肉/肌腱损伤	√				
创伤后退行性关节病	√				
骨折	√				
关节成形术或关节僵直	√	√			
校正因子调整	√				
区分优势侧与非优势侧			√		

(二)评残方法

涉及手功能障碍的评残,我国残疾标准主要是以"权重计算法"和"查图表法"两种方式计算。《保险伤残》涉及手功能障碍的计算方式为"权重计算法"，通过计算对应指体缺失及功能障碍的手功能丧失分值，予以累计相加得出手功能丧失分值。《工伤伤残》和《致残分级》涉及该部分残损的计算方式则是"查图表法"；上述 2 个残疾标准涉及手功能障碍计算的一致之处在于与指体缺损对应的图一致，但手指关节活动受限对应的表不太一致，主要体现在掌指关节及指间关节活动受限程度的评定——《工伤伤残》关节活动丧失的最低限度可为轻度功能障碍；《致残分级》最低限度为＞1/4 功能障碍，因此《致残分级》较《工伤伤残》评残更为严格。上述 3 个残疾标准均是先计算手功能丧失分值，再将一定范围的手功能丧失分值划分残疾等级，从十级伤残至四级伤残，对应残损值为 10%～70%。

AMA 指南采用百分制，以 WPI 量化残疾水平，连续的评残结果可实现不同残疾标准间相同器官或系统、同一标准间不同器官或系统的损害程度相互比较。KAMS 指南和欧洲指南也采用 WPI 量化残损程度。我国现有残疾标准是采用条款法定和同类伤残比照原则，设置从一级（人体致残率 100%）至十级（人体致残率 10%）伤残的等级划分，相邻致残等级之间致残率相差 10%，致残率跨度较大且间断，缺乏各条款间横向与纵向比较指标，致使条款设置的连续性、平衡性欠佳。今后修订时可借鉴和转化 AMA 指南中的连续残损区域分值，促进各器官或系统伤残条款和等级划分更加全面和均衡。

涉及双手功能障碍的复合评残时，《保险伤残》采用的是累加求和计算方法，《工伤伤残》就具体情形可分为"晋级""就高评定"及 AB 加权复合三种计算方式，《致残分级》明确规定采用 AB 加权复合计算方式。AMA 指南以 AB 复合加权计算多处残损为基本计算方式，以概率论中的有限可加性和加法公式去除双手功能上的重合部分，计算得出的最终残损值更符合患者的真实残疾水平，反映其对功能的损害程度。故我国残疾标准中涉及双手功能障碍的计算方式建议统一使用 AB 复合加权计算方式。

二、手 指 缺 失

涉及手指缺失的评残，残损值的计算依据是缺失平面。针对同一缺失平面，不同残疾标准给予不同的权重残损值（以一手功能设定为 100%为前提）（表 15-29）。比较而言，AMA 指南就手指的权重设定最高，《致残分级》次之，《保险伤残》最低。手指缺失平面对应的一手功能丧失分值在不同标准中的差异体现了残疾标准对于评残结果把控的严格程度。从该角度出发，《致残分级》更接近 AMA 指南（后者相对评残更为宽松），对于各手指缺失的伤残等级规定从十级至八级不等，评残内容和涵盖等级均较《保险伤残》更全面。

涉及每根手指或掌骨缺失的对应手功能丧失分值的计算时，《保险伤残》采用的是权重计算法，强调通过双手正位平片来计算指骨骨骼的缺失程度，该缺失程度与相应指骨权重相乘得出缺失分值。《致残分级》采用查图确定手缺损分值，所用图规定的缺失平面为一定范围（如拇指远节指骨远端 1/3 以远缺失这一范围均评定手缺损丧失分值为 5 分），评残的计算过程相对含糊。从这点来看，《致残分级》可借鉴《保险伤残》精准化评定指体缺损对应的手功能丧失分值，体现标准制定的严谨性。

涉及手指缺失评残的整体计算方式时，AMA 指南是按照"指体残损值—手功能残损值—上肢残损值（UEI）—全身残损值（WPI）"的逻辑顺序，充分为不同部位层次残损的复合计算提供清晰的流程。与之对比的是，《致残分级》在明确了不同指体缺失平面对应的手功能丧失分值后，直接通过条款的形式规定了不同伤残等级对应的一定范围手功能丧失分值，省略了中间的计算过程，不利于手部损害与同侧上肢其他结构损害同时存在的复合评残情形，相对容易出现重叠计算的倾向。故《致残分级》可一定程度地借鉴 AMA 指南的评残顺序，明确以"指体残损—手残损—上肢残损—全身残损"的方式予以计算，并将手功能障碍纳入上肢评残过程中，更符合手作为上肢远端与上肢其余结构共同参与日常生活活动的整体功能作用。

表 15-29 涉及手指缺失残损值的国内外残疾标准

部位	缺失平面	AMA 指南		《致残分级》		《保险伤残》	
		手功能	WPI/伤残等级	手功能	伤残等级	手功能	伤残等级
拇指	指间关节处	40%×50%	11%/九级	25%	九级	36%×50%	—
	掌指关节处	40%	22%/八级	45%	八级	36%	九级
示指	远侧指间关节	20%×45%	5%/十级	5%	—	8%	
	近侧指间关节	20%×80%	9%/十级	15%	十级	15%	
	掌指关节	**20%**	**11%/九级**	**20%**	十级	18%	
中指	远侧指间关节	20%×45%	5%/十级	5%	—	8%	
	近侧指间关节	20%×80%	9%/十级	10%	十级	15%	
	掌指关节	**20%**	**11%/九级**	**15%**	十级	18%	
环指	远侧指间关节	10%×45%	2%/十级	5%	—	4%	
	近侧指间关节	10%×80%	4%/十级	10%	十级	7%	
	掌指关节	10%	5%/十级	15%	十级	9%	
小指	远侧指间关节	10%×45%	2%/十级	5%	—	4%	
	近侧指间关节	10%×80%	4%/十级	5%	—	7%	
	掌指关节	10%	5%/十级	5%	—	9%	
第1掌骨	中段	41%	22%/八级	45%	八级	38%	九级
	腕掌关节	42%	23%/八级	45%	八级	40%	九级
第2掌骨	中段	**21%**	**11%/九级**	**20%**	十级	19%	—
	腕掌关节	22%	12%/九级	20%	十级	20%	九级
第3掌骨	中段	21%	11%/九级	15%	十级	19%	—
	腕掌关节	22%	12%/九级	15%	十级	20%	九级
第4掌骨	中段	12%	6%/十级	15%	十级	9%	—
	腕掌关节	13%	7%/十级	15%	十级	10%	—
第5掌骨	中段	12%	6%/十级	5%	—	9%	—
	腕掌关节	13%	7%/十级	5%	—	10%	—

注：标黑部分为 AMA 指南与《致残分级》涉及手指缺失的评残等级存在差异。

三、手部活动受限

手部运动由拇指、第 2～5 指及腕部各关节联合运动完成。

AMA 指南对拇指运动的活动方位主要拆分成 5 个，分别对应腕掌关节的对掌、内收、桡侧外展、掌指关节的屈伸、指间关节的屈伸，并规定其相当于拇指的权重值分别为 45%、20%、10%、10%、15%（表 15-30）。当涉及多方位活动受限时，可直接相加计算权重值。AMA 指南对其余 4 指的活动方位则是根据掌指关节、近侧及远侧指间关节的屈伸予以划分，且不均匀地规定其指体权重值为 100%、80% 及 45%，故涉及多关节活动受限时应进行 AB 加权复合计算。

《致残分级》在规范手指关节活动障碍的计算时，以表格的形式列举，大多为掌指、指间关节均受累或单一关节受累对应的情形，较少考虑到关节活动受限造成最终评残结果的微小差异，仅对受限程度分为三种情形：非功能位强直、功能位强直或关节活动度≤1/2、关节活动度位于 1/2～3/4。而《保险伤残》的计算方法与 AMA 指南类似，以权重分配的方式计算活动受限对应的手功能丧失分值；但其权重值主要依据对应指骨缺失的相应伤残值，既模糊了指体缺失与活动受限之间患者真实残疾水平的差异，也不适用于多关节活动受限时的综合评定。

表 15-30　涉及手部活动受限的国内外残疾标准

部位	关节	AMA 指南		《致残分级》	《保险伤残》
		指体权重	手功能/WPI/伤残等级	手功能/伤残等级	手功能/伤残等级
拇指	腕掌关节*	75%	30%/7%/十级	–	
	掌指关节	10%	4%/1%/十级	20%/十级	18%/–
	指间关节	15%	6%/1%/十级	20%/十级	18%/–
示指	掌指关节	100%	20%/11%/九级	15%/十级	3%/–
	近侧指间关节	80%	16%/9%/十级	15%/十级	7%/–
	远侧指间关节	45%	9%/5%/十级	10%/十级	8%/–
中指	掌指关节	100%	20%/11%/九级	10%/十级	3%/–
	近侧指间关节	80%	16%/9%/十级	10%/十级	7%/–
	远侧指间关节	45%	9%/5%/十级	5%/–	8%/–
环指	掌指关节	100%	10%/5%/十级	5%/–	2%/–
	近侧指间关节	80%	8%/4%/十级	5%/–	3%/–
	远侧指间关节	45%	4.5%/2%/十级	5%/–	4%/–
小指	掌指关节	100%	10%/5%/十级	5%/–	2%/–
	近侧指间关节	80%	8%/4%/十级	5%/–	3%/–
	远侧指间关节	45%	4.5%/2%/十级	0/–	4%/–

注：* 腕掌关节包括对掌运动（45%）、内收（20%）、桡侧外展（10%）；AMA 指南中涉及拇指多关节活动时进行累加计算分值；其余 4 指多各关节活动受限则按照 AB 加权计算对应分值。

四、感觉功能障碍

AMA 指南详细阐述了手部感觉功能障碍的残疾评定，分为横向型和纵向型，前者按照各手指该平面缺失手功能残损值的 50% 予以评定；后者区分尺侧和桡侧感觉功能障碍以分配不同的权重值，拇/小指的尺、桡侧残损值比例为 6∶4，示/中/环指的尺、桡侧比例则正好相反。对于手部感觉功能障碍的程度分级，则通过两点辨别试验或单丝压力阈值试验结果划分为无、部分及完全感觉功能障碍。《致残分级》缺乏涉及手感觉功能障碍的评残条款，可能是考虑到目前手感觉功能障碍的评定方法主观性较大，缺乏客观方法评定，但不可否认其忽略了手指感觉在人体功能实现特别是精细操作功能和生活活动能力中的重要性。

综上，《致残分级》可适当增加手感觉功能障碍的评定内容及方式，可借鉴 AMA 指南的程度评定及类型区分，辅以合理的检查方法和权重值分配，体现残疾标准制定的全面性和精细化。

五、其 他 损 害

AMA 指南涉及肢体缺损的评残特色就在于以"诊断"类型为核心的 DBI 评残方法，体现在手功能障碍这一部分的主要内容见表 15-31。AMA 指南通过以临床循证医学上的"诊断"类型确定初始残损等级，辅以校正因子调整最终 WPI，达到围绕功能性评估这一理念的评残目标。我国残疾标准《致残分级》缺乏相应的"诊断"类型评残内容，从另一角度更为侧重手的结构缺失、功能障碍及皮肤瘢痕这 3 个评残版块。相较于 AMA 指南，《致残分级》主要是通过将各种损伤情形后遗的残疾评定归类于皮肤瘢痕、手部结构缺失与功能障碍（指运动功能障碍）三种评残要求，在评残条款设置上更为简洁、更具实用性，同时也更适用于我国伤残等级评定的现状。

表 15-31　涉及其他损害情形的国内外残疾标准

DBI 类型	AMA 指南		《致残分级》对应评定依据
	具体内容	手指残损值（最大值，%）	
软组织损伤	手指疼痛	1	–
	轻微	6	皮肤瘢痕及是否影响手指关节运动
	严重的皮肤损伤	24	
肌肉/肌腱损伤	拉伤或扭伤	1	–
	腱鞘炎	8	
	肌腱断裂伤	8	关节活动受限程度
韧带/骨/关节损伤	创伤后退行性关节病	8	指体缺失及活动受限计算手功能丧失分值
	关节脱位/扭伤	41	
	骨折	12	
	关节成形术或关节僵直	34	

六、复合性损伤评定

手部遭受损伤时，常同时存在结构部分缺失、运动障碍及感觉功能障碍等多方面的问题，如何予以综合计算手功能是涉及手部多处损伤复合计算的难点。此外，手作为上肢远端，与前臂、上臂共同作用，参与上肢的整体运动功能。如何综合计算手损害、前臂损害等多区域损害的残损等级也是属于多处损伤复合计算的范畴。

（一）手部多损害并存

AMA 指南在涉及手部多损害共存的处理：①DBI 评残方法在涉及手部多种残损类型且相互独立时，可在手功能层面予以直接相加计算以求其手功能残损值；②涉及每根手指存在多手指关节活动受限共存时，拇指的掌指与指间关节对应残损值直接相加，其余 4 指的各手指关节对应残损值予以 AB 加权计算；③DBI 评残与 ROM 残损评残相互独立。我国残疾标准《致残分级》在一手功能丧失分值的计算时，对手缺损丧失分值与功能障碍丧失分值累加求和得出一手功能丧失分值，且明确双手功能丧失分值的计算方式为 AB 加权计算。不难看出，在手部多种损害的复合评残问题上，国内外残疾标准均涵盖了简单相加和加权计算两种方式。对于多指体缺失，一手五指对应残损值简单相加即可；对于多手指关节活动受限，根据权重值设置的不同，拇指为简单相加，其余 4 指为加权计算；对于结构缺失与功能障碍并存，由于指体缺失的残损值与功能障碍的残损值相加极可能超过一指体的 100%，而 AB 加权计算可有效克服这一弊端，且其背后涵盖的数理基础也能有效去除多项残损之间的重合，值得借鉴与使用。

（二）上肢多区域残损

AMA 指南按照"指体残损值—手功能残损值—上肢残损值（UEI）—全身残损值（WPI）"的评残顺序予以评残；AMA 指南规定在涉及上肢多区域残损时，手部残损与其余区域残损均需转换成 UEI 后再进行相加计算，最终转换成 WPI，体现区域残损评定的评残原则。一手功能为 100%，转换成 UEI 为 90%，转成 WPI 为 60%，以此加权值予以计算。而《致残分级》则是单独列出手功能障碍的评残条款，组合评残条款也多为手指缺失平面与邻近关节功能障碍的情形，与上肢其余损害评残相互独立，且最后的评定形式表现为分别说明评残等级，不综合评定多处伤残。我国残疾标准虽在评残总则中明确不对多处伤残进行综合计算，但在手功能障碍的计算中纳入双手的 AB 加权计算评残，从一定程度上体现了 AB 加权计算的重要性，也可将 AB 加权计算用于其他区域、部位的综合评残。

（鲁　婷　吴　畏　刘　渊）

第十六章　足部损害

第一节　解剖生理概述

一、足部解剖生理

足是人体接触地面的唯一结构，具有两大功能，即维持躯体直立，以及在站、走、跑、跳中缓冲震动并保持身体平衡。踝部远侧即为足部，分为足背和足底。足骨主要包括跗骨、跖骨和趾骨。跗骨和跖骨借韧带、肌腱形成凸向上的弓，称为足弓。足弓增加了足的弹性，使足在行走和跳跃时发挥弹性和缓冲震荡的作用。若足部骨折及相应软组织、韧带等损伤破坏了足弓，将导致严重的功能障碍。

二、足部残疾评定指标

足结构与功能损害后残疾评定指标主要包括足部缺失、足部关节活动功能障碍、足弓损伤、足部骨折、软组织损伤。

（一）足部缺失

由肢体病变或创伤无法修复需要施行截肢手术致足部结构缺失。根据缺失平面经过的关节或骨，足部缺失可分为多种类型，如经跗跖关节离断，经跗骨离断，经距骨、跗跖关节离断，经距骨、趾间关节离断。国外各标准中，AMA 指南和 KAMS 指南关于足部缺失水平的规定基本一致，欧洲指南对足部缺失水平的划分较 AMA 指南和 KAMS 指南粗略。而我国标准《致残分级》与《工伤伤残》关于足部缺失条款相对较少，但在附录中都提出了一致的足部功能缺失量化参考图。条款中有列举的残情应优先参照条款定级，现有条款未能罗列的残情可参照图表量化评估定级。国内外标准足部缺失水平对比见表 16-1。

表 16-1　国内外标准足部缺失水平比较

缺失水平（由远及近）	《致残分级》	《工伤伤残》	AMA 指南（第 6 版）	KAMS 指南	欧洲指南
跗趾远节趾骨 1/2	√	√			
第 2~5 趾末节		√			
第 1~5 趾近节趾骨 1/2	√	√			
跗趾趾间关节		√	√	√	
第 2~5 趾跖趾关节	√a	√	√	√	√b

续表

缺失水平（由远及近）	《致残分级》	《工伤伤残》	AMA 指南（第 6 版）	KAMS 指南	欧洲指南
踇趾跖趾关节			√	√	√b
第 1～5 跖趾关节	√	√	√	√	
第 1～5 跖骨近 1/3	√	√			
前足		√c			
经跖骨			√	√	√d
第 2～5 跖骨			√	√	
第 1 跖骨			√	√	√b
跗跖关节	√	√		√e	
中足			√		
跗中关节				√	
后足			√	√	√

注：a.《工伤伤残》中，一足第 2～5 趾中第 2、3 或 4 趾缺失分为 2 个条款；一足第 2～5 趾中一趾畸形或缺失需合并另一足踇趾缺失或畸形，分别为 2 个条款。b. 欧洲指南中，第 1 跖骨缺失需合并一足踇趾或一足五趾缺失。c.《工伤伤残》中，前足缺失合并不同情况分为多条不同等级或同等级条款。d. 欧洲指南中经跖骨缺失条款包括跖骨中部。e. KAMS 指南规定，跖骨缺失时，若残端少于 25% 时，归类于跗跖关节水平缺失，即跗跖关节水平缺失包括跖骨近 1/4 水平缺失。

临床上将足分为前足、中足和后足三部分。前足包括跖骨和趾骨。中足包括 5 块跗骨，即 3 块楔骨、1 块骰骨和 1 块足舟骨。后足包括 2 块跗骨，即 1 块距骨和 1 块跟骨。《工伤伤残》将足部结构缺失水平定位于前足，缺少其他平面的对应条款。

（二）足部关节活动功能障碍

1. 足部关节　包括跗骨间关节（距下关节、距舟关节、跟骰关节、楔舟关节、舟骰关节、楔骰关节与楔间关节）、跗跖关节、跖骨间关节、跖趾关节、趾间关节及踇趾跖籽关节。

2. 关节活动度　关节活动是人体运动的重要组成部分，是评价人体肢体功能重要的参考指标之一。人体完成高效的活动离不开关节的最大活动范围。

距下关节是由距骨和跟骨形成的关节，主要完成足的内翻和外翻动作。跗横关节是由距舟关节和跟骰关节组成，其活动主要是内收和外展，并有轻微跖屈、背伸，以及旋前、旋后活动。跗跖关节及跗骨间关节是足部较为稳定的部位，各个关节互相嵌合且有韧带的加强，少有明显的关节活动。跖趾关节的活动主要为跖屈和背伸。趾间关节属于屈戌关节，仅能进行屈伸运动，行走或中立位时趾间关节处于伸直位，无主动背伸运动。

我国标准中，《致残分级》足部关节活动度仅涉及踇趾的趾间关节屈曲和跖趾关节背伸，以及第 2～5 趾跖趾关节背伸。国外标准中，AMA 指南（第 6 版）及 KAMS 指南除以上关节的各轴位活动度外，AMA 指南（第 6 版）还考虑了后足部距下关节的内翻和外翻活动度；KAMS 指南除以上 4 个关节，还考虑了前足的外旋和内旋活动度（表 16-2）。AMA 指南自修订后，增添了踇趾的跖趾关节跖屈活动范围。

（1）足部关节正常活动范围见表 16-2。

表 16-2 国内外标准足部不同关节正常活动范围

关节	活动方向	《致残分级》	AMA 指南（第 6 版）	KAMS 指南
距下关节	内翻	–	>20°	>20°
	外翻		>10°	>10°
跗骨间关节	内收	–	–	–
	外展			
前足	内旋	–	–	>5°
	外旋			>20°
踇趾				
跖趾关节	背屈	0°～30°	>30°	>30°
	跖屈	–	>20°	–
趾间关节	跖屈	0°～20°	>20°	>20°
第 2～5 趾				
跖趾关节	背屈	0°～10°	>10°	>10°

（2）足部关节功能位：关节功能位是肢体关节完成日常生活所需的各种活动的最佳体位。欧洲指南将足关节强直分为功能位与非功能位，分别对应不同残损值。《工伤伤残》附录 A2.5.1 规定：关节非功能位僵直、固定为关节功能完全丧失。

（3）足部关节功能障碍：我国标准中，《致残分级》中足部关节功能障碍主要指足趾关节活动功能丧失的程度，不包括足趾缺失的评定。《工伤伤残》附录 A2.5 中将关节障碍分为四类：关节功能完全丧失、关节功能重度障碍、关节功能中度障碍和关节功能轻度障碍。涉及足部关节功能障碍的条款包括功能完全丧失和部分丧失。

国外标准将足部关节功能障碍明确分为关节强直与关节部分强直（即关节活动受限）两大内容，均规定了明确的强直位置与不同活动受限程度对应的残损值。

（三）足弓损伤

足弓是由跗骨、跖骨及其连接的韧带、韧带形成的凸向上的弓，可分为纵弓和横弓，纵弓又可分为内侧纵弓和外侧纵弓。

内侧纵弓由跟骨、距骨、舟骨、骰骨、第 1～3 跖骨及籽骨构成，距骨是足弓顶，前负重点是 1～3 跖骨小头，后负重点为跟骨结节下面。外侧纵弓由跟骨、骰骨及第 4、5 跖骨构成，顶点为骰骨，跟骨为后负重点，外侧两个跖骨为前负重点。横弓由 5 个跖骨基底及跗骨的前部构成，背侧面大于跖侧面，上宽下窄。

足弓的完整与足骨、韧带、肌肉及下肢力线密切相关。由于足骨、韧带、肌肉等损伤导致足弓结构破坏，可导致足缓冲震荡和弹性等功能受损。

足弓结构破坏指足损伤致跗骨、跖骨骨折愈合后足弓 X 线测量值背离临床医学足弓正常参考值和（或）维持足弓功能作用的肌肉、韧带严重损伤（挛缩、毁损、缺失）。足弓测量及足弓破坏的认定应行双侧足弓对照 X 线检查。当一侧足部损伤时，与健侧比较，并结合相关文献所列正常参考值，判定伤侧足弓破坏程度；当双足损伤时，比较正常参考值，判定足弓破坏程度。通过半负重位足侧位 X 线可测量内侧纵弓角、外侧纵弓角、前弓角、后弓角。内侧纵弓角反映内侧纵弓，外侧纵弓角反映外侧纵弓，前弓角部分反映横弓。

我国标准中，《致残分级》和《保险伤残》主要包括足弓结构的破坏，其中《致残分级》的条款分为一足或双足的足弓结构的完全或部分破坏。内侧纵弓角、外侧纵弓角和前弓角中任何一角度不在相应临床医学正常参考值范围内，均视为足弓相应结构的部分破坏；内侧纵弓角、外侧纵弓角和前弓角均不在各自正常参考值范围内，则视为足弓结构完全破坏。事实上，鉴于纵弓和横弓的解剖结构特点，当内侧纵弓、外侧纵弓均破坏时，横弓结构也必然破坏，故理论上当内侧纵弓与外侧纵弓均破坏时，可视为足弓结构完全破坏。《保险伤残》则分为一足或双足的足弓结构的完全破坏或破坏≥1/3。其中，足弓结构完全破坏指足的内、外侧纵弓和横弓结构完全破坏，包括缺失和丧失功能；足弓 1/3 结构破坏指足三弓的任一弓的结构破坏。

（四）足部骨折

足部骨折包括距骨骨折、跗骨骨折、跗间关节骨折及前足部骨折等。骨折不同部位对足功能的影响不同。

1. 跟骨骨折　大致可分为未累及距下关节的关节外骨折和累及距下关节的关节内骨折。跟骨骨折可造成跟骨高度降低和足弓塌陷，影响足的整体外形和力学稳定，最终形成创伤性扁平足和双侧肢体不等长；骨折后由于关节面丧失正常关系、关节面不平整和错位，将引起距下关节受力和运动发生改变，造成距下关节及其周围关节继发性损伤；骨折还可造成后足外翻、跟骨增宽、高度降低等。

2. 距骨骨折　距骨藏于踝穴内，起重要的力量传导作用，因距骨无单独的血供，易发生缺血坏死。距骨头骨折大多导致后期距舟关节的创伤性关节炎。距骨颈骨折合并距下关节、踝关节脱位、距舟关节脱位时，骨坏死发生率高达 90%～100%。

3. 舟骨骨折　包括外伤性骨折、应力骨折等。舟骨体部骨折脱位和舟骨体部粉碎性骨折伴舟楔关节破坏常造成足内侧柱破坏及足弓塌陷，或继发创伤性关节炎。

4. 骰骨骨折　分为撕脱性骨折和压缩性骨折。骰骨压缩性骨折常伴发于跖跗关节（Lisfranc 关节）或跗中关节损伤。

5. 跖跗关节骨折　脱位程度差异大，有的仅 1～2 个跖跗关节脱位，有的 5 个关节全脱位。此类骨折脱位极易造成前足血液循环障碍、前足坏死，且对足横弓的影响较大。

6. 跖骨与趾骨骨折　足趾跖侧在行走中有助于将力作用于地面，其次有辅助足的推进与弹跳作用，因此趾骨骨折若损伤跖侧将对足功能造成一定影响。

国内外标准中均有足部骨折的条款内容。我国标准中，《致残分级》仅规定了跟骨的粉碎性骨折畸形愈合的伤残等级，主要包括 Sanders 分类中的Ⅲ型、Ⅳ型，尤其是波及距下关节的关节内骨折。除了以上规定的跟骨粉碎性骨折之外其他类型的跟骨骨折，若已造成足弓结构破坏，可参照足弓破坏相应条款进行致残程度等级鉴定。若发生跟骨外侧壁外膨、距下关节不平整或距骨相对踝关节发生倾斜等，均可视为跟骨骨折畸形愈合。《工伤伤残》规定跗骨或跗骨骨折必须影响足弓才能依据条款评定，其内容相对原则，缺少量化可操作的判断指标。国外标准，如 AMA 指南（第 6 版）及 KAMS 指南，根据足部骨折不同类型和转归，进行了较详细量化规定（表 16-3）。

表 16-3　国内外标准足部骨折的不同评价指标

骨折部位	《致残分级》	《工伤伤残》	AMA 指南（第 6 版）	KAMS 指南
跟骨	粉碎性骨折畸形愈合	–	移位/活动受限/对线不良/成角畸形愈合	粉碎性骨折/距下关节炎伴骨不愈合/畸形愈合（未波及关节面）
距骨	–	–	移位/活动受限/对线不良/缺血性坏死伴或不伴距骨体塌陷/旋转或成角畸形愈合伴骨髓炎/感染性不愈合	创伤性关节炎伴骨不愈合/缺血性坏死
足舟骨/骰骨	–	影响足弓者	移位/活动受限/对线不良/成角畸形愈合/不愈合伴成角畸形	畸形愈合伴关节炎
跖跗关节	–	–	移位/活动受限/对线不良/成角畸形愈合/不愈合伴成角畸形（包括或不包括第 4~5 跖跗关节）	第 1 跖趾关节/第 2~5 跖趾关节
跖骨	–	影响足弓者	移位/成角畸形/跖痛	成角畸形愈合（第 1 跖骨/第 2~5 跖骨）
趾骨	–	–	移位	–
籽骨	–	–	移位/粉碎性骨折	–

（五）软组织损伤

足底有负重、缓冲震荡等功能，除依赖足部骨骼的特殊结构发挥功能外，足底软组织结构也非常重要。足底具有较厚的角质层，尤其是在重力支持点的足跟、第 1 足趾基底部及足外侧缘特别加厚。足部软组织的结构特点可有效限制皮肤过度移动，在某些区域形成一定角度，构成弯曲的皱褶，有利于运动，限制肌腱的过度移动，防止血管神经受压。因此，足部软组织的损伤，可明显影响足部的负重、缓冲功能。我国标准中，仅《工伤伤残》对足底软组织缺损进行了规定，AMA 指南（第 6 版）则考虑了多种情况。

第二节　我国标准足功能条款比较

表 16-4 总结并比较了《致残分级》、《工伤伤残》及《保险伤残》中与足功能相关的条款。

《致残分级》中，足功能相关条款自十级至六级，将足功能伤残分为三大损伤类型：足功能障碍（足缺失，足趾关节活动受限），足弓破坏，以及跟骨粉碎性骨折畸形愈合。除与条款 5.6.6.3 "双足跗跖关节以上缺失" 对应的残情，其他足缺失残情，参照在附录 C.8.1 中提出的足缺失评分示意图（分级标准图 C-2）。足缺失评分示意图量化了足不同平面缺失伤残值，依据各部位功能重要性赋予不同分值，再将对应的足缺失平面直接转换为足功能丧失分值，应用方便，适用于多种残情。足趾关节活动功能仅考虑跗趾的趾间关节屈曲、跖趾关节背伸及第 2~5 趾的跖趾关节背伸，即跗趾功能包括趾间关节屈曲和跖趾关节背伸，第 2~5 趾功能主要指各趾的跖趾关节背伸。《致残分级》进一步规定了跗趾 2 个关节不同轴位运动占跗趾功能的百分比，并给出了关节各轴位的正常活动范围。《致残分级》将足弓破坏分为两种残情：足弓结构部分破坏和完全破坏。

《工伤伤残》中，足功能相关条款自十级至四级，将足功能伤残分为四大损伤类型：足缺失、足功能丧失、足弓破坏及软组织损伤。足缺失的条款包括多个平面的缺失，如足趾末节、前足、足趾等，但标准未明确说明前足和足趾的缺失平面。除以上条款外，该标准的附录 B.2.12 提出足功能缺损评估参考图（工伤伤残图 B.2）与参考表（《工伤伤残》表 B.1）。该参考图的缺损平面和赋值与《致残分级》中的示意图一致，但并未对参考图、表的应用做过多涉及操作的说明。根据《工伤伤残》应用指南中单足部分缺失案例对相关条款和参考图、表的应用，可知参考图、表是应用于足缺失的残情评定。对于足功能丧失，足弓破坏与软组织这三大损伤类型，《工伤伤残》均未做出应用说明或认定原则等，不利于残情的确定和条款的应用。足弓破坏并无直接内容，仅距骨或跗骨骨折间接影响到足弓后，才可依条款评定。软组织损伤中，仅考虑了双跟骨足底软组织反复破溃的残情。

《保险伤残》中，足功能相关条款自十级至六级，将足功能伤残分为三大损伤类型：足缺失、足趾功能丧失、足弓破坏。足缺失仅涉及 2 个平面以上的残情：跗跖关节以上和足趾关节以上。足趾功能丧失无应用说明或认定原则。足弓破坏分为两大类型：1/3 结构破坏和结构完全破坏，其中 1/3 结构破坏指的是足三弓的任何一弓的结构破坏；结构完全破坏指的是足三弓结构全部破坏，包括足弓构成结构缺失和功能丧失，具体的足弓结构破坏认定方法在标准中并未说明。

以上 3 个标准，通过前文各标准的总结和对比分析，三者的共同损伤类型包括足缺失和足弓破坏。《致残分级》的条款仅涉及跗跖关节以上平面缺失，而《工伤伤残》的条款涉及的平面比《致残分级》多，两个标准均提出一致的足功能缺失量化参考图。总体而言，相似的缺失分值区间，《工伤伤残》的伤残等级普遍高于《致残分级》。《保险伤残》的条款仅涉及跗跖关节以上平面和趾关节平面，无量化参考图。足弓破坏在《致残分级》和《保险伤残》的分类不同，但相似残情的伤残等级在两者中基本一致。

《致残分级》与《保险伤残》共有的损伤类型为足趾功能丧失。前者规定足趾功能丧失程度（百分比值）是指足趾关节活动功能丧失的程度；而后者无明确说明足趾功能丧失的评定方法，仅以完全丧失进行定义。

足部骨折内容，仅《致残分级》对相关内容进行了规定，仅 Sanders 分类中的Ⅲ型、Ⅳ型关节内跟骨粉碎性骨折畸形愈合符合条款规定，其他类型跟骨骨折，只有在足弓结构破坏的情况下，可参照足弓结构破坏的条款评定等级。

总体而言，《致残分级》考虑的残情和具体应用方法较《工伤伤残》和《保险伤残》丰富且具体。《工伤伤残》虽考虑了特殊残情，总体上缺乏具体说明和认定方法。《保险伤残》条款涉及的残情为三者中最匮乏的，未考虑复杂残情。

表 16-4 我国标准足功能条款比较

伤残等级	《致残分级》	《工伤伤残》	《保险伤残》
四级	–	1）一侧膝以下缺失，另一侧前足缺失 2）一侧踝以下缺失，另一足畸形行走困难	
五级		1）双前足缺失或双前足瘢痕畸形，功能完全丧失 2）双跟骨足底软组织缺损瘢痕形成，反复破溃 3）足功能丧失分值为 81～100 分	
六级	1）双足跖跗关节以上缺失 2）足功能丧失分值≥90 分	1）一前足缺失，另一足仅残留踇趾 2）一前足缺失，另一足除踇趾外，第 2～5 趾畸形，功能完全丧失 3）一足功能完全丧失，另一足部分功能丧失 4）一足功能完全丧失，另一足部分功能丧失 5）足功能丧失分值为 51～80 分	双足跗跖关节以上缺失
七级	1）双足足弓结构完全破坏 2）足功能丧失分值≥60 分	1）一足第 1～5 趾缺失 2）一前足缺失 3）足功能丧失分值为 31～50 分	1）双足足弓结构完全破坏 2）一足跗跖关节以上缺失
八级	1）一足足弓结构完全破坏，另一足足弓结构部分破坏 2）足功能丧失分值≥40 分	1）一足踇趾缺失，另一足除踇趾外一趾缺失 2）一足踇趾畸形，功能完全丧失，另一足除踇趾外有 1 趾畸形 3）一足除踇趾外，有 3 个趾缺失 4）一足除踇趾外，有 4 个趾瘢痕畸形，功能完全丧失 5）足功能丧失分值为 21～30 分	1）一足足弓结构完全破坏，另一足足弓结构破坏≥1/3 2）双足 10 个趾完全缺失 3）双足 10 个趾完全丧失功能
九级	1）双足踇趾功能丧失均达 75%；一足 5 趾功能均完全丧失 2）双足跟骨粉碎性骨折畸形愈合 3）双足足弓结构部分破坏；一足足弓结构完全破坏 4）足功能丧失分值≥25 分	1）一足踇趾末节缺失 2）除踇趾外有 2 个趾缺失或瘢痕畸形，功能不全 3）距骨或跗骨骨折影响足弓者 4）足功能丧失分值为 11～20 分	1）一足足弓结构完全破坏 2）双足 10 个趾中，有 5 个或 5 个以上趾完全缺失 3）一足 5 个趾完全丧失功能
十级	1）一足踇趾功能丧失 75% 以上 2）一足 5 个趾功能丧失均达 50% 3）双足踇趾功能丧失均达 50% 4）双足除踇趾外任何 4 个趾功能均完全丧失 5）一足跟骨粉碎性骨折畸形愈合 6）一足足弓结构部分破坏 7）足功能丧失分值≥10 分	1）除踇趾外，任何 1 个趾末节缺失 2）足功能丧失分值≤10 分	1）一足足弓结构破坏≥1/3； 2）双足 10 个趾中，有 2 个或 2 个以上趾完全缺失

第三节　AMA指南足部残损评定

一、概　　述

AMA指南（第6版）足功能的伤残评定方法包括循诊残损（DBI）、肢体缺失残损（amputation impairment）和关节活动度丧失残损（ROM）。循诊残损为主要评定方法，即根据诊断确定残损等级，同时根据与诊断相关的残损程度校正因子，如功能史（FH）、体格检查（PE）、相关临床检查（CS），调整并确定最终残损值。

二、评 定 方 法

（一）循诊残损

下肢循诊残损包括三大部分：软组织、肌肉/肌腱、韧带/骨/关节。每类残损均可分为0～4级5个残损等级，对应的下肢残损值（LEI）分别为0、1%～13%、14%～25%、26%～49%及50%～100%。每个等级又细分为A～E等5个残损程度，每个程度对应不同的残损评分。足部循诊残损条款参考足踝区域循诊残损表[见AMA指南（第6版）]。足部残情中，软组织损伤一般为最低等级残损，韧带骨/关节通常为最高等级残损。

进行足部残损评定时，首先应明确诊断，查表确定伤残等级，根据程度校正因子确定残损程度，净校正值的调整范围仅限于同一残损等级中的残损程度变化。确定下肢残损值后，根据下肢残损值转换表转换为WPI[见AMA指南（第6版）]。

（二）肢体缺失残损评定

肢体缺失残损评定是根据缺失水平，参照足缺失残损值表计算下肢残损值（表16-5），结合功能史、体格检查和临床检查发现的近端残肢问题进行评定。若是近端缺失部位存在诊断性、活动度或神经损伤等残损，应单独评定。

表16-5　足缺失残损

	残损等级				
	0级	1级	2级	3级	4级
LEI（%）	0	1～13	14～25	26～49	50～100
严重程度		A/B/C/D/E	A/B/C/D/E	A/B/C/D/E	A/B/C/D/E
残损值		2/2/2/3/4	20/20/20/22/24	45/45/45/47/49	62/62/62/68/70
（缺失平面）		（跖趾关节处第2～5足趾缺失）	（第1跖骨缺失）	（中足）	（后足部）
		5/5/5/6/7	22/22/22/24/25	40/40/40/42/44	
		（趾间关节水平姆趾缺失或第2～5跖骨缺失）	（跖趾关节水平第1～5趾缺失）	（经距骨）	
		12/12/12/13/13			
		（跖趾关节水平姆趾缺失）			

（三）关节活动度伤残评定

关节活动度属于体格检查的一部分，主要用于残损程度的校正。当多种残情共存时，首先确定每种残情的诊断，以及分别对应的残损等级，明确每个诊断对应的查体发现。若是根据某个查体发现，如关节活动度确认残损等级，那么此查体发现不再用于校正残损程度。

在实践中，关节活动受限与循诊残损评定相互独立。在无循诊残损条款可依或以关节活动度丧失程度为最佳评定指标时，才单独以关节活动度丧失评定残损。在一些特殊情况下，如评定肢体缺损的残损等级时，除肢体缺损外，还需考虑肢体残端活动情况，使用邻近关节活动度作为残损评定指标；也可能存在极为罕见的情况，如严重的损伤可导致被动活动度丧失达3级或4级残损。如果主动活动度丧失对应残损值大于循诊残损值，可单独以活动度丧失评定残损等级。仅在主动活动度与被动活动度的差异在10°以内时，才可根据主动活动范围评定残损等级。

根据足部关节各轴向运动，参照足关节活动受限下肢残损表得到关节各轴位活动LEI（表16-6），各LEI直接相加即为某关节残损值。最后，根据计算出的残损值，查ICF活动度分级表[见AMA指南（第6版）]，确定残损等级。

表 16-6　足关节活动受限下肢残损

残损部位	残损情况	活动方位	活动范围	LEI（%）
第2～5趾*	轻微	跖趾关节处背屈	0°～10°	2
跗趾	轻微	跖趾关节处背屈	15°～30°	2
		趾间关节处跖屈	<20°	
	中度	跖趾关节处背屈	0°～9°	5
后足	轻微	内翻	10°～20°	2
		外翻	0°～10°	
	中度	内翻	0°～9°	5
后足畸形	轻微	足内翻	10°～14°	12
		足外翻	10°～20°	
	中度	足内翻	15°～24°	25
	重度	足内翻	>24°	50

* 第2～5趾中，2个及2个以上足趾的最高残损值，LEI为6%。

第四节　KAMS指南足部残损评定

一、概　述

KAMS指南针对足部伤残的评定主要基于三方面，分别是解剖结构破坏、功能障碍和诊断。评定内容包括解剖结构破坏（关节强直和肢体缺失）、功能障碍（关节活动受限）、循诊残损（骨折、创伤性关节炎与关节融合）。首先明确诊断，确定每个与损伤相关的下肢解剖区域异常，根据评定方法计算残损值，并将单足或双足残损值分别转化为 WPI。

二、评 定 方 法

（一）解剖结构破坏残损评定

表 16-7　足缺失残损

缺失水平	LEI（FI）（%）
后足部截肢（Syme 截肢）	62（100）
跗中关节	52（74）
跗跖关节	45（64）
经距骨	40（57）
第 1 跖骨	20（28）
第 2~5 跖骨	5（7）
第 1~5 趾跖趾关节水平	22（31）
姆趾跖趾关节水平	12（17）
姆趾趾间关节水平	5（7）
第 2~5 趾跖趾关节水平	2（3）

1. 肢体缺失　KAMS 指南根据缺失部位平面查肢体缺失残损表，得出下肢残损值（LEI，%）和足部残损值（FI，%）（表 16-7）。在跖骨缺失的案例中，若跖骨残端少于 25%，则归类于 Lisfranc 截肢，即跗跖关节缺失，包括跖骨近 1/4 水平缺失。与 AMA 指南相比，KAMS 指南添加了跗中关节平面，其余平面与对应的下肢残损值和足部残损值与 AMA 指南（第 5 版）基本一致。

2. 强直固定　KAMS 指南将强直固定分为强直于功能位与非功能位，足部关节的强直固定分为后足畸形与足趾强直固定两大部分，其中各关节功能位无明确说明，后足畸形分为内翻位与外翻位强直（表 16-8），足趾根据强直于跖屈位或背屈位评定残损（表 16-9）。

表 16-8　后足畸形残损

	后足强直（°）	LEI（FI）（%）
外翻位	5~9	3（4）
	10~19	8（11）
	20~29	12（47）
	≥30	25（53）
内翻位	5~9	8（11）
	10~19	12（17）
	20~29	25（35）
	≥30	37（53）

表 16-9　足趾关节强直伤残值

	姆趾					第 2~5 趾
	跖趾关节			趾间关节		关节强直
	中立位	背屈位<20°	跖屈位<20°	中立位	跖屈位<20°	
LEI（FI）（%）	5（7）	8（12）	11（15）	2（3）	2（3）	1（2）

（二）功能障碍残损评定——活动受限

KAMS 指南中足部活动受限分为后足、前足和足趾三个部位的关节活动受限。后足运动轴位包括内翻和外翻；前足包括外旋和内旋；足趾包括踇趾的跖趾关节伸展和趾间关节屈曲，以及第 2～5 趾跖趾关节的伸展。根据各关节各轴位活动范围参照表格得出下肢残损值及足部残损值，各轴位活动残损值相加，即一关节的下肢残损值及足部残损值（表 16-10）。

表 16-10　足关节活动度

	后足			前足（自中立位）			足趾			
							踇趾			第 2～5 趾
	内翻	外翻	外旋	内旋			跖趾关节伸	趾间关节屈		跖趾关节伸展
关节活动（°）	10～20	0～9	0～10	0～5	5～9	11～20	15～30	<15	<20	<10
LEI（FI）（%）	2（3）	5（7）	2（3）	2（3）	7（10）	7（10）	2（3）	5（7）	2（3）	1（2）

（三）循诊残损评定

足部相关循诊残损包括骨折、创伤性关节炎及关节融合。骨折分为跟骨、距骨、足舟骨或骰骨、跗跖关节及跖骨骨折，评定指标包括骨折不愈合、成角或旋转畸形愈合、继发创伤性关节炎等。明确诊断后，依表 16-11 确定下肢残损值及足部残损值。

表 16-11　足部循诊残损

部位与诊断		LEI（FI）（%）
跟骨骨折	距下关节炎伴骨不愈合	15（21）
	粉碎性骨折愈合良好	10（14）
	单纯骨折	7（10）
	畸形愈合不涉及关节面	5（7）
距骨骨折	创伤性关节炎伴骨不愈合	15（21）
	缺血性坏死<1/2 部分（MRI 确诊）	5（7）
	缺血性坏死>1/2 部分（MRI 确诊）	12（7）
足舟骨或骰骨骨折	畸形愈合伴关节炎	10（14）
	Lisfranc 骨折	
	第 1 跗跖关节	5（7）
	第 2～5 跗跖关节	2（3）
跖骨骨折（成角畸形愈合：20°）	第 1 跖骨	5（7）
	第 2～5 跖骨	2（3）
关节融合术	三关节融合术	22（31）
	距下或距舟关节融合术	15（21）
	跟骰关节融合术	7（10）
跗跖关节融合术（Lisfranc 关节融合术）	第 1 跗跖关节	5（7）
	第 2～5 跗跖关节	2（3）
锤状趾	踇趾	7（10）
	第 2～5 趾	2（3）

第五节　欧洲指南足部残损评定

一、概　　述

欧洲指南主要评定肢体缺失、关节强直和关节活动受限三大类型损伤。该指南残情直接以 WPI 表示。

二、残疾评定指标

（一）肢体缺失

欧洲指南中的肢体缺失平面，相较于其他标准，划分的较为粗略，对缺失部位的起止解剖学平面缺乏具体的说明和规定（表 16-12）。

（二）关节强直

欧洲指南将关节强直分为功能位强直和非功能位强直，但未说明足部各关节具体功能位（表 16-13）。

（三）关节活动受限

欧洲指南包括胫距关节、距下关节、跗横关节、跗跖关节及跖趾关节活动受限。与其他标准不同，欧洲指南并未区分第 1 跗跖关节与第 2～5 跗跖关节，也未区分姆趾与其他足趾跖趾关节活动受限的 WPI。距下关节、跗横关节、跗跖关节与跖趾关节的受限程度以 1/2、1/3 功能受限为评定指标（表 16-14）。

表 16-12　足缺失残损

缺失水平	WPI（%）
胫-跗骨	25
跗骨中部或经跗骨	20
一足 5 趾与第 1 跖骨缺失	12
一足姆趾与第 1 跖骨缺失	10
姆趾近端和远端趾骨缺失	6

表 16-13　足关节强直残损

关节	强直位置	WPI（%）
胫距关节	功能位	10
距下关节	功能位	7
	内翻位	9
	外翻位	8
跗横关节	—	2

续表

关节		强直位置	WPI（%）
跗跖关节		–	4
跖趾关节	第 1 跖趾关节	根据位置	2～3
	第 2～5 跖趾关节	功能位	0～2
联合强直固定	胫距、距下和跗横关节	–	17
	胫距和距下关节强直，跗横关节和前足活动受限	–	20
	距下和跗横关节	功能位	9
	胫距、距下和跗横关节	–	19
	胫距、距下、跗横和跗跖关节	–	23
	以上所有关节合并足趾关节	–	25

表 16-14　足关节活动受限残损

关节	活动受限	受限程度	WPI
胫距关节	跖屈	完全丧失	5%
		0°～10°	5%
		20°	4%
		30°	2%
	背屈	完全丧失	5%
		0°～5°	5%
		10°	3%
		15°	1%
	马蹄足畸形		15%（最高）
	关节松弛		2%～6%
距下关节		1/2 功能受限	3%
		1/3 功能受限	2%
跗横关节		1/2 功能受限	3%
跗跖关节		1/2 功能受限	3%
跖趾关节		根据强直情况评定	根据强直情况评定

第六节　国内外残疾标准比较分析

足部创伤复杂多样，其后遗的残情也纷繁多样，目前国内外标准的评定原则和方法，以及相应条款不尽相同。本节从不同方面对国内外标准进行比较分析。

一、评 定 方 法

AMA 指南（第 6 版）以循诊残损为主要评定方法，而 KAMS 指南借鉴 AMA 指南旧版本，使用 3 种评定方法，即解剖性、功能性和诊断性方法。欧洲指南和我国标准未体现具体方法分类，仅在鉴定原则与判断依据中对如何评定进行了简短的概述，如《致残分级》提出致残程度等级的判断应依据人体组织、器官结构破坏、功能障碍及其对医疗、护理的依赖程度，适当考虑由于残疾引起的社会交往和心理因素影响，综合判定致残程度等级。欧洲指南的使用方法中未使用数学公式计算伤残，对鉴定医师临床工作能力要求较高。

二、条款涉及的残疾情况

我国标准中足部的损伤类型有足部缺失、足部关节活动功能障碍、足部骨折、足弓损伤和软组织损伤。AMA 指南（第 6 版）包括的损伤类型有软组织损伤、韧带损伤、足部骨折、关节炎、畸形、肢体缺失和足部关节活动功能障碍（关节强直、关节活动受限、关节融合术）；KAMS 指南包括的损伤类型有创伤性关节炎、肢体缺失、足部骨折和足部关节活动功能障碍（关节强直、活动受限和关节融合）；欧洲指南包括的损伤类型有肢体缺失、足部关节活动功能障碍（强直和活动受限）。

（一）共有残情的评定指标对比

1. 足部缺失 AMA 指南（第 6 版）和 KAMS 指南的足部缺失水平划分基本一致，欧洲指南较前两者粗略。《致残分级》与《工伤伤残》的足部缺失条款十分有限，但两者在附录中提出了一致的足部功能缺失量化参考图，适用于单足或双足的复杂残情，在实践中直观方便，可操作性强。

足部功能缺失量化参考图中，《致残分级》的足趾缺失水平划分主要根据足趾各趾骨1/2 水平，而《工伤伤残》的条款中对足趾各关节水平的缺失进行了更多规定，残情内容较《致残分级》充足，但未包括所有情形，有时仍无法比照。AMA 指南和 KAMS 指南主要依据足趾各关节划分缺失水平，与《工伤伤残》基本一致。跖骨缺失水平的划分，包括跖骨缺失和经跖骨缺失。AMA 指南区分了第 1 跖骨和第 2～5 跖骨缺失残情，赋予第 1 跖骨更高的残损值，经跖骨缺失则指所有跖骨 1/2 水平以远缺失。我国标准中，跖骨缺失的水平定位在第 1～5 跖骨近 1/3 水平，然而并未区分第 1 跖骨和第 2～5 跖骨缺失的致残情况。第 1 跖骨较其他跖骨承担更重要的负重作用，因此第 1 跖骨缺失的损害后果较其他跖骨缺失严重。

表 16-15 中对各标准不同平面足缺失的残损等级进行比较。同一缺失水平，《工伤伤残》定级普遍较《致残分级》高一级，我国标准致残率普遍高于国外标准，一致性较差。例如，被鉴定人所有足趾自跖趾关节水平缺失时，据不同标准的评定结果分别为《致残分级》（八级/30%）、《工伤伤残》（七级）、AMA 指南（第 6 版）（WPI 为 9%～10%）、KAMS 指南（WPI 为 9%）。我国标准普遍缺少中足和后足缺失残情的对应条款，部分缺失残情定级过高，且存在中足和后足条款缺位的情况，体现了条款分布不平衡的情况。

表 16-15 单侧足缺失残损等级对比

缺失水平(由远及近)	AMA 指南（第 6 版）	KAMS 指南	欧洲指南	《工伤伤残》	《致残分级》
踇趾远节趾骨 1/2 水平				十级	
第 2～5 趾末节				十级（2～4 趾任何一趾末节缺失）	
第 1～5 趾近节趾骨 1/2 水平				九级	十级/10%
踇趾趾间关节水平	2%～3%	2%		九级	
第 2～5 趾跖趾关节水平	1%～2%/趾	1%/趾		九级（除踇趾外二趾缺失）、八级（除踇趾外三趾缺失）	未够残～十级/0～20%
踇趾跖趾关节水平	5%	5%	6%	九级	十级/10%
第1～5跖趾关节水平	9%～10%（五趾）	9%		十级～七级（五趾）	十级～八级/0～30%（五趾）
第1～5跖骨近1/3水平				七级	八级/30%
前足				七级	
经跖骨	16%～18%	16%	20%		
第2～5跖骨	2%～3%/跖骨	2%/跖骨			
第 1 跖骨	6%～7%	8%	10%（合并踇趾缺失）、12%（合并五趾缺失）		
跖跗关节水平		18%		六级	七级/40%
中足	18%～20%				
跗中关节		21%			
后足	25%～28%	25%	25%		

2. 足弓损伤 除 KAMS 指南，本部分所介绍的标准均对足弓损伤残情进行了规定。跗、跖骨骨折愈合后可导致足弓结构破坏，如跟骨骨折可致足弓塌陷；舟骨骨折伴舟楔关节破坏常造成足弓塌陷；跖跗关节骨折可影响足横弓；维持足弓作用功能的肌肉或韧带严重损伤也可影响足弓。AMA 指南（第 6 版）将高弓足分为轻度和重度，WPI 分别为 1%和2%～4%；摇椅足分为轻度、中度和重度，WPI 分别为 1%～3%、3%～5%和 6%～10%。欧洲指南规定高弓足残情 WPI 不高于 15%。

《致残分级》和《保险伤残》对足弓结构破坏的规定较国外标准完善，适用范围广。其中《致残分级》的条款分为一足或双足的足弓结构完全或部分破坏。《保险伤残》则分为一足或双足的足弓结构完全破坏或破坏≥1/3。《致残分级》中一足足弓结构完全破坏对应九级伤残，致残率为 20%，AMA 指南（第 6 版）规定，重度摇椅足 WPI 默认为 8%，远低于《致残分级》致残率。《致残分级》规定，双足足弓结构完全破坏为七级伤残，致残率为 40%，远高于 AMA 指南（第 6 版）双足重度摇椅足 WPI 的复合默认值（15%）。

因此,《致残分级》和国外标准在足弓损伤条款上的设置存在较大差异, 一致性差。

3. 足部关节活动功能障碍　《致残分级》中足部关节功能障碍仅指足趾关节活动功能丧失的程度, 以关节活动度丧失百分比为评定指标。单侧存在功能障碍时, 需以对侧 (健侧) 为参照, 若双侧均存在功能障碍时则以正常值为参照。由于个体足趾关节活动能力存在较大差异,《致残分级》直接规定活动度不同递减区间对应不同固定伤残值较国外标准更为科学与实用。比较分析《致残分级》与 AMA 指南 (第 6 版) 和 KAMS 指南足部关节功能障碍,《致残分级》规定的足趾关节功能障碍残损均明显高于 AMA 指南 (第 6 版) 和 KAMS 指南同一关节障碍残损。

《工伤伤残》在附录 A2.5 将关节障碍分为四类, 其中非功能位关节僵直为关节功能完全丧失, 关节僵直于功能位为关节功能重度障碍。该标准并未明确各关节的功能位与非功能位, 在具体鉴定实践中存在应用困难。国外残疾标准均将关节功能障碍明确分为关节强直和关节活动受限, 涉及的关节除足趾关节外, 还包括后足活动涉及的关节。除欧洲指南外, AMA 指南明确规定关节强直位置, 无论是后足的内外翻位, 还是足趾于伸展位或屈曲位强直, 均有条款可依。

(二) 其余损伤类型

AMA 指南 (第 6 版) 对于软组织损伤残情的考虑最为充分。我国标准中, 仅《工伤伤残》对足底软组织缺损进行了条款规定。软组织损伤多为慢性, 对于受伤者的日常生活和工作影响明显, 但残损率最高仅为 5%, 未达到致残分级最低残级划分规定, 不建议纳入。

(施　蕾　邓振华)

第十七章　体表皮肤损害

第一节　解剖生理概述

人体体表皮肤是由表皮、真皮、皮下组织及皮肤附属器构成，是人体最大的器官，成年人皮肤总面积为 1.5～1.7m²，总重量约占个体体重的 16%。

表皮是皮肤最外面的一层，平均厚度为 0.2mm，由外向内可分为 5 层。①角质层：由数层角化细胞组成，含有角蛋白，能抵抗摩擦，防止体液外渗和化学物质内浸。角蛋白吸水力较强，一般含水量不低于 10%，以维持皮肤的柔润，如果含水量低于 10%，皮肤则会出现干燥、鳞屑或皲裂等。②透明层：由 2～3 层胞核已消失的扁平透明细胞组成，细胞内含有角母蛋白，能防止水分、电解质和化学物质透过，又称屏障带。③颗粒层：由 2～4 层扁平梭形细胞组成，含有大量嗜碱性透明角质颗粒。颗粒层扁平梭形细胞层数增多时，称为粒层肥厚。④棘细胞层：由 4～8 层多角形的棘细胞组成，由下向上渐趋扁平。⑤基底层：由一层排列呈栅状的圆柱细胞组成，逐渐向上推移、角化、变形，形成表皮其他各层，最后角化脱落。基底细胞分裂至脱落的时间通常是 28 日，称为更替时间。

真皮来源于中胚叶，由纤维、基质和细胞构成。接近于表皮的真皮乳头称为乳头层，又称真皮浅层；其下称为网状层，又称真皮深层。真皮层中主要含有血管、神经末梢、腺体及感受器。

皮下组织在真皮的下部，由疏松结缔组织和脂肪小叶组成，其下紧邻肌膜。主要有防止散热、储备能量和抵御外来机械性冲击的功能。

皮肤附属器则主要包括汗腺、皮脂腺和毛发等。皮肤覆盖在身体表面，直接与外界环境接触，具有保护、排泄、调节体温、免疫防御和感受外界刺激等作用。因此，体表皮肤的损伤会明显影响个体的上述功能，这些功能的减退或丧失，有时甚至会导致个体日常生活活动、社会活动参与能力受限。

面部是特殊的体表部位，面部皮肤除了上述具有共性的功能，在很大程度上还体现了个体的容貌特征。此外，个体通过面部表情的变化可以表达自己内心的思想和真实情感，这在社会交际中也发挥着重要作用。面部损伤不仅会对个体的身体造成严重伤害，而且对个体在社会上、职业上和心理上造成的影响可能更大。

第二节　AMA 指南体表皮肤残损评定

AMA 指南（第 6 版）在皮肤损害致残评定中，根据体表皮肤损伤和面部损伤分别制定残损评定标准。按照皮肤损伤后出现症状和体征的频率、是否需要间断或持续治疗、出现症状或体征时对日常生活活动能力的影响程度、体格检查结果，以及实验室诊断结果综合制定详细的评定标准，将残损程度分为 0～4 级。在体表皮肤损害残损等级评定标准中，每个等级对应的 WPI 分别为 0、1%～9%、11%～27%、30%～42% 及 45%～58%（表 17-1）。

表 17-1　皮肤永久性残损评定标准

	残损等级				
	0 级	1 级	2 级	3 级	4 级
WPI（%）	0	1～9	11～27	30～42	45～58
严重程度（%）		1/3/5/7/9 （A/B/C/D/E）	11/15/19/23/27 （A/B/C/D/E）	30/33/36/39/42 （A/B/C/D/E）	45/48/51/54/58 （A/B/C/D/E）
病史	皮肤病症状既往史，目前症状发作时间<1%，无须药物治疗，基本不影响 ADL	与 AMA 指南规定一致的皮肤病症状和体征，出现率为 1%～30%，可能需要间歇性局部药物治疗，症状和体征对 ADL 影响较小	与 AMA 指南规定一致的皮肤病症状和体征，出现率 30%～60%，经常需要局部或全身药物治疗，症状和体征轻微影响部分 ADL	与 AMA 指南规定一致的皮肤病症状和体征，出现率 60%～90%，需间歇到持续的局部或全身药物治疗，症状和体征中度影响部分 ADL	与 AMA 指南规定一致的皮肤病症状和体征，出现率>90%，需定期进行局部或全身药物治疗，严重影响大多数 ADL，部分 ADL 能力完全受限。除基底细胞癌外，所有未缓解的癌症残损值直接评定为 58%，再与其他系统或肌肉骨骼残损综合评定；癌症晚期残损值为 100%
体格检查	无异常	症状发作时，查体见一致的皮肤病变：身体覆盖率<10%；未分布于面部和（或）暂时性病变或可遮盖	症状发作时，查体见一致的皮肤病变：身体覆盖率在 10%～20%，可遮盖和（或）明显累及面部或颈前部和（或）手部	查体见病变：身体覆盖率在 20%～40%，在大多数社交场合可部分遮盖，和（或）累及整个手掌	查体见病变：身体覆盖率>40%，在大多数社交场合都无法遮盖。根据累及程度和可遮盖能力，可评为此级内最高残损值
诊断试验	试验结果预期为阳性或阴性，或尚未进行测试。例如，对于过敏性接触性皮炎，如果没有相关的阳性斑贴试验反应，则将其评定 0 级	试验结果未确定。例如，对于过敏性接触性皮炎，如果斑贴试验反应是不确定的，则将其评定为 1 级。但如果是阳性，则被认为是相关的	预期阳性的试验结果为阳性，并且处于给定诊断的典型病例预期结果范围内。例如，对于过敏性接触性皮炎，如果至少有一个 RPPTR，则将其评定为 2 级	预期阳性的试验结果为阳性，并且在一定程度上超出了给定诊断的典型病例的预期结果范围。例如，对于过敏性接触性皮炎，出现多个 RPPTR，则将其评定为 3 级	预期阳性的试验结果为阳性，并且明显超出了给定诊断的典型病例的预期结果范围。例如，对于过敏性接触性皮炎，如果出现多个 RPPTR，表明患者必须避免许多广泛存在的物质或重要的职业相关物质，则将其评定为 4 级

注：RPPTR，阳性斑贴试验反应。

　　AMA 指南强调，皮肤永久性残损是指在经过一段时间的诊疗和康复治疗后，仍持续存在皮肤异常或缺陷，在今后有或没有药物治疗都不可能再发生明显的变化，并且后遗的皮肤缺陷会影响患者的日常生活活动能力。此时达到皮肤损伤后的 MMI，才能进行残损评定。

　　在皮肤损伤的临床评估方面，主要是根据详细的病史、全面的体格检查和有选择性的相应的诊断方法，从而做出合理的临床判断。辅助检查主要包括斑贴试验、穿刺、皮内和血清学过敏试验，以及细菌、真菌和病毒的培养和涂片及活检等。

　　在残损评定过程中，为了准确评定受影响个体的残损等级，应首先评估患者目前的皮肤损害严重程度，包括医疗状况，治疗方案的治疗频率、强度和复杂性，以及皮肤状况对执行日常生活活动能力的影响。此外，治疗依从性负担（BOTC）对于皮肤损伤患者可能非常重要。例如，患者每日都需要用药物浸泡受损的皮肤，定期在身体上大面积地涂擦外用药物，避免阳光照射，或需要每周多次到医院皮肤科进行光疗等。这种治疗依从性负担可能会影响患者日常生活活动能力，在最初确定适当的残损等级时，应在患者病史中考虑此情形。

　　在使用上述因素评定初始残损等级之后，再考虑体格检查和客观诊断测试结果，从而在初始残损等级中确定最能代表个体的确切残损值。皮肤损伤的残损评定均以全身残损为基础。AMA 指南中皮肤损伤的最大残损值为 58%，但患有严重皮肤病的患者残损水平超出最大值。在此情况下，皮肤损伤的同时大多已伴有身体其他系统受损。因此，AMA 指南规定，若皮肤损伤后同时伴有其他身体系统的永久性残损，如关节运动受限或强直、呼吸功能障碍等，评定时应该充分评估每个系统的残损值，然后根据附录中的组合值表对多个系统的残损进行复合评定，从而确定最终的 WPI。

　　AMA 指南认为，与身体的其他部分相比，面部结构除了有助于进行个体识别，面部表情在日常交流中还具有参与思想和情感表达的功能，是日常生活中的一个重要组成部分。面部在个体社会交往中具有如此独特的作用，以至于它在个体的身体、心理和情感中都扮演着重要角色。面部损伤可以明显影响上述功能的正常发挥，并可能导致患者在社会上、职业上，甚至精神上的损害。

　　在面部永久性残损的评定中，主要考虑面部的解剖结构、功能变化及残损对日常生活活动的影响。AMA 指南规定整个面部完全毁损治疗后 WPI 为 25%～45%，若同时伴有其他器官损害，还需结合其他器官的功能丧失程度进行综合评定。此外，AMA 指南还规定，如果面部和面部特征严重变形或严重毁损，即可被认为是面部完全毁损，但这种毁损至少必须达到两侧眉线和上唇之间的整个区域。而眉线以上的严重毁损 WPI 最大限度只考虑1%，如果是低于上唇的严重毁损，则可认为 WPI 是 8%。

第三节　KAMS 指南体表皮肤残损评定

　　KAMS 指南根据体表损伤后对个体日常生活活动及社会适应性的影响程度评估体表皮肤损伤致残程度，未考虑患者的社会职业、性别或年龄等因素。

　　韩国医学会采用美国医学会残损评定方法制定容貌和皮肤损伤评残标准，重新定义了部分残疾评定术语。如在 KAMS 指南中,"残疾"是指症状经 6 个月以上适当的治疗后仍然存在,该症状永久性固定,没有恢复或改善的可能,或在不断加重;"外表"是指通常没有衣服覆盖的身体暴露部分,即面部、颈部及四肢的暴露部分;"暴露面部"是指不包括头发的面部和颈部,包括面部前面、耳郭和颈部区域,由额部、颞部、耳后区域的发际线,以及从正前面看时将颈部前后分开的垂线所构成的区域;"暴露肢体"是指上肢肘关节以下区域(包括手掌和手背)和下肢膝关节以下区域(包括脚背部);"不良瘢痕"是指伴有皮肤颜色变化、凹陷或突起,或有瘢痕疙瘩性质的毁容性瘢痕;"宽瘢痕"是指瘢痕宽度大于 1cm,经各种治疗后均不能改善;"凹陷性瘢痕"是指由于皮肤软组织、软骨或骨组织的丧失而使皮肤表面凹陷超过 1cm 的瘢痕。

为了将各种因素导致的皮肤损害都纳入残疾评定指南,KAMS 指南根据体表损害后妨碍日常生活活动的程度,将各种因素引起的体表皮肤损害分为 3 种类型,分别为先天性或遗传性皮肤病(1 型),获得性、顽固性或进行性皮肤病(2 型),以及创伤或治疗过程造成的皮肤损害(3 型)。然后根据每种类型的严重程度将残疾等级分为 8 个等级,并赋予相应的残疾值。1 型与 2 型皮肤损害的患者通常都伴有相当程度的 ADL 受限,而 3 型皮肤损害的患者通常无 ADL 受限。因此,在 KAMS 指南中,1 型和 2 型皮肤损害应根据 ADL 的受限程度进行评价,而 3 型皮肤损害则主要根据遗留症状(如变色、瘢痕、不良瘢痕或毁容)的严重程度和病变大小进行残疾评定。具体皮肤损害残疾评定标准见表 17-2。

表 17-2 KAMS 指南体表皮肤残损评定标准

等级	评定要点	残损值(%)
1 级	3 型皮肤疾病引起的色泽异常或瘢痕,其测量值小于暴露面部和颈部的 7.5%(0.45%),或小于暴露肢体的 7.5%(2%)	0~10
2 级	3 型皮肤疾病引起的色泽异常或瘢痕,其测量值占暴露面部和颈部的 7.5%~15%(0.45%~0.9%),或暴露肢体的 7.5%~15%(2%~4%);暴露面部和颈部的不良瘢痕小于 7.5%(0.45%),暴露肢体的不良瘢痕小于 7.5%(2%);单侧完全性面神经麻痹;鼻缺失小于 1/3;单耳大部分缺失	11~20
3 级	3 型皮肤疾病引起的色泽异常或瘢痕,其测量值占暴露面部和颈部的 15%~30%(0.9%~1.8%),或暴露肢体的 15%~30%(4%~8.1%);暴露面部和颈部的不良瘢痕占 7.5%~15%(0.45%~0.9%),暴露肢体的不良瘢痕占 7.5%~15%(2%~4%);严重单侧面神经麻痹或双侧面神经麻痹;鼻缺失 1/3~2/3;单侧眼睑明显缺失;双耳大部分缺失	21~30
4 级	3 型皮肤疾病引起的色泽异常或瘢痕,其测量值占暴露面部和颈部的 30%~60%(1.8%~3.6%),或暴露肢体的 30%~60%(8.1%~16.2%);暴露面部和颈部的不良瘢痕占 15%~30%(0.9%~1.8%),暴露肢体的不良瘢痕占 15%~30%(4%~8.1%);严重双侧面神经麻痹;双侧眼睑大部分缺失;鼻缺失超过 2/3;1 型或 2 型皮肤病的症状不会导致 ADL 受限,但会限制社会活动的有效进行,如光敏性疾病、普秃	31~40
5 级	3 型皮肤疾病引起的色泽异常或瘢痕,其测量值超过暴露面部和颈部的 60%(3.6%),或超过暴露肢体的 60%(16.2%);暴露面部和颈部的不良瘢痕占 30%~60%(1.8%~3.6%),暴露肢体的不良瘢痕占 30%~60%(8.1%~16.2%);1 型或 2 型皮肤病的症状导致一些 ADL 受限,并对社会活动的有效进行,有相当大的限制,如神经纤维瘤病、鱼鳞病	41~50
6 级	暴露面部和颈部的不良瘢痕超过 60%(3.6%),暴露肢体的不良瘢痕超过 60%(16.2%);1 型或 2 型皮肤病的症状导致一些 ADL 受限,并对户外活动有相当大的限制,如白化病、无汗症、系统性硬化病、蕈样肉芽肿	51~60

续表

等级	评定要点	残损值（%）
7级	1型或2型皮肤病的症状导致许多ADL受限，以至于超过1/2的日常活动应该在室内或住所进行，如着色性干皮病，营养不良型大疱性表皮松解症	61～80
8级	1型或2型皮肤病的症状导致大部分ADL受限，并需要相应机构进行永久性护理，如中毒性表皮坏死松解症、天疱疮、蕈样肉芽肿、转移性皮肤恶性肿瘤	81～100

第四节　欧洲指南体表皮肤残损评定

欧洲指南主要是根据皮肤瘢痕面积占体表总面积的百分比进行伤残程度的划分，残损值的大小取决于皮肤受损面积占体表总面积的比例。皮肤瘢痕面积占体表总面积小于10%时，WPI为5%；占体表总面积10%～20%时，WPI为10%；占体表总面积20%～60%时，WPI为10%～25%；占体表总面积大于60%时，WPI为25%～50%。

皮肤损伤的残损评定，不包括美容整形以后的残疾结果评定，皮肤瘢痕形成导致相关活动受限的情况也不在考虑之内。在皮肤损害残疾标准制定方面，欧洲指南简单实用，可操作性好，但是在体表损害方面考虑的还不够全面。例如，欧洲指南未分别对面部皮肤损伤及体表皮肤损伤制定残疾评定标准。面部处于体表的暴露部分，相对于身体其他部位的皮肤损伤，在日常生活中通常更难以被衣物等遮盖。因此，相同大小的面部皮肤损伤对个体在容貌、社会交往及心理造成的影响，通常要比体表其他可遮挡部位的皮肤损伤大。如果面部皮肤损伤的残疾评定标准与体表皮肤损伤一样，均采用皮肤瘢痕面积占体表总面积的比例进行评定，那么面部皮肤对个体的重要作用则未能很好地体现出来。此外，欧洲指南还对皮肤损伤后能够进行评残的类型进行了相应的规定，并强调皮肤损害后能够进行评残的情形主要包括深度烧伤和外伤后愈合的瘢痕。

第五节　国内外残疾标准比较

一、我国残疾标准相关规定比较

我国目前使用的残疾标准在体表损伤条款制定上，基本上将体表损伤分为面部损伤和躯体损伤两大类，并分别设定和罗列相应的具体瘢痕面积或瘢痕占体表面积比的残疾条款。在《致残分级》等4个标准中，体表损伤的残疾程度主要根据体表损伤后瘢痕形成占体表总面积的百分比、面部瘢痕面积的大小及面部相应结构的破坏程度作为残疾评价的主要指标，同时还采用与相邻的器官功能障碍形成组合条款的方式，将体表损伤后的残疾等级划分为一级至十级。国外相关残疾标准，在多部位残疾评定中，通常是先对各部位分别评残，再进行综合残值计算。

在具体条款的设计上，与其他残疾标准相比，《致残分级》在体表损伤上的残疾等级设置方面较既往标准略低。例如，体表损伤后的残疾等级在《致残分级》中最高达到二级伤残，而在《工伤伤残》、《道路伤残》和《保险伤残》中均最高可达到一级伤残。在具体条款中主要体现在以下方面：①皮肤瘢痕形成达体表面积 90% 以上，在《致残分级》中为二级伤残，在其他标准中均为一级伤残；②皮肤瘢痕形成达体表面积 70% 以上，在《致残分级》中为四级伤残，在《工伤伤残》和《保险伤残》中为三级伤残，在《道路伤残》中为二级伤残；③皮肤瘢痕形成达体表面积 30% 以上，在《致残分级》中为八级伤残，在其他标准中均为七级伤残；④全面部瘢痕，在《致残分级》中难以达到二级伤残"容貌毁损（重度）"的规定，而在其他标准中均为二级伤残；⑤双侧耳郭缺失，在《致残分级》中可按八级伤残"符合容貌毁损（重度）标准之一项者"进行评定，在《道路伤残》和《保险伤残》中均为五级伤残，而在《工伤伤残》中无双侧耳郭缺失的评残依据，但"双侧耳郭部分或一侧耳郭大部分缺损"属八级伤残；⑥外鼻完全缺失，在《致残分级》和《工伤伤残》中可按八级伤残"符合容貌毁损（重度）标准之一项者"进行评定，在《交通伤残》和《保险伤残》中均为五级伤残。整体上来说，《致残分级》在吸取既往残疾标准制定经验的基础上，对体表损伤残疾条款的设置较为合理，但个别条款的同类损伤与既往标准的残疾等级差异仍较大，残疾等级分布的合理性欠佳。

二、国内外残疾标准相关规定比较

在体表损伤的残疾等级评定方面，我国相关标准在体表损伤残疾等级评定方面与国外在体表损伤残疾等级评定方面的差异更大，主要表现在以下几个方面。

在残疾程度的判断依据上，我国早期制定的残疾标准，如《工伤伤残》、《交通伤残》和《保险伤残》主要依据体表损伤的严重程度，以及治疗终结后皮肤瘢痕形成是否影响颈部、四肢关节活动等进行综合评定。《致残分级》则直接以皮肤损伤后瘢痕的大小、额颈粘连程度及是否行松解术等作为残疾评定的依据，不再考虑瘢痕形成后对关节活动的影响。而国外相关残疾标准，如 AMA 指南、KAMS 指南在体表皮肤损害残疾评定方面，除了将体表皮肤损害的严重程度考虑在内，更多的是考虑体表皮肤损害后对个体日常生活活动、社会交往及心理上造成的影响。除此之外，体表瘢痕是否位于暴露区域，以及瘢痕是否可以通过衣物、化妆等方式遮蔽也会被考虑在残疾评定中。正如 AMA 指南所述，个体外表的毁损通常对身体功能没有太大的影响，但其损害通常会导致个体的自我隔离、社会的排斥，以及生活方式甚至是其他行为发生改变。因此，体表皮肤损害对个体社会交往及心理方面造成的伤害可能比对身体造成的伤害更大，同时将体表皮肤损害的严重程度，以及对日常生活活动能力、社会交往及心理上造成的影响作为评残依据可能更加全面，但也更加复杂。

在残疾标准设定方面，我国多年来一直采用罗列式、多样化、具体化的术语描述相应残情，制定相应条款。通过采用罗列条款的方式来评定伤残，能够直接快速地找到与之对应的残情并得出相应的评定结果。此外，在体表损伤的具体条款制定中，我国主要以体表损伤后瘢痕形成占体表总面积的百分比、面部瘢痕面积的大小等作为残疾程度评定的主要依据，其评定指标和方法客观，可操作性强。相比之下，国外相关残疾标准，特别是 AMA 指南，几乎没有将体表损伤的面积大小这项客观指标考虑到残疾等级的评定中，其体表皮肤损伤的评残方法也更为复杂，需要综合考虑皮肤损伤后出现症状和体征的频率、是否需要间断或持续治疗、出现症状或体征时对日常生活活动的影响程度、体格检查结果及实验室诊断结果进行评定。除此之外，在面部损伤中还要额外考虑损伤是否会对个体的社会交往造成影响。因此，评定人员通常需要经过非常专业的训练才能具备伤残评定的能力，在具体案件中也需要经过复杂的评估过程才能完成相应残情的评定。整体上看，我国残疾标准在这方面的可操作性明显优于国外相关标准。

对于体表多处损伤的复合计算，AMA 指南规定，先分别评定各处损伤的残损值，再根据附录中的组合值表进行两两组合，以确定最终的 WPI，也可直接使用 AB 复合公式进行计算。KAMS 指南则规定，对于皮肤损伤的多处伤残，若各种损伤都在同一区域，只对较高的损伤进行评定；但如果有 2 条以上瘢痕相互连接在一起，使得看起来像一条瘢痕，则应该将它们的面积或长度相加用于评定残疾等级。如果在不同的体表区域存在多处损害，则应在残疾等级最高的残疾率上增加 5%的权重。我国相关残疾标准在体表多处瘢痕（同类型损伤）评残方面，均是直接将各处面积或长度相加，然后比照相应条款进行评定。对于体表不同类型的损伤，在《致残分级》和《交通伤残》中分别评定伤残，在《工伤伤残》和《保险伤残》中，采用晋级原则进行综合评定。《工伤伤残》和《保险伤残》采用"以重者定级，同等晋升一级"的晋级原则，这种评定方法简单，应用范围广。但是这种方法在评定多种不同等级的伤残时，常忽略较轻的残疾，使得较轻的伤残对于人体的损害没有被反映出来，受害人也无法获得这部分的合理赔偿，所以其合理性一直引发人们的争议。与我国残疾标准不同的是，国外残疾标准在对多处伤残进行复合计算时，充分考虑了每一处伤残的比例，尤其是 AMA 指南，其计算方法显然较我国残疾标准更科学、合理，值得借鉴与参考。

总体来说，《致残分级》在体表皮肤损伤相关残疾标准制定中，既继承了我国多年以来伤残评定领域的研究成果，也积极吸收了国外部分先进的伤残评定理念，并进一步丰富和细化了伤残评定的相应条款，较既往残疾标准有了较大的进步。但与国外相关残疾标准在标准制定的理念上还存在一定差距，标准本身也还存在一些问题。因此，需要广大专家、学者在继续研究和总结国外先进的伤残评定理念的基础上，不断发现既往标准制定中存在的问题，并提出相应的修改建议。

（占梦军 邓振华）

参 考 文 献

代滨滨，于丽丽，向思阳，等，2018.《人体损伤致残程度分级》与 GEPI 对足踝伤残评定的比较. 中国法医学杂志，33（6）：594-597.

戴圣婷，杨剑，邱卓英，等，2017. 中国 ICF 的研究与发展—基于 Cite Space Ⅲ 文献分析，中国康复理论与实践，23（10）：1137-1144.

邓甲明，王少南，2016.《人体损伤致残程度分级》适用指南. 北京：法律出版社.

范飞，戴鑫华，占梦军，等，2019. 肢体大关节功能障碍残疾标准比较研究. 中国司法鉴定，3：92-97.

范飞，胥科，樊迪，等，2017. 听力减退及相关残疾标准比较研究. 证据科学，25（3）：289-306.

范利华，吴军，牛伟新，2014. 损伤与疾病. 上海：复旦大学出版社.

刘冬梅，夏文涛，2013. 从眼外伤损伤程度条款设计看新标准修订思路. 证据科学，21（6）：731-739.

刘梅，2015. 2014 版职工工伤劳动能力鉴定标准应用规范. 上海：上海科学技术文献出版社.

刘瑞珏，2011.“最好矫正日常生活视力”在司法鉴定中的意义. 法医学杂志，27（3）：208-210.

刘瑞珏，夏文涛，2019. 中美视觉系统评残标准比较分析. 法医学杂志，35（5）：607-612.

刘鑫，赵彩飞，2017. 残疾标准制定与实施中的基本问题研究——以《人体损伤致残程度分级》为例. 证据科学，3：268-280.

邱卓英，2003.《国际功能、残疾和健康分类》研究总论，中国康复理论与实践，9（1）：2-5.

邱卓英，陈迪，祝捷，2010. 构建基于 ICF 的功能和残疾评定的理论和方法. 中国康复理论与实践，16（7）：675-677.

施蕾，罗宇鹏，邓振华，2018. 足部残疾标准比较研究. 证据科学，26（3）：353-382.

司法部司法鉴定管理局，最高人民法院司法行政装备管理局，2016. 人体损伤致残程度分级适用指南. 北京：法律出版社.

孙葆忱，鹿庆，郑远远，2005. 对新的 WHO 视力损害分类标准的探讨. 眼科，14（5）：346-349.

孙喜斌，刘志敏，2015. 残疾人残疾分类和分级《听力残疾标准》解读. 听力学与言语疾病杂志，2：105-108.

王旭，陈军，靳康佳，2019. 我国伤残评定技术标准的现状及其与国外标准的比较. 中国康复理论与实践，25（9）：1060-1065.

夏文涛，邓振华，2008. 眼外伤的法医学鉴定. 北京：中国检察出版社.

项剑，王旭，郭兆明，2016. 视野有效值法和视野评分法评定视野损害的比较和评价. 中国法医学杂志，31（1）：59-62.

燕铁斌，高焱，章马兰，等，2018.《国际功能、残疾和健康分类 康复组合》评定量化标准（一），康复学报，28（4）：1-6.

杨天潼，2014.《永久性残损评定指南（第六版）》基础概念评介，证据科学，22（1）：64-80.

杨天潼，向思阳，2017.《永久性残损评定指南》与美国工伤赔偿. 证据科学，25（1）：80-92.

杨天潼，尤萌，2015.《永久性残损评定指南（第六版）》实践应用指南. 证据科学，23（3）：359-370.

杨天潼，于丽丽，项剑，等，2017.《永久性残损评定指南》下肢残损评定原则. 中国法医学杂志，32（6）：666-668.

杨天潼，于丽丽，项剑，等，2018.《永久性残损评定指南》下肢关节活动度评定原则. 中国法医学杂志，33（1）：112-114.

占梦军，邓振华，2017. 生殖系统损害及相关残疾标准的比较研究. 证据科学，25（5）：613-628.

占梦军，范飞，施蕾，等，2019.《人体损伤致残程度分级》部分器官系统残疾条款相关问题的探讨. 法医学杂志，35（1）：105-110.

占梦军，邱丽蓉，吴畏，等，2017. 膀胱功能障碍及相关残疾标准的比较研究. 证据科学，25（3）：307-316.

张敏，范利华，夏晴，等，肩关节损伤致肢体功能障碍程度评价方法比较. 2013. 中国司法鉴定，2：42-45.

张学军，2010. 皮肤性病学. 8 版. 北京：人民卫生出版社.

中国保险行业协会，中国法医学会，2014. 人身保险伤残评定标准及代码（JR/T 0083—2013）. 北京：中国标准出版社.

中华人民共和国公安部，2019. 法医学关节活动度检验规范（GA/T 1661—2019）. 北京：中国标准出版社.

中华人民共和国国家卫生和计划生育委员，2014. 职业性噪声聋的诊断（GBZ 49—2014）. 北京：中国标准出版社.

中华人民共和国国家质量监督检验检疫总局，2002. 道路交通事故受伤人员伤残评定（GB 18667—2002）. 北京：中国标准出版社.

中华人民共和国国家质量监督检验检疫总局，中国国家标准化管理委员会，2014. 劳动能力鉴定职工工伤与职业病致残等级：（GB/T 16180—2014）. 北京：中国标准出版社.

周晶，王旭，2019. 《人体损伤致残程度分级》与《永久残损评定指南》的比较研究. 中国康复理论与实践，25（2）：239-243.

朱广友，2016. 《人体损伤程度鉴定标准》适用指南. 北京：法律出版社.

最高人民法院，最高人民检察院，公安部，等，2016. 人体损伤致残程度分级. 北京：中国法制出版社.

ACC/AHA，2005. Key data elements and definitions for measuring the clinical management and outcomes of patients with chronic heart failure. J Am Coll Cardiol，46：1179-1207.

ACC/AHA/ASE，2003. guideline update for the clinical application of echocardiography. J Am Coll Cardiol.，42：954-970.

AMA，2008. AMA guides to the evaluation of permanent impairment. 6th. Chicago：American Medical Association.

Australian Government，2011. Safety，Rehabilitation and compensation Act 1988-guidelines to the assessment of the degree of permanent impairment edition 2.1. https：//www. comcare. gov. au/about/forms-publications/documents/publications/claims/assessment-of-degree-of-permanent- impairment. pdf[2020-10-21].

Chin HS，Park SH，Park IK，et al，2009. Guideline development for the evaluation of visual impairment in Korea. J Korean Med Sci，24（Suppl 2）：S252-S257.

Cocchiarella L，Lord SJ，2001. Master the AMA guides fifth：a medical and legal transition to the guides to the evaluation of permanent impairmen. Chicago：American Medical Association.

Dicpinigaitis PV，2006. Angiotensin-converting enzyme inhibitor induced cough：ACCP evidence-based clinical practice guidelines. Chest，129：169S-173S.

Donaldson S，Hedden D，Stephens D，2007. Surgeon reliability in rating physical deformity in adolescent idiopathic scoliosis. Spine，32：363-367.

Feigenbaum H，Armstrong WF，Ryan T，2005. Feigenbaum's echocardiography. 6th ed. Philadelphia：Lippincott Williams & Wilkins.

Ferrara SD，Boscolo-Berto R，Viel G，2016. Personal injury and damage ascertainment under Civil Law. Switzerland：Springer International Publishing.

Fuhr P，Holmes LS，Fletcher D，et al. 2003，The AMA Guides functional vision score is a better predictor of vision-targeted quality of life than traditional measures of visual acuity or visual field extent. Vis Impairment Res，5（3）：137-146.

Gjevre JA，Hurst TS，Taylor-Gjevre RM，et al，2006. The American Thoracic Society's spirometric criteria alone is [sic] inadequate in asthma diagnosis. Can Respir J，13：433-437.

Hartenbaum N，Collop N，Rosen IM，et al，2006. Sleep apnea and commercial motor vehicle operators：statement from the joint Task Force of the American College of Chest Physicians，the American College of Occupational and Environmental Medicine，and the National Sleep Foundation. J Occup Environ Med，48（9 suppl）：S4-S37.

Irwin RS，Baughman MH，Boulet L，et al，2006. Diagnosis and management of cough：executive summary. Chest，129：1S-23S.

Kim H，Kim J，Lee K，et al，2009. Development of Korean Academy of Medical Sciences Guideline rating the physical Impairment：lower extremities. J Korean Med Sci，24（Suppl 2）：S299-S306.

Kim WS，Moon KC，Park MC，et al，2009. Development of Korean Academy of Medical Sciences Guideline on the skin and related system：impairment evaluation of disfigurement in skin and appearance. J Korean Med Sci，24（Suppl 2）：S314-S322.

Kim YB，Lee SG，Park CW，et al，2009. Korean guideline development for the evaluation of permanent impairment of the spine：proposal by the Korean Academy of Medical Sciences Committee. J Korean Med Sci，24 Suppl 2（Suppl 2）：S307-S313.

Langelaan M，Wouters B，Moll AC，et al，2006. Functional field score：the effect of using a Goldmann V-4e isopter instead of a Goldmann III-4e isopter. Invest Ophthalmol Vis Sci，47（5）：1817-1823.

Leon AR，Abraham WT，Brozena S，et al，2005. Cardiac resynchronization with sequential biventricular pacing for the treatment of moderate-to-severe heart failure. J Am Coll Cardiol，46：2298-2304.

Maldonado MB，2006. Methods of ascertainment of dental damage in Argentina//Ferrara SD. personal injury and damage ascertainment under Civil Law. Switzerland；Springer International Publishing.

Melhorn JM，Ackerman WE，2008. WA. Guides to the evaluation of disease and injury causation. Chicago：AMA Press.

Miller MR，Crapo R，Hankinson J，et al，2005. General considerations for lung function testing：ATS/ERS Taskforce；standardization of lung function testing. Eur Respir J，26：153-161.

Park CW，Do NY，Rha KS，et al，2009. Development of guideline for rating the physical impairment of otolaryngologic field. J Korean

Med Sci，24（Suppl 2）：S258-S266.

Park JH，Kim HC，Lee JH，et al，2009. Development of Korean Academy of Medical Sciences Guideline for rating physical disability of upper extremity. Journal of Korean Medical Science，24（2）：98-288.

Parsons JP，O'Brien JM，Lucarelli MR，et al，2006. Differences in the evaluation and management of exercise-induced bronchospasm between family physicians and pulmonologists. J Asthma，43：379-384.

Pellegrino R，Viegi G，Brusasco V，et al，2005. Interpretative strategies for lung function tests：ATS/ERS Task Force；standardisation of lung function testing. Eur Respir J，26：945-968.

Poirier P，Giles TD，Bray GA，et al，2006. Obesity and cardiovascular disease：pathophysiology，evaluation，and effect of weight loss：an update of the 1997 American Heart Association Scientific Statement on obesity and heart disease from the Obesity Committee of the Council on nutrition，physical activity，and metabolism. Circulation，113：898-918.

Wanger J，Clausen JL，Coates A，et al，2005. Standardization of the measurement of lung volumes：ATS/ERS Task Force；standardisation of lung function testing. Eur Respir J，26：511-522.

Won JU，Yu J，Kwon Y，et al，2012. A new disability rating method according to the job using the Korean Academy of Medical Science Disability Guideline. Journal of Korean Medical Science，27（12）：1453-1459.

Workers Compensation Regulator，Office of Industrial Relations，Queensland Treasury，2016. Guidelines for evaluation of permanent impairment，second edition. https：//www. worksafe. qld. gov. au/［2020-10-21］.

World Health Organization. 2003. Consultation on development of standards for characterization of vision loss and visual functioning. http：//www. who. int/ncd/vision2020actionplan/documents/VisualStandardsSpet03report. pdf［2020-10-20］

Yu JH，Kim SH，Sohn SH，et al，2009. Development of Korean Academy of Medical Sciences Guideline rating the physical impairment；kidney，bladder，urethra，male and female reproductive systems（preliminary report）. J Korean Med Sci，24（Suppl 2）：S277-287.

Yuan H，Wong LS，Bhattacharya M，et al，2007. The effects of second-hand smoke on biological processes important in atherogenesis. BMC Cardiovasc Disord，7：1.